臨床医のための

膠原病・リウマチ疾患と妊娠・授乳ハンドブック

監修
国立成育医療研究センター
村島温子

編集
国立成育医療研究センター
金子佳代子

東京都立多摩総合医療センター
綿貫 聡

南山堂

執筆者一覧（執筆順）

村島 温子	国立成育医療研究センター周産期・母性診療センター 主任副センター長 妊娠と薬情報センター センター長
金子 佳代子	国立成育医療研究センター周産期・母性診療センター母性内科 医員
綿貫　聡	東京都立多摩総合医療センター救急・総合診療センター 医長／ リウマチ膠原病科
齋藤 麻由	元 昭和大学病院リウマチ・膠原病内科
三戸 麻子	国立成育医療研究センター周産期・母性診療センター母性内科
後藤 美賀子	国立成育医療研究センター妊娠と薬情報センター
網田 光善	国立成育医療研究センター周産期・母性診療センター不妊診療科
須山 文緒	新百合ヶ丘総合病院産婦人科
磯島 咲子	昭和大学病院リウマチ・膠原病内科 助教
谷垣 伸治	杏林大学医学部産科婦人科学教室 教授
芝田　恵	荒木記念東京リバーサイド病院産婦人科
濱本　優	東京大学大学院医学系研究科こころの発達医学分野
田宗 秀隆	東京大学大学院医学系研究科神経細胞生物学分野
中村 幸男	信州大学医学部整形外科 講師
平松 ゆり	大阪医科大学附属病院リウマチ膠原病内科 助教（准）
堀越 裕歩	東京都立小児総合医療センター感染症科 医長
小川 真里子	東京歯科大学市川総合病院産婦人科 准教授
三好 雄二	東京都立多摩総合医療センターリウマチ膠原病科 医長
三島 就子	東京都立多摩総合医療センター救急・総合診療センター
大西 香絵	東京都立多摩総合医療センターリウマチ膠原病科
横川 直人	東京都立多摩総合医療センターリウマチ膠原病科 医長
萩野　昇	帝京大学ちば総合医療センター第３内科学講座（血液・リウマチ） 講師
藤田 太輔	大阪医科大学附属病院産科・生殖医学科 科長
井畑　淳	国立病院機構横浜医療センター膠原病・リウマチ内科 部長
山本 奈つき	京都大学医学部附属病院リウマチセンター
日和 良介	京都大学医学部附属病院免疫・膠原病内科 Division of Rheumatology, Department of Medicine, UCSF Medical Center
吉藤　元	京都大学医学部附属病院免疫・膠原病内科 病院講師
三浦 瑶子	昭和大学病院リウマチ・膠原病内科 助教（医科）
矢嶋 宣幸	昭和大学病院リウマチ・膠原病内科 講師
陶山 恭博	JR東京総合病院リウマチ膠原病科 医長
岸本 暢将	聖路加国際病院リウマチ膠原病センター 医長
國松 淳和	医療法人社団永生会南多摩病院総合内科・膠原病内科 医長
小出 馨子	昭和大学医学部産婦人科学講座 講師
和栗 雅子	大阪府立病院機構大阪母子医療センター母性内科 主任部長
佐藤 志織	国立成育医療研究センター周産期・母性診療センター母性内科

監修のことば

　原因不明で生涯にわたって闘病が必要な患者さんの役に立ちたいと，膠原病を専攻してから約35年が経つ．恩師や諸先輩からの熱心な指導を受けながら膠原病道を究めるべく修行していたつもりだったが，目の前の患者さんのニーズに応えるべく奔走していたら，気がつくと母性内科という道に入ってしまっていた．この歳になると名刺の交換をする機会が多い．決まって「ご専門は何ですか？」と尋ねられる．このようなときには端的に答えなければならないと思うのだが，「非常にニッチな領域ですし…」という枕詞から始まって，非常にくどい説明となってしまう．その根底には「膠原病合併妊娠は自分にとっては最も重要でやりがいのある分野だけれども，普通興味ないですよね…」という，テーマとしたらマイノリティであるという想いと，そのための遠慮があるのだと思う．マイノリティであることは膠原病を扱う主たる学会である日本リウマチ学会総会・学術集会の抄録集を見れば一目瞭然である．

　そんな状況下，2015年の学術集会で，「膠原病と妊娠」に関する素晴らしいポスター発表が他の施設からされていた．嬉しくなった私と金子佳代子 先生とで声をかけさせていただいたのが綿貫 聡 先生との出会いである．その後，綿貫先生の人並みならぬ実行力と金子先生の綿密な企画力が融合し，膠原病に特化した母性内科研究会である「妊娠と膠原病を考える会」の発足と本書発刊が実現したわけである．そして，これらの取り組みを通して，当該テーマに興味をもち，情報源を欲している膠原病医が少なくないことが実感できた．

　このように，若手の膠原病医2人の熱意により発案された本書ではあるが，エビデンスが限られた当該分野にあって，渾身の原稿をお寄せいただいた先生方のご理解とご協力があったからこその発刊であり，ここに深甚なる謝意を表したい．

　膠原病治療の進歩の先にあるのはQOLの向上であり，その最たるものが妊娠・出産ではなかろうか．本書が膠原病診療において「妊娠に関するテーマ」が当然のように語られる環境をつくっていく牽引役となれたなら，この上ない喜びである．

　最後に，本書の出版を快く引き受けてくださった南山堂のご理解と，大城梨絵子 氏の多大なご支援に感謝申し上げる．

2019年3月

国立成育医療研究センター周産期・母性診療センター
妊娠と薬情報センター

村島温子

序

　「慢性疾患をもつ一人でも多くの女性に，安全に元気な赤ちゃんを産んでもらいたい」そんな思いで産科の研修医から膠原病内科医に転向し，もう15年が経ちます．この15年の間に，同じ思いをもつ多くの先生方と知り合うことができ，また尊敬する上司との出会いもあり，本書の出版に至りました．この場をかりて，今回の執筆に関わってくださったすべての先生方，そして出版まで辛抱強くサポートしてくれた南山堂の大城さんに心から感謝を申し上げたいと思います．

　本書のきっかけは，2015年の日本リウマチ学会総会・学術集会での，東京都立多摩総合医療センターリウマチ膠原病科 綿貫 聡 先生との出会いにさかのぼります．彼も私も，ちょうど膠原病合併妊娠を題材にした演題をポスター発表しており，お互いの発表について意見を交わし合ったのが始まりでした．その後，綿貫先生が私の施設を訪ねてくださり「膠原病と妊娠について，みんなで意見交換をする会をやりましょう！」という熱いラブコールを受けて，2015年12月に「妊娠と膠原病を考える会」がノンプロフィットの会として始まりました．その後，綿貫先生のご尽力もあり，当初はわれわれと多摩総合医療センター，昭和大学病院リウマチ・膠原病内科のメンバーで始めたものが，毎回30〜40人のさまざまな施設の先生方にご参加いただくまでに発展し，2018年12月には第6回目の会を開催するに至っています．本書は，まさにこの「妊娠と膠原病を考える会」で提示された症例や，話し合った内容が基になり編集されました．

　この会を運営するにあたり，大切にしていることが一つあります．それは「治療の選択に正解はない」ことを大事にし，それぞれの施設での経験，選択された治療方針を尊重してそれを共有することです．合併症妊娠，特に膠原病合併妊娠の世界には確固たるエビデンスというものは存在しません．膠原病合併妊娠は稀少疾患であり，しかも数十年前まで子どもをもつという希望さえもてなかった女性がさまざまな困難を乗り越えて妊娠します．受け入れる医療者側にも十分な経験がなく，膠原病患者さんが予期せぬ妊娠をされた場合，患者さんのみならず医療者側にも多少の混乱が生じます．そのような中で，医療者と患者さんが一生懸命に考え選択した治療，それが，その時点ではベストの選択であると考えます．

　最後に，わが子をこの胸に抱くことを願いながら，病と闘い尊い命を散らされた，ある膠原病患者さんに本書を捧げたいと思います．

2019年3月

編者を代表して　**金子佳代子**

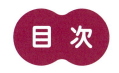

座談会 ... 1

第1章 膠原病と妊娠・授乳の基礎知識

1 妊娠前
1. 妊娠を考える女性患者を前にしたときの対応 ... 14
2. プレコンセプションケアの実際 ... 17
3. 生殖年齢の女性患者に注意して使用する薬剤 ... 23
4. 内科医のための婦人科疾患の基礎知識 ... 29
5. 内科医のための不妊治療の基礎知識 ... 39
6. 内科医のための避妊の基礎知識 ... 44

2 妊娠中
1. 妊娠経過中のフォローアップで気をつけること ... 49
2. 妊娠・授乳中における侵襲的な検査 ... 54

3 分娩時
1. 内科医のための分娩の基礎知識 ... 59

4 出産後
1. 産後うつ ... 67
2. 産後圧迫骨折 ... 73
3. 産後の薬物療法 ... 79
4. 乳児へのワクチン対応 ... 84

5 健やかな中高年への移行に向けた管理
1. 更年期障害 ... 89
2. 長期合併症 ... 95

第2章 各疾患と妊娠・授乳

1 関節リウマチ
1. 症例 ... 98
2. 妊娠前に考慮すべきこと ... 102

目次

    ❸ 妊娠中および出産後に考慮すべきこと 107
    ❹ 妊娠可能女性に対する治療計画 112
    ❺ 実際のマネジメント 121

❷ 全身性エリテマトーデス
    ❶ 症 例 126
    ❷ 妊娠を希望する患者へ説明すること 128
    ❸ 妊娠前に評価すべき項目 132
    ❹ 妊娠中の病態増悪時の対応 139
    ❺ ヒドロキシクロロキンの適正使用 144
    ❻ 分娩時 149
    ❼ 出産後 151

❸ 抗SS-A抗体陽性妊娠(シェーグレン症候群含む)
    ❶ 症 例 153
    ❷ 妊娠前 155
    ❸ 妊娠中 158
    ❹ 出産後 163

❹ 抗リン脂質抗体症候群
    ❶ 症 例 166
    ❷ 妊娠前 170
    ❸ 妊娠中 174
    ❹ 分娩時 177
    ❺ 出産後 178
    Column APSの診断・治療の問題点 181

❺ 膠原病類縁疾患
    ❶ 強皮症 184
    ❷ 成人スティル病 191
    ❸ 高安動脈炎 196
    ❹ 炎症性筋炎 204
    ❺ ベーチェット病 208

6 自己炎症疾患（家族性地中海熱）

1. 診 断 ……………………………………………………… 215
2. 症 例 ……………………………………………………… 216
3. 妊娠前 ……………………………………………………… 218
4. 妊娠中 ……………………………………………………… 219
5. 分娩時 ……………………………………………………… 220
6. 出産後 ……………………………………………………… 220
7. 症例の患者からの質問に対する Answer ……………… 221

7 妊娠合併症

1. 流産・早産 ………………………………………………… 223
2. 胎児発育不全 ……………………………………………… 229
3. 妊娠高血圧症候群 ………………………………………… 232
4. 妊娠糖尿病 ………………………………………………… 238
5. 妊娠中の甲状腺機能異常 ………………………………… 243

付 録

妊娠を考えている膠原病患者さんに知っておいてほしいこと ……… 250

索 引 …………………………………………………………… 255

座談会

膠原病は妊娠可能年齢の女性に好発する疾患群であり，
出産年齢が高齢化しているなかで，
膠原病発症後に妊娠を計画する女性が増えると予想されています．
また，免疫抑制薬や生物学的製剤の普及に伴い，膠原病の治療が進歩し，
疾患活動性を寛解・維持しながら妊娠・出産をサポートして
授乳・育児を支援できることが示されています．
このような中で，本書の監修者・編者の先生方にお集まりいただき，
書籍出版に至った経緯から，膠原病・リウマチ疾患をもっている
妊娠可能年齢の女性や膠原病合併妊娠を日頃からサポートしていて思うこと，
この分野の今後の展望などについてお話を伺いました．

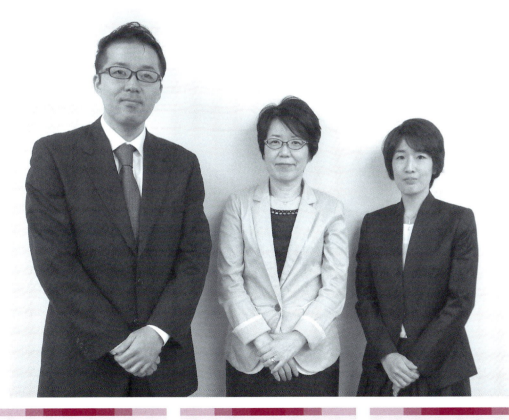

綿貫 聡（司会）
Satoshi Watanuki
東京都立多摩総合医療センター

村島 温子
Atsuko Murashima
国立成育医療研究センター

金子 佳代子
Kayoko Kaneko
国立成育医療研究センター

「妊娠と膠原病を考える会」

綿貫 この本をつくるきっかけになったのは，「妊娠と膠原病を考える会」という勉強会が行われているところが一番大きいと思います．初めて金子先生にお会いしたのは，2015年の名古屋で行われた日本リウマチ学会で，そこから国立成育医療研究センター（以下，成育）の先生方とお話しすることで何か展望が開けるんじゃないかと思い，この研究会が発足しました．研究会では，症例や事例取り組みなどを皆でディスカッションして，現場で役に立つような知識の共有を図ったり，後ろ向きの症例レジストリをつくるような臨床研究を目的にして始めてから，今年で3年になりますね．

金子 そうですね．現在は毎回30人程度の参加者がいます．興味がある方はぜひ参加してください．（開催案内をご希望される方はpregnancy.rheumatology@gmail.comまでご連絡ください）

日本母性内科学会の始まりとプレコンセプションケア

綿貫 村島先生が理事長を務めていらっしゃる日本母性内科学会の第1回目の総会・学術集会の開催は2016年ですが，本学会の概念や，目的などについて教えてください．

村島 まず，母性内科学という学問を確立させたくて学会をつくりました．私は，合併症妊娠，特に「膠原病患者さんに妊娠してもらいたい」という思いから母性内科を始めたので，私の中では各臓器別の慢性疾患をもつ女性の合併症妊娠を深めることが，母性内科が担う役割だろうというところからスタートしています．

一方で，妊婦さんが風邪引いたらみなきゃいけないとか，腹痛時に鑑別診断で対処しなきゃいけないというところから，母性内科は妊婦さんの総合内科的なところもあるということがよく認識できて，その対応も求められていることがわかりました．また，今のプレコンセプションケアは，従来の計画妊娠と似ているとはいえ，もう少し広い意味の概念です．そして，いわゆる健やかな中高年にバトンタッチさせるための関所になるのも母性内科になります．

広く膨らみましたが，合併症妊娠を深めることを期待されていると私自身はそう思っていて，そちらに回帰すべきだろうとは思います．広い概念でとらえたいけど，周りからみたらわかりにくいんだと思います．わかりやすくとらえるならば，慢性疾患をもつ女性が安心してどこにいても同じ基準で同じ方法で妊娠ができて，元気な赤ちゃんを産めるという内科学をつくっていくのが母性内科だろうなと思っています．

綿貫 膠原病患者さんに妊娠してもらえるようにという言葉がありましたが，今までは妊娠してもらえるような状況ではなかったということでしょうか？

村島 以前，私は順天堂大学医学部付属病院で妊娠を一つのテーマとしてきた先生のもとで，患者さんが妊娠を望むのであれば前向きにサポートする環境にいました．ただ，やはり当時から学会で発表すると，「そんな患者さん妊娠させたの？」とか，今でも相談にくる患者さんは，「主治医には反対されてる」と言います．その一方で，疾患のコントロールがあまいまま妊娠を許可している状況もありました．リウマチ疾患，特に膠原病患者さんの場合，妊娠に対するエビデンスが出しようもないのはよくわかっていますが，主治医によって妊娠の許可基準があいまいで，極端に偏りがありました．

綿貫 期待されている幅から下方向にも上方向にも外れているということですね．

村島 「この方は妊娠していい状態なのに何

で反対されてたの？」という人たちに対しては，日本全国どこにいても，「この状況だったら妊娠をトライしてもいいんじゃない？でもこういう点に注意したほうがいいよ」と言ってあげたいし，まだそういう状況じゃない人に対しては「妊娠できる状況ではないので，きちんと病態を落ち着けましょうね」と伝えて，良い結果をもたらせてあげたい．膠原病合併妊娠は，妊娠を希望する人たちがより安全に赤ちゃんを産むために，皆でエビデンスや経験に基づいたディスカッションをして成り立つ分野だと思います．それにはやはりディスカッションする場が必要です．そのためには，母性内科学会がそういう役目を担っていくべきだと思います．

綿貫 金子先生は母性内科で実際に診療をしているなかで，プレコンセプションケアの概念や，意図などをどのように受け取られているのでしょうか？ 成育ではどのような取り組みがなされているかも教えてください．

金子 最初にプレコンセプションケアを意識したのは，医者になって1年目に大学病院の産婦人科で研修医をしていたときです．催奇形性のある薬を飲んでいたため人工妊娠中絶を勧められた人を受け持ちました．

綿貫 患者さんとしては非常に厳しい状況ですね．

金子 患者さんご本人は，ずっと泣いていて，胎児の心拍があるなかで人工妊娠中絶をして，泣きながら退院していくというのをみたときに，このような事態になる以前に，何か手立てはなかったのだろうかと思いました．患者さんがもう少し納得いくような説明や，適切な避妊が提案できなかったのかと．その後，かなり難しい合併症妊娠を担当させてもらっているなかで，やはり原疾患の状態が悪いまま妊娠した人は妊娠転帰が悪いということを実感しましたので，周産期医療に関わるものとして，内科をきちんと勉強したいと

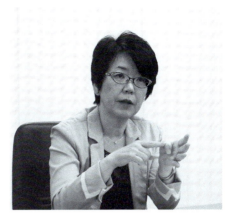

村島温子

国立成育医療研究センター
周産期・母性診療センター 主任副センター長
妊娠と薬情報センター センター長

1982年筑波大学医学部卒業．虎の門病院内科，順天堂大学膠原病内科講師を経て，国立成育医療センター（当時）開設とともに母性内科医長となる．母性内科は妊娠をサポートする内科であり「妊娠中の薬剤使用」は重要なテーマであることから，医師・薬剤師らと2005年に厚生労働省事業である「妊娠と薬情報センター」を立ち上げた．2010年より現職．合併症妊娠，特にリウマチ・膠原病患者の妊娠を専門としている．

思ったのが内科医に転向したきっかけです．

実際，内科医になって目の前の患者さんをみていると，産婦人科医だった頃の経験などは過去のものになっていました．ですが，卒後10年目に自分が妊娠したときに，そもそも「自分は何で内科医になったのか」を考えるうちに，「やはり病気をもつ患者さんが安心して妊娠前，妊娠中，産後を過ごせるような体制をつくりたいと思って内科医になったのだ」という気持ちがあらためて湧きあがってきて，村島先生がいらっしゃる成育に異動しました．

そういう意味でプレコンセプションケアの重要性というのはすごく身にしみています．実際に産婦人科を患者さんが受診するのは妊娠10週を超えています．そこからいろんな準備をして，妊娠22週というのが大事なポ

座談会

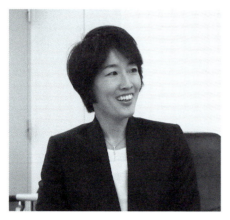

金子佳代子
国立成育医療研究センター
周産期・母性診療センター母性内科 医員

2003年信州大学医学部卒業．卒後，産婦人科研修医として勤務．合併症妊娠の産科管理を学ぶ中で内科の知識の重要性を実感し内科に転向．2006年東京医科歯科大学膠原病・リウマチ内科に入局し，同大学附属病院，草加市立病院などで臨床と研究に従事した．2014年より現職．母性内科医として慢性疾患をもつ女性のプレコンセプションケアおよび妊娠管理，産後のフォローに携わっている．「妊娠と膠原病を考える会」代表世話人．

イントなので，そこまでにいろんな方針を皆で考えないといけないとなると，猶予は2ヵ月くらいしかありません．産科の医師が原疾患の勉強をしたり，対応を考えたり，いろんな科の調整をするというのが非常にストレスフルになります．もっとゆっくり考えられたら，患者さんにとってベストな対応ができるのではないかと常々思っていて，妊娠する前からの調整が重要だと思っています．

　成育に異動後ほどなくして，プレコンセプションケアセンターが立ち上げられ，実際に病気をもつ方が妊娠前から相談できる外来ができたので，今はそこでいくつかの症例に関わらせていただいています．

村島　成育のケースをみると妊娠前から相談するように患者さんに話をする先生もいますが，妊娠してからの紹介というのが実際はまだ多いですね．

綿貫　プレコンセプションケアというのは，2006年にアメリカでプレコンセプションヘルスケア，2008年にイギリスのNICEに盛り込まれてきた経緯がありますけど，プレコンセプションケア自体は比較的一般論として始まったのでしょうか？　それとも合併症妊娠とか難易度の高い方を中心に始められたものでしょうか？

金子　WHOではAIDSや結核などの偶発合併症から始まり，そのあとに，糖尿病や，てんかんの合併妊娠でエビデンスができて，2010年のØstensenの総説にプレコンセプションカウンセリングというのが出ました．2013年にも改めて総説が出て，2017年のEULARで明記されました．より狭いポピュレーションに当てはめることになったということだと思います．

綿貫　今のお話に出てきた大切なメッセージは，妊娠可能な年齢の方に関して，妊娠してから介入するというのは，実際の対応としてはなかなか厳しい部分があり，妊娠を考えた時点で，もしくは妊娠が考えられる時点で，ケアの対象であるというプレコンセプションケアの概念があるけれども，それが日本では不足していると．成育では，合併症妊娠を中心に，プレコンセプションケアを展開していくということなんですよね．

金子　一つは基礎疾患がない方へのプレコンセプションケアとして，葉酸をきちんと摂りましょうとか，タバコ，アルコールをやめましょうとか，もう一つは基礎疾患をもっている方にはもっと個別のカウンセリングを行うというかたちをとっています．

綿貫　村島先生は，妊娠はストレステスト（負荷試験）であるようなことを以前におっしゃっていましたね．金子先生は，健やかな中高年に向けた管理というのがすごく大切だというお話をされていましたが，このあたりはいかがでしょうか？

村島　特に妊娠糖尿病と妊娠高血圧に関してが重要です．日本人でも妊娠糖尿病の人は10年後に30％くらいが糖尿病になるという報告があります[1]．そういう意味で，妊娠中にせっかく負荷試験で見つかった体質をそのままにせず，未病や，発症を遅らせることにつなげるのは，やはり大事なことだろうと思います．

　出産後の女性はまず，子育てで忙しく誰もケアしてくれない，会社勤めをしないと健康診断を受ける機会がない，閉経間際になりサポートしてくれていた女性ホルモンが分泌されなくなると代謝が落ちてくる．コレステロールは上がり，代謝は落ちるから中年太りして，気がつくと本物の糖尿病になるというパターンが多いわけです．せっかく妊娠という負荷試験があるわけですから，その人たちだけでも介入して，未病に防ぐことができればという意味で，この「健やかな中高年に向けた管理」というのは，母性内科が叫ぶべき言葉だろうと思います．

　膠原病に関していうと，自分がこうして責任をもって出産していただいた患者さんを，40代後半になると，どこか他に主治医を見つけてお願いするわけです．そういう人たちが60，70，80代になったときにどんな人生を送るのかなと，どんな健康状態になるのかなと思うと，すごく責任を感じます．その人が赤ちゃんを産んだことで不利益を被らないか，若いときに妊娠という時期を私たちにあずけてくれた人が将来，いかに正常値に近い人生が送れるかということを考えて膠原病医療を考えていかなければならないと常々感じていますね．

綿貫　金子先生，このあたりの中高年以降のケアにつなげていくことへの補足のようなものはありますか？

金子　そうですね，われわれのデータですが，産後におけるトラブルを聞いたアンケートがあります．実は聞いてみると，圧迫骨折を起こしている人が2％もいますし，うつ病ではないですがうつ状態の人は8.6％いました．抗うつ薬を服用する状況になった人は23％います．でも，あまりこれがはっきり浮きあがってこないのは，忙しくて痛みを我慢しているということがあると思います．だから，そこをしっかり汲み取って早めに介入することで，本当に我慢できなくなって病院を受診する前に，より軽傷な状態での受診をサポートできると思います．

　個人的な経験ですが，私が地方病院にいたときに，50歳の人が腎臓のシャント不全で来院しました．病歴をとると20代にSLE合併APSと診断されて，脳梗塞の再発予防のためワルファリンを服用していたようですが，お子さんも欲しかったのか，ワルファリンを怠薬して，そのたびに（3回）脳梗塞を起こして，半身不全麻痺で車いすの生活となりました．その間に離婚をされ，自暴自棄になったのか薬もやめて，透析になり，シャント不全になったと．その方の入院を受け持ったときに，「この人の20年前に会えたらよかったな」と思いました．治療にはゴールデンタイムがあるはずで，その時期はしっかり患者さんを診て手放さない．そう考えたときに，20〜30代は妊娠が大きなメッセージになると思います．妊娠をするために良いコンディションをつくろうね，お子さんのために良いコンディションをつくろうねと言うと，そこの空白の期間がもしかしたら埋められるかもしれないと思います．

　SLEのTreat to Target（T2T）も，今や長期合併症をどう防ぐかと，長期の病気罹患に伴う精神的なダメージ，身体的なダメージをどうしていくかが大事といわれているので，そういう介入のツールとして母性内科を使ってほしいという思いもあります．

座談会

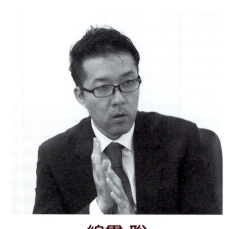

綿貫 聡

東京都立多摩総合医療センター
救急・総合診療センター 医長／
リウマチ膠原病科

2006年東京慈恵会医科大学医学部卒業．東京都立府中病院にて初期・後期研修を経て，2012年より東京都立多摩総合医療センターに勤務し，救急診療科，総合内科，リウマチ膠原病科を兼務．2016年より，同院に発足した救急・総合診療センターにて医長を務める．臨床現場での診断エラー，マネジメント・組織運営，膠原病合併妊娠に興味があり，学習を続けつつ，院内外での教育活動を行っている．「妊娠と膠原病を考える会」代表世話人．

膠原病治療薬と診療の変遷

綿貫 膠原病・リウマチ疾患の治療がだいぶ進歩したことや，出産年齢の幅が広がり，年齢が上がっているという2点が，今の膠原病診療，膠原病妊娠診療を変えているところかと思います．まずは治療薬についてお話いただけますか？

村島 私がこの領域に入った頃は，せいぜいシオゾール，ブシラミンくらいしか選択肢がありませんでした．当時は，症状が産後に悪化するのでリウマチ患者さんで妊娠は考えられないという傾向でした．今思えば，産後に悪化したときに，薬剤の効果判定まで3ヵ月待つしかなかったのが，今は"産後悪かったら少し価格は高いけど生物学的製剤で乗り切ろうよ"と言えるようになったのは大きいですよね．悪化したときに使える薬や，効く薬があるというのは安心です．

シオゾールにしてもブシラミンにしても，1回休薬すると再投与時に効かない確率が高いので，例えばブシラミンを使っていて，寛解状態だから妊娠しようか，妊娠したらお薬やめようね，産後すぐ悪くなったらブシラミンを始めればいいからというわけにはいかなかったのです．このように解決法がなかったなかで，生物学的製剤が頼りになる助っ人として登場し，妊娠に挑戦できるという意味では生物学的製剤が出たのはすごく大きいと思います．

膠原病に関していうと，当時はステロイドしかなかったのですが，最近ではその使い方も上手になったし，免疫抑制薬も使える現状で，かなり患者さんの良い状態を保てるようになりました．その結果，究極のQOLである妊娠というテーマが出てきたし，それに応えられるようになったかなとは思いますね．昔はステロイド 15 mg/日前後を 1 mg 単位で減らして，また戻して減らして戻して…という調整をしていたのですが，免疫抑制薬の使い方が上手になってから，患者さんも良い状態を維持しやすくなって，妊娠が考えられるようになったということですよね．

● 妊娠と薬情報センターの活動

綿貫 2018年7月にタクロリムス，シクロスポリン，アザチオプリンの添付文書から禁忌が解除されましたが，妊娠と薬情報センターの活動と関わりについて教えてください．

村島 振り返って客観的にみるととても大きなことだったなと思います．私が母性内科をやるって決めたときには，合併症妊娠，特に膠原病の患者さんに妊娠してもらいたかったので，鍵になるのは薬だと思いました．それで，虎の門病院でやっていた妊娠と薬相談外来というとてもよい取り組みを成育でもやりたいという話から始まりました．妊娠と

薬情報センターの始まる1年ほど前に薬剤師2人と私と産科の先生4人で「妊娠と薬相談外来」を立ち上げました．その後，厚生労働省の安全対策課が，海外にはTeratology Information Service（TIS）があるけど，日本にはないからどうにかしたいということで，その委託先として指名され，「妊娠と薬情報センター」となります．妊娠と薬情報センターの取り組みとあわせて，サポーターとして入ったのがトロント小児病院の伊藤真也先生でした．伊藤先生と一緒に『薬物治療コンサルテーション 妊娠と授乳』（南山堂）の本を発刊したことで，妊娠と薬情報センターの認知度も上がり，協力病院も増えて，全国で相談できるような体制が整っています．

添付文書では禁忌だけど，エビデンスに基づけば使える薬の候補に，タクロリムス，シクロスポリン，アザチオプリンをあげたのは私たちのほうでした．添付文書というのは，製薬会社がつくるものなので，リスクがなさそうという疫学情報が出ても一度禁忌になったものを有益性投与にすることができないため，臨床の現場が困っているなら，禁忌を解除するような事業をやりましょうということになったわけです．

これに関わってわかったことは，厚生労働省はすごく前向きだということです．禁忌になっていることで一番不利益を被っているのは誰かというと，やはり患者さんなんですよね．本来，その治療薬の恩恵を受けられるはずが，添付文書にヒトでのエビデンスに基づかない理由で禁忌と記載されているために，不利益を被っていることをどうにかしなきゃいけないというのは厚生労働省の意向でもありました．私たちがエビデンスに基づいた情報収集をして禁忌解除が妥当であるという報告を出し，厚生労働省が，PMDAと協議をしたあと，安全調査会にかけて最終決定となりました．

若い先生たちには，添付文書やガイドラインなどに縛られて，一歩を踏み出せない状況を国は望んでいないことを知っておいてほしいです．国は，エビデンスに基づいて，患者さんのリスク・ベネフィットのバランスを考えて，患者さんのためになることだったらやってくださいというスタンスでいることを知っておいてほしいのです．

ガイドラインは医者を守るためだけのものではなく，患者さんを守るためのものでもあるわけです．ガイドラインが頑張らないと進まないんです．今回もなぜ禁忌解除でこの3剤が候補になったかというと，『産婦人科診療ガイドライン』に妊娠中も使用できる薬として記載されているからです．各学会がそういうかたちでガイドラインをつくっていかないと，動きようもありません．だから，現場がちゃんと患者さんのことを考えて，エビデンスに基づいてリスク・ベネフィットの判断をしていかなければいけないことを若い先生たちにメッセージとして伝えたいと思います．

出産年齢の高齢化

綿貫 成育に来る患者さんは高年齢の方とか，特殊背景の方が多くて，少し難しい患者さんが集まってこられるとは思いますが，先生方の体感も含めて少しコメントいただけますか？

金子 先日，第1子の出産年齢の平均が30歳を超えました．うちの施設だけでなく，日本全体で高齢化しているのが，その数字を見てわかります．特にうちの施設は特殊なので，全体の2,000例あるお産のうち1/4〜1/5が40歳以上です．高度医療施設には高年齢出産が集まるというのは，事実としてあると思います．高年齢出産で増えるのは，高血圧と耐糖能異常ですね．私が10〜15年前に産科医をやっていた頃は，産後高血圧なんてほとんどいなかったと自分では思っていますが，

今は1週間に3例ほどの産後高血圧のコンサルテーションがきますので多い印象です．

村島 私が感じるのは，高学歴もそうですけど，皆，昔に比べると若いですよね．

綿貫 若いというのは実年齢ではなくて，いわゆる生き方が若いということですよね？

村島 そうです．そして，月経があるうちは妊娠できると思っている．最近，"妊娠適齢期"といわれていますが，医者も，患者さんも先延ばしにしたい分野なのだと思います．よくうちの不妊診療科の先生からは「合併症をもっているからこそ，早め早めに妊娠を考えて」と言われます．

綿貫 本書の中でも，不妊治療の項目をあげて解説いただいていますが，ARTのグラフ（p.41 図1-11参照）を見ると衝撃的ですよね．これを患者さんが知らないことが問題で，患者さんにきちんと情報提供されないといけないと思いました．患者さんも意識しながら外来を受診しないといけないし，確実に情報提供される環境をつくらないといけない．それは母性内科学会でやっていくべきことだと思っています．出産年齢の高齢化の話には不妊治療の話が必ず絡み，さらに合併症の話が絡みます．すべてつながるので，とても大きなテーマだと思います．

金子 今回この本に，不妊診療科の先生に入っていただいたのはそういう狙いがありました．ぜひ内科医に"妊娠適齢期"があることを知ってもらいたいです．

各疾患の評価や妊娠中・出産後に管理するポイント

● 関節リウマチ（RA）

村島 RAの疾患活動性を抑えるという意味では，ガイドラインなども含めてしっかりしたものがありますね．

綿貫 治療の進歩に伴って，疾患活動性はかなり抑えられているとは思いますが，RAに関してはやはり薬の問題が大きいと思います．妊娠するまではできていた治療が，妊娠を契機に中断したり，メトトレキサートを服用しての妊娠で，妊娠継続についての判断を迫られるような話が多いので，どちらかというと悩ましいのは「妊娠を考え始めてから妊娠するまでの間はどうするか」というところだと思います．そして妊娠後，疾患活動性が悪くなったときの対応など，薬に関する話が重要だと思います．

村島 RAは薬に始まって薬に終わります．昔みたいに，膝や首の訴えは少なくなりました．

綿貫 きちんと適切なインフォメーションを提供されることが大事です．妊娠中に禁忌な薬の話ももちろんありますし，特にメトトレキサートで妊娠継続を諦めるようなことを言われてもおかしくないと思っています．それに対して情報提供がきちんとされて，一方的なインフォームドコンセントじゃなくて，シェア＆ミーティングをしましょうという話があっていいはずなのに，それについてはどうでしょうか？

村島 メトトレキサートの症例で，服用しながら自然妊娠した患者さんとご家族が，主治医が人工妊娠中絶を勧める根拠として提示した論文をもとに，ご自身で情報を収集して，妊娠継続に望みがあったため，成育に受診され，成育でも同じ判断のもと，エコーでしっかりフォローすることで元気な赤ちゃんを産んだという経験があります．

　私が先生方に言いたいのは，仮にその人がもしも中絶して，40歳くらいになって子どもが欲しいと思い，同じような状況で妊娠して，先天異常の出る確率がどのくらいかという情報を患者さん自身で得たり，それがもしall or noneの時期で問題ないというのをウェブサイトで見たりしたときに「なんであの時に中絶させたんだ」として，訴訟になりか

ねないよということです．"危ないくすり＝100％危ない"と思い込んでいる人たちがいるから，こういうことが起こるのだと思います．

綿貫 リスクのとらえ方が，全体的にあまりうまくないのだと思います．医学のことだけではなくて，少しでもダメならそれは"100％ダメ"というとらえ方をすることが多いですが，極端にゼロリスク思考だったり，わかりやすいものじゃないとよくわかってくれないようなものは変えていかないといけないと思います．ただ，そこで問題なのはヘルスリテラシーの格差は医療者と患者さんとの間で存在するので，そこをどう埋めていくかというのが難しいところですね．

金子 難しいですよね．村島先生がよく言われているのは，先天異常のリスクの世界は，サリドマイドやワルファリン，メトトレキサートなどのリスクが高いと明らかにされている薬と，統計学的には少し陽性と出たり，陰性と出たりして扱いが難しい薬というのがあり，その微妙な薬は5年ごとにトレンドが変わると．もしかしたら5年後，その結果がひっくり返るかもしれないと．そういうものを医者がちゃんと認識して，危ないものは絶対避ける．だけどよくわからない・リスクがひっくり返るかもしれないものに関しては，どちらでもいいように少し余裕をもって患者さんに説明したり，対応したりするほうがよいことは，すごく納得できました．「君子危うきに近寄らず」じゃないですが，やはり催奇形性率がもしかしたら5年ごとに統計によって変わってしまうかもしれないような薬に関しては，やめることができる薬であれば一度やめるというのもいいし，再開するにしても，患者さんにきちんとリスクを話してから始めるなど，そういうステップを踏むことが大事だと思います．

村島 パロキセチンもそうですが，パロキセチンの心奇形が高くなると報告されたときに，それを服用している女性が妊娠した途端にすべて中止して状態が悪化するような，すごく不幸な例も結構ありました．そのあと心奇形を否定する報告も出てきて，今はどちらかというと否定的か，影響があってもごくわずかといわれているし，そのごくわずかなのも，それは受け手によって違うわけですよね．少しでもリスクが上がるのは嫌だと思うか，少しであれば問題ないと思うか．そういう情報をしっかり解釈できる能力を，若い先生や，妊娠の分野に関わる医療者にはつけてほしいですよね．

綿貫 情報解釈に関しては，その研究結果が今までの研究結果の中でどのくらいの影響を及ぼすものかが評価できるかどうかという問題があります．影響力の強い一つのRCTによって，今までの話が全部ひっくり返るのか，というような話に近い．システマティックレビューを組んでみたら，確かにこの結果は飛び抜けているが，他はそうでもなくて，本当にこの結果が合っているのかわからない，もしくは確かにその結果は陽性だけど，全体の流れからするとそれ1個で判断するものではないなど，種々ありますよね．だけど情報データが乏しい中で，前向き研究で関連性が示されたきれいな報告が一本出ると，それはかなり大きなインパクトをもつようにみえます．その論文のデータの重要性は，先の判断をみてみないとわからないので，リスクを判断しながら無難な選択をするような解釈になるかなというのが今の印象ではあります．

● 全身性エリテマトーデス（SLE）

金子 わかりやすいピットフォールとしては，私自身もそうでしたが，内科医は妊娠の生理的な変化をあまり知らないので，妊娠したループス腎炎の患者さんの腎機能がよくなったからといって，薬を減量する医師は少なくないですね．免疫抑制薬が妊娠中は禁忌だったと

いうのもありますが，検査値がよいからと一気に薬を中止してしまうと病態が悪化する場合があります．妊娠による見かけの改善をみていることがあることに留意が必要です．

綿貫 SLEは経験的に病状が悪化するという認識があります．妊娠してからフレアされる方，それも程度の軽いものから重いものまでさまざまですが，その点も情報提供されないといけないし，過度に説明されるべきではないですが，きちんとその情報は患者さんに伝えられるべきです．妊娠してはいけないのではなく，妊娠後にきちんと対応するという当たり前のことを行うのは大事だというメッセージは，あってしかるべきだと思います．

村島 SLEはそこが非常に難しいですよね．私は，妊娠認容条件で一番大事なのは，半年維持療法で落ち着いていることもですが，患者さんと家族がリスクをちゃんと理解していることが最も大切だと考えています．半年間の活動性が落ち着いているというのは，あくまでも必要条件で，それだけで十分ではありません．

綿貫 それはすごく大事なことですね．その必要条件を満たして，妊娠できるまでにもっていくことと，妊娠後に妊娠経過を安定して乗り越えられるかどうかの2段階あると思います．これはまた別の話になります．

村島 あとは，例えば先ほどの必要条件を満たさない人たちでも，強い挙児希望があって，患者さん自身の決意が固い場合に，参考となりそうな過去の悩ましいケースをどこまで伝えるかというのが非常に難しいと思います．

綿貫 悩ましいケースでも対応できる高次施設では，例外的な事象の経験をおもちなのですね．

● **抗リン脂質抗体症候群（APS）**

金子 APSも重症度が高いので，重症度のアセスメントが一番大事です．

綿貫 なるほど．評価の仕方ですか？

金子 評価の仕方や，既往歴がどうなのか．内科医は，流産は流産で終わりますが，妊娠週数の違いは大きいので，妊娠7週なのか，妊娠20週なのか，きちんと聞く必要があります．血栓歴もよく聞くと「実はふくらはぎが痛かったです」ということがあり，リスクアセスメントが正確にできることが重要です．

村島 あとは抗体価の評価がやはり大事です．

綿貫 コマーシャルベースとの乖離の話ですか？ そこは難しいですよね．

金子 抗体価でのリスクアセスメントは普通の病院では難しいと思います．

村島 難しいですね．例えば脳梗塞の既往があって，抗カルジオリピン抗体（IgG）が15 U/mLの場合，自己免疫体質があるとそのくらいの値は出ますよね．だからこの抗体と脳梗塞の因果関係があるとは言いきれないというアセスメントができるように思いを巡らせる．

綿貫 なかなかそこまでできていないです．

村島 APSの分類基準があるのはいいですが，分類基準があるために，不育症の中に軽いAPSがたくさん存在していました．内科医も産科医も安直に，重症例なのに予防量のヘパリンを投与しておけば問題ないと考える．とにかく，APSは重症度のアセスメントが非常に難しい，その一言に尽きます．

綿貫 ヘパリンを投与しておけばよいという話ではなくて，重症度をどう評価して対応するかの違いですよね？

村島 不育症のアウトカムは生児獲得です．流産しなければ，そんなに大きな問題はなく生まれると思いますが，私たちが関わっているAPSは，妊娠24～25週で出産となり超低出生体重児として生まれないように，きちんとアセスメントする必要があります．

金子 習慣流産と中・後期流産のオペレーションは違うことをわかってもらいたいです．データとしても出ています．APSの標

準治療でよくなるというもののほとんどは,習慣流産のデータです.病歴を詳細にとりながら標準治療だけでよいのか,IVIgや血漿交換などの2nd line治療が必要なのか,一例一例検討する必要があります.

綿貫 APSは重症度評価が非常に大事で,それに基づいた治療を行うことが必要であり,難治性APSへの対応を今後どうしていくかという点が課題ですね.

金子 そこはまだ定まっていないですね.

● ヒドロキシクロロキン

村島 ヒドロキシクロロキンは全例に投与することになっていますが,私どものところでも投与例が増えてきています.赤ちゃんにとってのデメリットがない以上,よい薬であれば,妊娠時にも使うべきだというスタンスでいます.

綿貫 EULAR Recommendation 2017には,「Use of HCQ is recommended in women with SLE preconceptionally and throughout pregnancy」と書かれているので,基本的にはこれを追随する流れになっていくのだろうと私は認識しています.施設間で違いがあるのかもしれないですね.まだ浸透していないというところが本音だと思います.数年経ってこの薬剤が一般化してくると日常的に使用されることになると思います.

村島 施設によってはすごく積極的に使用しているところもありますが,日本では歴史が浅いですよね.特に妊娠中は,ヒドロキシクロロキンの安全性をまだ危惧している先生もいます.添付文書にもすごく細かく記載されていますから.

綿貫 「ヒドロキシクロロキン適正使用のための手引き」との乖離がありますからね.

金子 例をあげるとすれば,産後再燃の方にクロロキンを使用することで,ステロイドを増量せずに,再寛解導入できたケースがありました.血清学的にもよくなるし,倦怠感が消えますよね.外来でも患者さんは機嫌がいいです.

今後の展望

綿貫 他科領域の先生からみたら膠原病妊娠に関する情報のニーズはかなりあるようにみえるというのは,村島先生が感じておられることなんですよね?

村島 期待されていることにすごく励まされています.膠原病妊娠が今頃になってこれだけ出てきたのは,先生がおっしゃるように,治療の進歩と,患者さんたちも自分たちの問題としてとらえるようになったという時代背景も両方あって,やっと陽が当たったという感じですよね.

綿貫 EULAR Recommendationがこのタイミングで出ているのもそんなにおかしなことではないと思います.いろんなものが進歩してきたし,膠原病妊娠だけじゃなくて,膠原病をもっていて妊娠可能な人も含めてどう向き合うか,から始まり,妊娠経過の話が出て,さらにそれが終わったあとどうするかという一連の話で,そこへの介入方法については日本でもトピックになっていくべきことだと思います.海外でもトピックとして取り上げられてまとめが出たのは,非常にいいタイミングなんだろうと思います.

金子 治療の進歩により,今は慢性疾患の人が生きるためにどうするかの時代ではなくて,よりQOLを高くするためにどうするかという時代に移ってきていて,疾患をもつ人ほど普通でありたいという気持ちが強いので,そのニーズとマッチしているのだと思います.SLEは50年前は死ぬ病気で,その頃は自分が生きるのに精いっぱいで世代を残すなんてできなかったのに,治療が進歩して予後もよくなっていることで可能となりました.そんな患者さんの思いを医療者はキャッチアップして,おいていかれないようにしな

綿貫 そうですね．それに加えて，プレコンセプションケアは本当に大事なことだと思っていて，日本はウィメンズヘルス全般があまり取り上げられていないところがあり，分野として未開の地がものすごく広いところで，膠原病妊娠が一つの要素としてものすごく大きなテーマになると私は考えています．疾患をもつ人たちに，まずはきちんとそのことを考えてもらいたいという大きな目標があるので，本書を通じて概念を広めたいとともに，適切な情報提供を患者さんたちに受けてもらえるようにしたい．医療者には妊娠を考えながら病気と向き合ってもらいたいし，患者さんに相談されたときにきちんと話せるようになってもらいたいと強く願っています．本書が日本のいわゆるウィメンズヘルス全般や，合併症妊娠に向き合う人たちに対して示唆に富むものであれば嬉しいです．

村島 膠原病に限らず，この本が呼び水になって他の分野でもプレコンセプションケアという概念が広まればいいですね．日本母性内科学会（http://boseinaika-gakkai.kenkyuukai.jp/special/?id=27429）は，合併症妊娠を中核に，外側のプレコンセプションケアやウィメンズヘルスも大事だと思っています．ご賛同いただける方のご参加をお待ちしております．

綿貫 本日はお忙しいところ，ありがとうございました．

（都内にて）

| 文 献 |

1) 平成23年度厚生労働省科学研究（循環器・糖尿病等生活習慣病対策研究事業）女性における生活習慣病戦略の確立．―妊娠中のイベントにより生活習慣病ハイリスク群をいかに効果的に選定し予防するか（研究代表者：北川道弘）．

＊　　＊　　＊

第 1 章

膠原病と妊娠・授乳の基礎知識

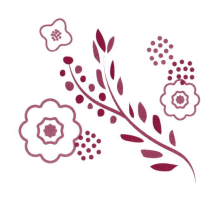

1 妊娠前

1 妊娠を考える女性患者を前にしたときの対応

> **Key Points**
> ・妊娠を希望する膠原病患者には，妊娠前の十分なカウンセリング，妊娠に関わるリスク因子や臓器障害の評価，妊娠・授乳に適した治療薬の調整，出産・育児に際しての周囲の理解を得ることなど，さまざまな面から治療と妊娠の両立を図ることが重要である．

　膠原病は妊娠可能年齢の女性に多く発症する疾患であり，妊娠・出産と治療との両立は重要な課題である．これまで，膠原病を抱えているという理由で妊娠を諦めるしかなかったり，妊娠中には禁忌の薬剤を使用しているために妊娠を許可されなかったりと，膠原病と妊娠の両立は難しいと考えられてきた．しかし，医学の進歩により妊娠を希望する患者を適切に治療し，使用薬剤を調整することで，膠原病患者も積極的に家族計画を立てることが可能な時代となりつつある．妊娠が疾患に与える影響や，また疾患や薬剤が妊娠・胎児へ与える影響を十分に評価し，早くから妊娠を視野に入れた治療計画を立てることが望ましい．そのためには，主治医と患者，患者の家族が妊娠に向けて綿密な連携をとり，妊娠計画を立てていくことが重要である．筆者らが，妊娠を希望する患者に対して外来でチェックしている内容を表 1-1 にまとめた．

表 1-1　妊娠前チェックリスト

- ☑ いつ頃までに妊娠したいか
- ☑ これまでの妊娠・出産歴，流産歴があれば回数，週数など
- ☑ 婦人科受診歴，不妊治療歴，月経の様子
- ☑ 葉酸のサプリメントを内服しているか
- ☑ 家庭環境，同居の有無，キーパーソン
- ☑ 既往歴
- ☑ 飲酒・喫煙歴
- ☑ 生活習慣病などのリスク因子の有無
- ☑ 健康診断，がん検診，ワクチン接種などの有無
- ☑ 胸部X線，骨密度，心臓超音波検査などの画像的スクリーニング検査の有無
- ☑ 現在の疾患活動性，常用薬，これまでの治療歴

いつ頃までに妊娠したいか？

　患者が「妊娠を考えている」と申し出た場合，まずはいつ頃までに妊娠したいのかを確認する．「できるだけ早く」「1年以内には」「まだ結婚はしていないのでそのうち」「膠原病発症時すでに不妊治療をしていた」などの場合では，それぞれ治療方針が異なるため詳しく聴取する必要がある．また，膠原病患者が妊娠・出産をする際には周囲の協力が必要不可欠であるため，パートナーや家族などから妊娠に対して理解が得られているか，妊娠・出産した場合に協力を得られるか，妊娠中や産後に病状が悪化し，患者自身に入院が必要になった場合にも対応可能かなどを，あらかじめ確認しておく必要がある．

あらかじめ婦人科受診を勧める

　これまでの妊娠・出産歴や月経の様子を聴取する．習慣流産歴があれば，婦人科的な問題や抗リン脂質抗体症候群などの疾患，また月経周期が不規則であれば無排卵性周期など，不妊症・不育症の原因となりうる疾患が背景にある可能性があるため，妊娠計画を立てる際，事前に精査する必要がある．そのため，筆者の施設の膠原病科では，妊娠を希望した時点ですべての患者に婦人科受診を勧めている．今までに診断されていない婦人科疾患が見つかった場合，それらを内科的治療と並行して評価・治療しておくことで，内科的な疾患活動性が安定して妊娠を試み始めるときに，スムーズに妊娠計画を立てていくことができる．

一般的なリスク因子の評価

　膠原病に限らず，女性が妊娠を希望する際には，プレコンセプションケアが重要である[1]．近年晩婚化や高度生殖補助医療の発展など社会環境の変化に伴い，肥満・高血圧・糖尿病など，妊娠結果に悪影響を与える内科的なリスク因子の評価・治療も必要となる．妊娠中には施行できない胸部X線や骨密度の検査，また心臓超音波検査などは，妊娠前にあらかじめ施行し，画像的評価もあわせて行っておく．また，運動習慣や喫煙・飲酒の有無，がん検診の有無，ワクチン接種歴などを事前に聴取し，適切な生活指導を行うことも重要である[2]．厚生労働省より妊娠前から神経管閉鎖不全のリスク低減のために葉酸を1日400μg摂取することを推奨しているため[3]，妊娠を計画し始めた時点で葉酸の摂取が勧められる．

妊娠が疾患に与える影響

　全身性エリテマトーデスなどでは，妊娠を契機に妊娠中や産褥期に疾患活動性が再燃することがある．そのため，妊娠したからといって不用意に免疫抑制薬などを中止することは危険である．また，妊娠中の活動性の悪化は妊娠前の活動性と相関するとされ，活動性がコントロールされないまま妊娠すると，再燃の頻度が増すため，妊娠前に十分に疾患活動性が安定している必要がある[4]．そのためには，妊娠を許可する前に治療を強化して，しばらくの間活動性の安定を図る期間を設けなければならないこともあるため，その旨を十分に患者に説明する．

疾患が妊娠に与える影響

　全身性エリテマトーデスや関節リウマチなどでは，疾患が高いまま妊娠すると早産や死産，胎児発育不全などの危険性を招くため，児のためにも妊娠前の疾患活動性を十分に抑える必要がある[4]．また，全身性エリテマトーデスでは抗SS-A抗体や抗リン脂質抗体症候群を高率に合併することがあり，それぞれ新生児ループスや習慣流産・不育症の原因となりうる．妊娠前にそれらのリスク因子を評価し（抗リン脂質抗体，抗SS-A抗体，甲状腺ホルモンなどの測定，血栓症歴の聴取など），合併がみられた場合には妊娠前・妊娠中にしかるべき対応を行う必要があるため，産科と事前に情報を共有しておく．

薬剤が妊娠・授乳に与える影響

　妊娠前および妊娠中の薬物治療においては，原疾患を十分にコントロールしつつ，かつ児への影響も少ない薬剤を選択することが重要である[5]．患者は自らが内服している薬剤が児へ与える影響を心配するため，現在使用している薬剤が妊娠や児に与える影響および疾患活動性の再燃リスクなどを十分に説明し，妊娠を契機に薬剤を自己中断することのないよう指導する．妊娠中に使用する薬剤に関しては，産科や助産師と情報共有する必要がある．

　妊娠前に全身性エリテマトーデスに対してミコフェノール酸モフェチル（MMF）や，関節リウマチに対してメトトレキサート（MTX）を使用している症例などに関しては，明らかな催奇形性があるため内服中は適切な避妊指導を行い，妊娠を計画した時点で，妊娠中に使用可能な薬剤に疾患活動性を考慮しながら変更していく．シクロホスファミドに関しては，卵巣機能不全のリスクがあることから[6]，今後妊娠を希望する患者には，これまでの使用歴の確認と，今後使用する可能性がある場合には，年齢や卵巣機能を十分に加味した上で慎重に選択する必要がある．

　また，授乳に関しては可能な限り薬物治療と母乳栄養の両立を図っていくべきであるが，産後に疾患活動性が再燃した場合には，治療強化のために使用しなければいけない薬剤によってはやむを得ず断乳することもある旨を，あらかじめ患者に説明しておかなくてはならない．薬剤の乳汁移行性に関しては，多くの薬剤は問題ないことが多いが，必要があれば筆者の施設では小児科医主体で行っている「母乳外来」へ紹介し，薬剤と授乳の両立についての説明を受けてもらうようにしている．

（齋藤麻由）

文献

1) 村島温子：関節リウマチ患者における妊娠時の注意点は？ 分子リウマチ治療，6(1)：1-3，2013．
2) 荒田尚子：プレコンセプションケアと産後フォローアップ．医学のあゆみ，256(3)：199-205，2016．
3) 厚生労働省：日本人の食事摂取基準2015版．
4) Clowse ME, Magder LS, Witter F, et al: The impact of increased lupus activity on obstetric outcomes. Arthritis Rheum, 52(2): 514-521, 2005.
5) 金子佳代子：膠原病診療における母性内科の役割．医学のあゆみ，256(3)：243-247，2016．
6) Takizawa K, Yokoo I, Shima Y, et al: [Quantitative evaluation for murine oocyte toxicity following intraperitoneal treatment with chemotherapeutic agents]. Nihon Sanka Fujinka Gakkai Zasshi, 41(6): 715-722, 1989.

2 プレコンセプションケアの実際

> **Key Points**
> ・プレコンセプションケアとは妊娠前ヘルスケアであり，プレコンセプションケアを実践することで妊娠転帰の改善が期待できる．
> ・プレコンセプションケアは女性だけではなくパートナーや家族とともに行うことでさらに効果が期待できる．

　公衆衛生や医療の進歩に伴い，妊産婦死亡率・乳児死亡率は，特に先進国において劇的に低下した．しかし，先天異常や児の未熟性・母体合併症に伴う新生児死亡は減少していない．アメリカにおける新生児死亡の原因は，1980年代より先天異常が最も多く，2000年代になるとこれに次いで早産・低出生体重児，そして母体合併症の増加があげられている[1]．これらを改善するための介入は，"妊娠したらすぐ" というのでは遅い．なぜなら器官形成期は妊娠のきわめて初期からであるし，アメリカの調査ではあるが，50％以上の妊娠が "予定外" という報告[2]もあるからである．このような背景から，アメリカでは2006年にアメリカ疾病予防管理センター（Centers for Disease Control and Prevention；CDC）が，イギリスでは2008年にイギリス国立臨床評価研究所（National Institute for Health and Clinical Excellence；NICE）が，妊娠前からの母体健康管理や生活習慣改善を目的として，プレコンセプションケア（preconception care）を提唱した．

プレコンセプションケアとは

　コンセプション（conception）には「受胎」という意味があり，プレコンセプションケアは文字通り「妊娠前ケア（ヘルスケア）」を意味する．プレコンセプションケアは妊娠を計画している女性だけではなく，すべての生殖年齢女性やカップルが対象である．自身を管理して健康な生活習慣を身につけること，それは単に健康を維持するだけではなく，結果的に妊娠転帰を改善し，さらにはより良い人生を送ることにもつながる．図1-1は，生涯のうちのプレコンセプションケアの位置づけを表したものである．健康は世代を超えて受け継がれていく．プレコンセプションケアはその起点となるものである．

　現在，アメリカやイギリスだけでなく，世界保健機関（World Health Organization；WHO）をはじめ各国がプレコンセプションケアに取り組んでいる．国や地域によって対象を取り巻く環境や問題点は異なるため，次にわが国の現状と，関連する周産期問題点をあげる．

❶ 若い世代で肥満と痩せが増加

　厚生労働省による国民健康・栄養調査によると，近年若い世代（20～30代）の女性では肥満（BMI ≧ 25）と痩せ（BMI ＜ 18.5）の両方が増加傾向である．それには食生活の欧米化により畜産物（肉・乳製品・卵など）や油脂類の摂取量が増加し，高脂肪・高エネルギーな食生活に変化したことや，生活リズムの乱れが関連していると推測される．同調査では若い世代の朝食欠食率が高いこと，若い世代ほど主食・主菜・副菜を組み合

わせたバランスの良い食事がとれていないことを指摘している．さらに「痩せていることが美しい」といった現代の価値観も関係している可能性がある．

肥満と痩せはいずれも周産期合併症のハイリスクである．日本産科婦人科学会・日本産婦人科医会による『産婦人科診療ガイドライン―産科編2017』によると，肥満では帝王切開や早産，妊娠高血圧症候群や妊娠糖尿病のリスクが，痩せでは切迫早産や早産，低出生体重児分娩のリスクが高い．

❷ 出産年齢の高年齢化

女性のキャリア形成や晩婚化，生殖医療技術の向上から出産年齢の高年齢化が進んでおり，生活習慣病を有する女性の妊娠・出産の機会が増えている．糖尿病合併妊娠では早産・羊水過多・巨大児・新生児低血糖などのリスクが高い．また，妊娠前の血糖コントロールが悪いほど先天異常のリスクが高い[3]が，妊娠前からの厳格な血糖管理によりリスクの増加を避けることができる[4]．高血圧合併妊娠は妊娠高血圧症候群（加重型妊娠高血圧腎症）・早産・低出生体重児などのリスクが高い[5]．

❸ 慢性疾患や小児期より病気を抱える女性

膠原病・リウマチ疾患をはじめ慢性疾患合併女性では，経過中に妊娠・出産を経験することも多い．基礎疾患を有する女性において，妊娠前からの厳格な疾患コントロールが妊娠転帰を改善するエビデンスは集積しつつある[6]．例としてループス腎炎合併妊娠では，加重型妊娠高血圧腎症・流産・胎児発育不全・死産のリスクが高い．特に活動性腎炎合併例では加重型妊娠高血圧腎症と早産のリスクが高い．しかし，腎炎治療後妊娠では早産のリスクが低減していた[7]．

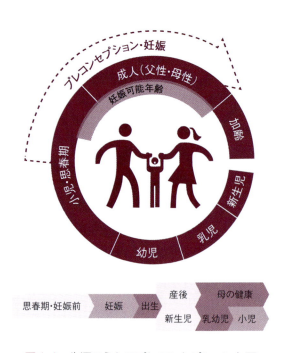

図1-1　生涯のうちのプレコンセプションケア
(WHO: Preconception care policy brief, p.1, 2013 より改変)

また，医療水準の向上により小児期に病気の治療をした女性の妊娠・出産の機会も増えており，例として臓器移植後妊娠がある．移植後は免疫抑制薬をはじめとする多くの薬剤を服用していること，易感染性であること，妊娠・出産による移植臓器への影響，児への影響など，妊娠前のカウンセリングが非常に重要である．歴史的に症例数の多い腎移植後妊娠に加え，今後はわが国でも肝移植後妊娠が増加していくことが予想される．

これらはすべてハイリスク妊娠であり，妊娠転帰の改善のためにプレコンセプションケアが重要である．筆者らはアメリカCDCで表明されているものを参考に，わが国におけるプレコンセプションケアを提唱しており，以下に各論を概説する．なお，各項目についての詳細は成書をご参考いただきたい．

プレコンセプションケア・チェック項目 （表1-2）

❶ 禁煙する．受動喫煙を避ける

妊娠中の喫煙は胎児発育不全を引き起こし，その程度は喫煙量に依存する．また流・早産，前置胎盤や胎盤早期剥離などの産科合併症や乳幼児突然死症候群のリスクも増加する．受動喫煙でも同様の影響があるため，家族やパートナーの協力が不可欠である．禁煙外来を利用し，妊娠前から禁煙することが望まれる．

❷ アルコールを控える

アルコールは胎盤を通して直接胎児に影響し，胎児性アルコール症候群（fetal alcohol syndrome；FAS）を引き起こす．特徴として胎児発育不全・中枢神経障害・特異顔貌・心奇形などが知られている．妊娠期間中の安全量・安全期間は確立されていない．これらより，妊娠をきちんとモニタリングしながら妊娠前は「節度ある適度な飲酒」〔厚生労働省健康日本21によると女性では純アルコール10 g（ビール大瓶半分）/日以下〕を心がけ，妊娠が判明したら禁酒するのがよいと思われる．

❸ 葉酸を積極的に摂取しよう

葉酸はビタミンBの一種で，胎児の成長に必須な栄養素の一つである．妊娠前から

表1-2　プレコンセプションケア・チェックシート

☑ 禁煙する．受動喫煙を避ける．
☑ アルコールを控える．
☑ 葉酸を積極的に摂取しよう．
☑ バランスの良い食事を心がける．適正体重をキープしよう！
☑ 150分/週運動しよう．こころもからだも活発に！
☑ ストレスをためこまない．
☑ 感染症から自分を守る．（風疹・B型/C型肝炎・性感染症など）
☑ ワクチン接種をしよう．（風疹・インフルエンザなど）
☑ 危険ドラッグを使用しない．
☑ 有害物質や薬品を避ける．
☑ 生活習慣病をチェックしよう！（血圧・糖尿病・検尿など）
☑ がんのチェックをしよう！（乳癌・子宮頸癌など）
☑ 持病と妊娠について知ろう．（薬の内服についてなど）
☑ 家族の病気を知っておこう．（生活習慣病・遺伝疾患など）
☑ 歯のケアしていますか？
☑ 計画：将来の妊娠・出産をライフプランとして考えてみよう．

食事に加えてサプリメントから1日0.4 mg（400 μg）の葉酸を毎日摂取することで，胎児の神経管閉鎖不全（無脳症や二分脊椎など）を防ぐことができる．これらは自身が妊娠に気づくか気づかないかのうちに形成が始まるため，将来の妊娠を考える女性はすぐにでも摂取することが推奨される．葉酸はレバーや緑黄色野菜に多く含まれているが，熱に弱いので加熱処理をする際には注意が必要である．食事からの摂取に加え，マルチビタミンと一緒にサプリメントからの摂取が推奨されている．

❹ バランスの良い食事を心がける．適正体重をキープしよう！

先に記したように，肥満も痩せも周産期合併症のリスクが高い．農林水産省の食事バランスガイドなどを参考に食事をとり，健康な適正体重を維持する．

❺ 150分/週運動しよう．こころもからだも活発に！

定期的な運動は，健康の維持や生活習慣病予防に効果があり，また精神的な面にも良い効果が期待できる．健康な適正体重を維持できるように，定期的な運動を心がける．150分/週はあくまで目安である．基礎疾患のある女性に対しては，主治医の判断のもと食事や運動量の調整を行う．

❻ ストレスをためこまない

周産期は女性のからだと環境に大きな変化が訪れる．そのため，既存の精神疾患が悪化したり新規で発症しやすい時期である．妊娠中の抑うつ・不安は早産や低出生体重，児の知的発達障害のリスクとなる[8]．妊娠後だけではなく，"妊活"も精神的な不安を伴いやすい．自分に適した気分転換の方法をみつけ，ストレスをためこまないようにする．必要であればこころのクリニック受診が勧められる．

❼ 感染症から自分を守る

ここでは特に性感染症をあげる．クラミジア・トラコマティス感染は，代表的な性感染症で，女性では卵管炎や子宮頸管炎を起こし，不妊症の原因になりうる．自覚症状に乏しく，知らないうちにパートナーへも感染するおそれがある．また，HPV感染は子宮頸癌の原因になる．妊娠前から婦人科検診を受ける習慣を身につけるとよい．

HIV陽性例も適切な感染予防対策を行うことで妊娠・出産することができる．母子感染も，予防対策が完全であれば99％回避されるにまで至っている．妊娠前の専門科でのカウンセリング・治療が肝要である．

性感染症に限らず，将来の妊娠・出産や児に影響する感染症は家族の協力で防げるものがある．女性一人で取り組むのではなく，パートナーや家族とともに行うことが大切である．

❽ ワクチン接種をしよう

妊娠前に，胎児に影響を及ぼす感染症に対する免疫をもっているか，調べてみるのがよいであろう．すでにワクチンが開発されている感染症は，妊娠前に接種することで関連する合併症を防ぐことができる．

風疹は，妊娠中に最も気をつけなければならない感染症の一つであり，妊娠初期に母体が風疹に罹患すると，胎児に感染して白内障などの眼症状，先天性心疾患，感音性難聴などを認める先天性風疹症候群を引き起こすことがある．妊娠前にパートナーとともに抗体検査を受け，抗体価が基準より低い場合はワクチン接種をする．ただし，女性自身が自らの疾患に対する治療のために免疫抑制薬やステロイドを使用している場合は，

生ワクチン接種ができない場合があり，注意が必要である．また，風疹ワクチンは生ワクチンであるため理論上妊娠中に接種してはならず，接種後2ヵ月間は避妊が必要である．

インフルエンザワクチンは不活化ワクチンであり，妊娠中も接種が可能である．毎年定期的な接種が推奨される．

❾ 危険ドラッグを使用しない

危険ドラッグは先天異常や新生児死亡，早産などの原因になりうるため使用してはならない．

❿ 有害物質や薬品を避ける

合成化学物質や金属，化学肥料，害虫スプレーなど，人体への有害物質や環境汚染物質，ネコやげっ歯類の糞便などの中には生殖機能や妊孕性に悪影響を及ぼす物質もあるため，極力回避する．

⓫ 生活習慣病をチェックしよう！

先に記したように，近年，生活習慣病合併妊娠は増加傾向である．定期的な血圧チェックや採血・検尿で自身の健康状態を把握し，異常がある場合は専門科を受診する．

⓬ がんのチェックをしよう！

国立がん研究センターによる2016年（平成28年）女性の年代別がん罹患率は，25～39歳で乳癌，子宮頸癌と続き，40～44歳でも同様である．セルフチェックや定期的な検診受診などの自己管理が肝要である．

⓭ 持病と妊娠について知ろう

基礎疾患を有する女性は，病気が妊娠・出産・児に与える影響と，妊娠・出産が病気に与える影響を理解しておく必要がある．主治医に将来の妊娠・出産の可能性を伝え，原疾患や使用薬剤のコントロールを計画的に行う．

⓮ 家族の病気を知っておこう

先天異常や遺伝疾患などは事前に専門科を受診し，今後の妊娠や児への影響を事前に評価しておくことが重要である．生活習慣病の家族歴を把握しておくことも大切である．

⓯ 歯のケアしていますか？

妊娠中は，妊娠悪阻など体調の変化によって間食が増えたり，歯のケアが十分にできない場合も多い．女性ホルモンの変化は歯周病を悪化させるので，妊娠前に歯科検診と治療をしておく．歯周病は早産や低出生体重児と関連する可能性も指摘されている[9]．

⓰ 計画：将来の妊娠・出産をライフプランとして考えてみよう

自分の人生のどの時点で妊娠・出産を迎えるか，学業や仕事，経済的な問題など，キャリアプランのうちのライフプランを計画する．

まとめ

ここでは主に女性を対象としたプレコンセプションケアについて述べたが，これらは男性にも必要なものである．いつか子どもが欲しいと思ったら，準備を始めるのは"まさにその時"である．プレコンセプションケアは，より健康な赤ちゃんを授かるチャンスを増やすために，われわれが今できることであり，将来生まれてくるわが子への最初

のプレゼントである．プレコンセプションケアが，多くの女性やカップル，将来の家族に幸せをもたらすことを願う．

（三戸麻子）

文献

1) Atrash HK, Johnson K, Adams M, et al: Preconception care for improving perinatal outcomes: the time to act. Matern Child Health J, 10（5 Suppl）: S3-11, 2006.
2) Frey KA, Files JA: Preconception Healthcare: What Women Know and Believe. Matern Child Health J, 10（5 Suppl）: S73-77, 2006.
3) Guerin A, Nisenbaum R, Ray JG: Use of maternal GHb concentration to estimate the risk of congenital anomalies in the offspring of women with prepregnancy diabetes. Diabetes Care, 30(7): 1920-1925, 2007.
4) Ray JG, O'Brien TE, Chan WS: Preconception care and the risk of congenital anomalies in the offspring of women with diabetes mellitus: a meta-analysis. QJM, 94(8): 435-444, 2001.
5) Bramham K, Parnell B, Nelson-Piercy C, et al: Chronic hypertension and pregnancy outcomes: systematic review and meta-analysis. BMJ, 348: g2301, 2014.
6) Lassi ZS, Imam AM, Dean SV, et al: Preconception care: screening and management of chronic disease and promoting psychological health. Reprod Health, 11（Suppl 3）: S5, 2014.
7) Smyth A, Oliveira GH, Lahr BD, et al: A systematic review and meta-analysis of pregnancy outcomes in patients with systemic lupus erythematosus and lupus nephritis. Clin J Am Soc Nephrol, 5(11): 2060-2068, 2010.
8) Jarde A, Morais M, Kingston D, et al: Neonatal Outcomes in Women With Untreated Antenatal Depression Compared With Women Without Depression: A Systematic Review and Meta-analysis. JAMA Psychiatry, 73(8): 826-837, 2016.
9) Vergnes JN, Sixou M: Preterm low birth weight and maternal periodontal status: a meta-analysis. Am J Obstet Gynecol, 196(2): 135.e1-7, 2007.

生殖年齢の女性患者に注意して使用する薬剤

> **Key Points**
> ・通常の妊娠における先天異常の自然発生率（ベースラインリスク）は約3%である．
> ・挙児希望の患者に対しては，催奇形性を有する薬剤を投与していないかを確認し，あらかじめ中止・代替薬への変更を行う．
> ・妊娠の投薬による児への影響は催奇形性のみならず，胎児毒性についても考慮する．

　膠原病は，妊娠可能年齢での患者が多くみられ，慢性疾患であるがゆえ，継続して薬物治療を行う場合がほとんどである．したがって，挙児希望の患者に対しては，あらかじめ妊娠への影響を考慮した薬剤調整を行うことが望ましい．
　ここでは，まず妊娠と薬についての総論を述べ，膠原病患者に用いる薬剤の中で，妊孕性に影響を及ぼすものや妊娠前に中止すべき薬剤について解説する．

妊娠と薬の総論

　母体に投与される薬の胎児への影響は，催奇形性（妊娠初期）と胎児毒性（妊娠中期以降）に分けて考える．催奇形性がある薬とは，その薬を投与された妊婦の児における先天異常発生率が，自然発生率（ベースラインリスク）の約3%を有意に上回るものと定義される．妊婦を，薬の内服群，非内服群に割り付ける研究は倫理的に不可能であるため，偶発的な内服例，あるいは継続内服の必要があった妊婦のデータを疫学的に解析し，催奇形性の判断がなされている．胎児毒性とは，胎児の発育や機能に影響を及ぼすことを表している．

妊孕性に影響を及ぼす薬

　シクロホスファミド（CPA）の使用は，卵巣機能不全を誘発する可能性がある．非ホジキンリンパ腫に対してCPAを含むMega-CHOP療法を行った13人の女性において，1人の女性が卵巣機能不全となったが，8人が妊娠し，12人の健常児を出産している[1]．全身性エリテマトーデス（systemic lupus erythematosus：SLE）のためにCPAの投与を受けた19人の閉経前女性のうち，3人は卵巣機能不全になり，2人が健常児を出産したとの報告がある[2]．これらの報告のように，すべての人が卵巣機能不全に陥るわけではない．薬剤の総量に依存し，年齢が高いほど影響が出やすいといわれている[3]．

催奇形性を有する薬

❶ メトトレキサート

　現在，最も重要な抗リウマチ薬として位置づけられているメトトレキサート（MTX）は，催奇形性があるために妊娠中の使用は禁忌である．妊娠初期の使用に伴う先天奇形の報告は数多くある[4,5]．奇形には特定のパターンがみられ，MTX胎芽病（中枢神経系奇形，顔面異常，四肢異常，胎児発育不全など）と呼ばれている．ただし，これらの報告

の多くは，人工中絶目的に MTX の大量投与を受けた例である．

　妊娠初期に低用量 MTX（30 mg/ 週以下，中央値 10 mg/ 週以下）の曝露を受けた 188 人の妊娠転帰を，MTX 曝露のない自己免疫疾患群 469 例，健常群 1,107 例と比較した報告がある[6]．MTX 曝露群において，累積自然流産率が 42.5%（95% CI：29.2-58.7）と対照群より有意に高く，大奇形発生率は 6.6%（7/106）であり，健常群 2.9%（29/1,001）と比べて有意に高かった（調整オッズ比 3.1，95% CI：1.03-9.5）．自己免疫疾患群の 3.6%（14/393）との比較では有意差はみられなかった（調整オッズ比 1.8，95% CI：0.6-5.7）．

　治療開始のタイミングと妊娠希望時が重なった場合には，最初から MTX を選択しないという方法もあるが，すでに内服しているケースでは妊娠に向けて休薬が必要である．妊娠成立前の 12 週以内にのみ MTX に曝露した 136 例においては自然流産率，奇形発生率の上昇はなかったと報告されている[6]．休薬期間については，わが国の添付文書では，女性は少なくとも 1 月経周期は妊娠を避けることとの記載であり，日本リウマチ学会の『関節リウマチ治療におけるメトトレキサート（MTX）診療ガイドライン』においても，2016 年改訂版では同様の記載となった．

❷ ミコフェノール酸モフェチル

　ミコフェノール酸モフェチル（MMF）は，免疫抑制薬であり，臓器移植後の患者に多く使用されており，妊娠に関しては，全米移植妊娠レジストリ（National Transplantation Pregnancy Registry；NTPR）の報告がある[7]．NTPR に登録されている腎臓移植後患者において，第 1 三半期に MMF に曝露した 142 妊娠（曝露群）と受胎前に MMF を中止した 302 妊娠（中止群）との比較がなされ，流産率はそれぞれ 48%，20% であり，曝露群で有意に流産が増加した（$p<0.001$）．また，生児における先天奇形は，それぞれ 11.6%，5.6% と統計学的な有意差はつかないものの曝露群で高い傾向がみられた．曝露群の先天奇形症例のうち 61% に MMF に関連する複合奇形（顔面，四肢遠位，心臓，食道，腎臓などの奇形）がみられた．添付文書では，妊娠前の少なくとも 6 週間前には MMF を中止することを勧めている．

❸ シクロホスファミド

　妊娠初期に CPA に曝露したことにより，児に顔面や四肢の異常などが生じた例が報告されている[8]．ほかに奇形がみられた例も数多く報告されているが，併用薬の影響も考えられ，単剤でどの程度のリスクがあるのかは不明である．妊娠中期・後期においては，生命に関わるような状態でほかに選択肢がないと考えられる場合には投与することも可能である[9]．

胎児毒性を有する薬

　胎児毒性の例として，妊娠後期の非ステロイド系抗炎症薬（nonsteroidal anti-inflammatory drugs；NSAIDs）による児の動脈管早期閉鎖から，出生後に遷延性肺高血圧症が起こる例が知られている[10]．NSAIDs の貼付剤においても，同様の胎児毒性が報告されていることから，妊娠後期での使用は避けるほうが無難といえる．ほかに，アンジオテンシン変換酵素阻害薬やアンジオテンシン受容体拮抗薬による羊水過少，新生児腎不全も知られている[11]．

妊娠判明時に中止ないしは妊娠中も継続可能な薬

❶ 抗リウマチ薬

　妊娠判明時に中止ないしは，妊娠中も継続して使用できる薬としては，安全性の情報が多いサラゾスルファピリジンがある．ほかに，ブシラミンはデータがないものの，従来から使われているにもかかわらず先天異常が増える報告もないことから，妊娠判明時まで使用可能と考える．

　イグラチモドは2012年に発売された薬剤であるが，妊娠に関するデータはない．同じく2012年に発売されたトファシチニブについては，47例（RA：31例，乾癬：16例）の妊娠初期曝露例の報告において，先天奇形はトファシチニブ単独投与群の1例にみられた．症例数が少ないため，トファシチニブの妊娠期の使用に関する安全性について結論を出すことはできないものの，催奇形性のリスクが少ないことが予想される結果であった[12]．

❷ 生物学的製剤

　TNF-α阻害薬のうちインフリキシマブ，エタネルセプト，アダリムマブは，妊娠初期の曝露例での奇形率上昇は認めないとの報告が多い[13, 14]．最も規模が大きい報告としては，ヨーロッパの奇形情報サービスで行われた多施設前向きコホート研究がある[15]．妊娠第1三半期にTNF-α阻害薬に曝露した495例と非曝露1,532例の妊娠転帰を比較したもので，内訳はインフリキシマブ168例，エタネルセプト140例，セルトリズマブペゴル7例，ゴリムマブ3例，エタネルセプト＋アダリムマブ3例，インフリキシマブ＋アダリムマブ2例であった．この報告においては，曝露群の先天奇形発生率が5.0%（21/421例），非曝露群が1.5%（21/1,385例）であり有意差を認めている（OR：2.20，95% CI：1.01-4.8）．著者らは，非曝露群における先天奇形の発生率がベースラインリスクと比し低い値であり，選択バイアスが存在することで曝露群におけるリスク増加に寄与した可能性を指摘している．先天奇形の症例において，薬剤ごとに特定の奇形はみられていない．セルトリズマブについては，曝露した625症例の妊娠についての報告がある．母親の曝露は579例で，このうち妊娠転帰の情報を得ることができた339例において，先天奇形は12例でみられたが特定の奇形はなかった[16]．

　実臨床では，妊娠によるRAの改善を期待し，妊娠判明時にTNF-α阻害薬を中止とすることが多い．TNF-α阻害薬は炎症性腸疾患（inflammatory bowel disease；IBD）でも用いられるが，IBDでは妊娠経過を通じて使用している報告例が多い．妊娠中に投与する場合には，薬剤の胎盤を介した児への移行についても考慮が必要である．生物学的製剤の本体であるIgGは，妊娠14週頃より胎盤を通過し始め，妊娠30週には能動輸送により児への移行が増える．可溶性受容体製剤であるエタネルセプトとFc領域をもたないセルトリズマブ ペゴルの2剤については，胎盤移行率が低いことがわかっているため，妊娠中に必要性があって投与する際には選択しやすい．しかしながら，例えば妊娠前にアダリムマブを使い安定していたような症例において，あえて上記2剤に変更する必要はないと考える．

　生物学的製剤を妊娠後期まで使用した場合は，胎盤移行による影響が考えられるため，

出生した児に生ワクチンを接種する際には注意を要する．つまり，ロタウイルスワクチンの接種は控え，BCG は生後 6 ヵ月以降に受けるように説明する．製剤により児への移行量は異なるため，生ワクチンの接種を控える時期は一様である必要はないはずである．しかしながら，現時点では製剤ごとの対応は確立しておらず，今後の検討課題である．

　TNF-α 阻害薬以外の生物学的製剤のうち，トシリズマブは，妊娠判明までのトシリズマブ曝露例において 4 例中 3 例生産があり，1 例は胞状奇胎であったが，先天奇形は認めなかったとの報告がある[17]．また，製薬会社の安全性データベースを用いた報告で，妊娠中にトシリズマブを使用したと考えられる 50 例を後ろ向きに調査したところ，生産は 36 例，流産 9 例（MTX の併用は 5 例）で，生産例に先天奇形は認めなかった[18]．アバタセプトについては，母親が薬剤曝露した 151 例中 86 例の生産があり，先天奇形は 7 例（8.1％）に確認されたが，一定のパターンはなかった[19]．

　いずれも，情報が十分とはいえず，妊娠期の使用について安全であると評価するものではないが，大きなリスクがないことは推測できる結果であった．

❸ 免疫抑制薬

　アザチオプリン，シクロスポリン，タクロリムスは，曝露の妊娠例の報告からは催奇形性が否定的であり[20]，日本産科婦人科学会の『産婦人科診療ガイドライン―産科編 2017』においても，「CQ104-2　添付文書上いわゆる禁忌の医薬品のうち，特定の状況下では妊娠中であってもインフォームドコンセントを得た上で投与される代表的医薬品は？」という項に 3 剤が記載されている[21]．2018 年 7 月には，添付文書上の禁忌も解除された．

❹ ヒドロキシクロロキン

　妊娠期にヒドロキシクロロキン（HCQ）を使用した報告において，児への有害な影響はみられていない[22]．SLE 合併妊娠においては，疾患活動性をコントロールし，維持することが母児双方にとって必要であり，妊娠を機に HCQ 投与を中止した群で SLE の再燃率が増加した報告もあることから，投与例では継続して使用する[23]．

❺ 副腎皮質ステロイド

　第 1 三半期のステロイド投与は，先天奇形全体のリスクは上昇させないが，口唇口蓋裂については少ないながらリスクの増加があると報告されている[24]．しかし近年では，口唇口蓋裂のリスク増加を否定する報告もみられている[25]．妊娠中の母体の治療に用いるステロイドとしては，胎盤の 11β-ヒドロキシゲナーゼで不活化されて胎児への移行性が低いプレドニゾロンが望ましい．

❻ 治療補助薬

　補助的に用いる薬の妊娠時使用の安全性については，表 1-3 にまとめた．

まとめ

　膠原病患者が挙児を希望する場合，妊娠計画（プレコンセプションケア）を立てることが望ましい．予期せぬ妊娠により，妊娠初期に催奇形性が明らかな薬に曝露した例については，すぐに人工中絶を検討するのではなく，専門家による妊娠と薬に関するカウンセリングや産科医による精密胎児エコーでのフォローが推奨される．妊娠中の薬につい

表 1-3　膠原病の治療補助薬と妊娠時の使用

薬剤		疫学情報	文献
妊娠判明時までの使用が許容される薬剤	ワルファリン	胎児ワルファリン症候群	Am J Med, 68: 122, 1980/Obstet Gynecol, 57: 673, 1981 ほか
	ACE阻害薬/ARB	中期・後期：胎児毒性あり	Eur J Clim Pharmacol, 65: 615-625, 2009/Reprod Toxicol, 31: 540-545, 2011
	ビスホスホネート	受胎前に中止しても骨に蓄積し血中に放出される懸念が指摘されているものの，限られた情報ではリスクは高くない	Repro Toxicol, 22: 578-579, 2006/Bone, 44: 428-430, 2009
妊娠中も必要であれば使用が許容される薬剤	アスピリン	催奇形性は否定的．後期の使用（低用量）は動脈管血流に影響なしとの報告あり	Lancet, 343: 619-629, 1994/Am J Obstet Gynecol, 171: 892-900, 1994
	カルシウム拮抗薬	催奇形性を疑う報告はない．添付文書は，ニフェジピンのみ妊娠20週以降有益性投与	Am J Obstet, 174: 823-828, 1996

て悩んだ際は，ぜひ妊娠と薬情報センターをご利用いただきたい（ただし，現時点では申込みは患者本人からとなっている）．

（後藤美賀子）

文献

1) Dann EJ, Epelbaum R, Avivi I, et al: Fertility and ovarian function are preserved in women treated with an intensified regimen of cyclophosphamide, adriamycin, vincristine and prednisone (Mega-CHOP) for non-Hodgkin lymphoma. Hum Reprod, 20(8): 2247-2249, 2005.
2) Cunha I, Saavedra MJ, Pereira da Silva, et al: [Cyclophosphamide induced amenorrhoea in pre-menopausal women with systemic lupus erythematosus]. Acta Reumatol Port, 33(1): 69-76, 2008.
3) Metzger ML, Meacham LR, Patterson B, et al: Female reproductive health after childhood, adolescent, and young adult cancers: guidelines for the assessment and management of female reproductive complications. J Clin Oncol, 31(9): 1239-1247, 2013.
4) Feldkamp M, Carey JC: Clinical teratology counseling and consultation case report: low dose methotrexate exposure in the early weeks of pregnancy. Teratology, 47(6): 533-539, 1993.
5) Nurmohamed L, Moretti ME, Schechter T, et al: Outcome following high-dose methotrexate in pregnancies misdiagnosed as ectopic. Am J Obstet Gynecol, 205(6): 533, e1-3, 2011.
6) Weber-Schoenderfer C, Chambers C, Wacker E, et al: Pregnancy outcome after methotrexate treatment for rheumatic disease prior to or during early pregnancy: a prospective multicenter cohort study. Arthritis Rheumatol, 66(5): 1101-1110, 2014.
7) Moritz MJ: National Transplantation Pregnancy Registry 2015 Annual Report. 2015.
8) Enns GM, Roeder E, Chan RT, et al: Apparent cyclophosphamide (cytoxan) embryopathy: a distinct phenotype? Am J Med Genet, 86(3): 237-241, 1999.
9) Gotestam Skorpen C, Hoeltzenbein M, Tincani A, et al: The EULAR points to consider for use of antirheumatic drugs before pregnancy, and during pregnancy and lactation. Ann Rheum Dis, 75(5): 795-810, 2016.
10) Alano MA, Ngougmna E, Ostrea EM Jr, et al: Analysis of nonsteroidal antiinflammatory drugs in meconium and its relation to persistent pulmonary hypertension of the newborn. Pediatrics, 107(3): 519-23, 2001.
11) Lambot MA, Vermeylen D, Noël JC: Angiotensin-II-receptor inhibitors in pregnancy. Lancet, 357(9268): 1619-1620, 2001.
12) Clowse ME, Feldman SR, Isaacs JD, et al: Pregnancy Outcomes in the Tofacitinib Safety Databases for Rheumatoid Arthritis and Psoriasis. Drug Saf, 39(8): 755-762, 2016.
13) Diav-Citrin O, Otcheretianski-Volodarsky A, Shechtman S, et al: Pregnancy outcome following gestational exposure to TNF-alpha-inhibitors: a prospective, comparative, observational study. Reprod Toxicol, 43: 78-84, 2014.
14) Viktil KK, Engeland A, Furu K: Outcomes after anti-rheumatic drug use before and during pregnancy: a cohort study among 150,000 pregnant women and expectant fathers. Scand J Rheumatol, 41(3): 196-201, 2012.

15) Weber-Schoendorfer C, Oppermann M, Wacker E, et al: Pregnancy outcome after TNF-alpha inhibitor therapy during the first trimester: a prospective multicentre cohort study. Br J Clin Pharmacol, 80(4): 727-739, 2015.
16) Clowse ME, Wolf DC, Forger F, et al: Pregnancy Outcomes in Subjects Exposed to Certolizumab Pegol. J Rheumatol, 42(12): 2270-2278, 2015.
17) Kaneko K, Sugitani M, Goto M, et al: Tocilizumab and pregnancy: Four cases of pregnancy in young women with rheumatoid arthritis refractory to anti-TNF biologics with exposure to tocilizumab. Mod Rheumatol, 26(5): 672-675, 2016.
18) Nakajima K, Watanabe O, Mochizuki M, et al: Pregnancy outcomes after exposure to tocilizumab: A retrospective analysis of 61 patients in Japan. Mod Rheumatol, 26(5): 667-671, 2016.
19) Kumar M, Ray L, Vemuri S, et al: Pregnancy outcomes following exposure to abatacept during pregnancy. Semin Arthritis Rheum, 45(3): 351-356, 2015.
20) Coscia LA, Constantinescu S, Davison JM, et al: Immunosuppressive drugs and fetal outcome. Best Pract Res Clin Obstet Gynaecol, 28(8): 1174-1187, 2014.
21) 日本産科婦人科学会/日本産婦人科医会 編集・監修：産婦人科診療ガイドライン―産科編2017，日本産科婦人科学会，2017．
22) Kaplan YC, Ozsarfati J, Nickel C, et al: Reproductive outcomes following hydroxychloroquine use for autoimmune diseases: a systematic review and meta-analysis. Br J Clin Pharmacol, 81(5): 835-848, 2016.
23) Clowse ME, Magder L, Witter F, et al: Hydroxychloroquine in lupus pregnancy. Arthritis Rheum, 54(11): 3640-3647, 2006.
24) Park-Wyllie L, Mazzotta P, Pastuszak A, et al: Birth defects after maternal exposure to corticosteroids: prospective cohort study and meta-analysis of epidemiological studies. Teratology, 62(6): 385-392, 2000.
25) Skuladottir H, Wilcox AJ, Ma C, et al: Corticosteroid use and risk of orofacial clefts. Birth Defects Res A Clin Mol Teratol, 100(6): 499-506, 2014.

4 内科医のための婦人科疾患の基礎知識

> **Key Points**
> - 子宮内膜症は生殖年齢女性に好発する疾患で，疼痛と不妊を主症状とする．卵巣子宮内膜症性囊胞に対する手術は術後卵巣予備能の低下をきたすため，手術適応を慎重に判断する必要がある．
> - 子宮筋腫は頻度の高い疾患で無症状のことも多いが，過多月経による貧血などの症状を認める場合，不妊の原因となっていると思われる場合，妊娠中のトラブルが予想される場合，悪性が疑われる場合，などに治療を要する．
> - 子宮頸癌の病因はHPVの持続感染であり，子宮頸癌予防は，一次予防としてのHPVワクチンと二次予防としての子宮頸部細胞診が重要である．

　ここでは，日常診療で生殖年齢女性を診察する際，比較的よく遭遇し，妊孕性にも影響を及ぼす良性疾患である子宮内膜症と子宮筋腫について解説する．また，生殖年齢女性で罹患率の高い子宮頸癌について，疾患予防の観点から解説する．

子宮内膜症

　子宮内膜症は，子宮内膜組織に類似する組織が，子宮内腔または子宮筋層以外の部位で発生・発育するものである．病変は主に骨盤内に位置し，腹膜病変，卵巣深部病変あるいは癒着病変といった多彩な病変を呈する．子宮内膜類似の組織が子宮体部筋層内に存在するものを子宮腺筋症として子宮内膜症とは区別しているが，病理学的には両者の鑑別は困難で，臨床症状も類似点が多く，併発することも多い．

　子宮内膜症はホルモン依存性の疾患であり，先進国では過去20～30年間に診断，治療を受ける率は増加しており，食生活やライフスタイルの変化が影響しているのではないかと考えられている．わが国で子宮内膜症の診断で治療を受けている女性は，1997年度で約127,000人であったが，2014年では約219,000人と報告されており[1]，軽度のものまで含めると，10人に1人程度の女性に子宮内膜症が存在するのではないかと推測されている．治療を受けている女性の年齢分布をみると，1997年度には20代後半から30代前半にピークがあったのに対し，2013年の報告では30代後半から40代前半にピークが変化している[1]．20年足らずの期間で，年齢のピークは変化しているものの，生殖年齢の女性に多くみられる疾患である．

❶ 症　状

　子宮内膜症の最も特徴的な症状は，月経困難症に代表される疼痛である．1997（平成9）年度の厚生労働省の研究班によると，下腹痛，腰痛，性交痛，排便痛が子宮内膜症患者において高率に認められたと報告されている[2]（図1-2a）．特に，性交痛と排便痛は子宮内膜症に特徴的である．同様に2006年の子宮内膜症協会の報告でも，月経痛，下腹痛，腰痛，排便痛などの疼痛を自覚する患者の割合が高いことが示されている．また，子宮内膜症のもう一つの主症状は不妊であり，50％近くの患者が不妊の症状を訴えている

（図1-2b）．疼痛は日常生活や，時には就学，就労の妨げにもなること，そして，不妊の原因にもなることから，子宮内膜症は現代女性のquality of life（QOL）を著しく損なう疾患の一つであるといっても過言ではない．

❷ 診 断

　子宮内膜症は，その確定診断に腹腔内所見を要するという，他の婦人科疾患にはない特徴がある．腹腔内所見は開腹あるいは腹腔鏡手術により診断するが，手術は侵襲も大きいため全例に施行することは難しく，本疾患を強く疑う場合にのみ行う．そのため現実的には，月経困難症，疼痛，不妊症を訴える患者を対象に，まず非侵襲的な検査をすすめることとなる．問診により，疼痛の経過，発見時期，部位を聴取したのち，内診で，子宮の大きさ，可動性，ダグラス窩の疼痛，硬結の有無，子宮付属器の腫大や圧痛の有無など，子宮内膜症に特徴的な所見の有無を確認する．同時に経腟超音波断層法で，卵巣の子宮内膜症性嚢胞（チョコレート嚢胞）の有無を観察する．卵巣の子宮内膜症性嚢胞が疑われたら，さらにMRIを行う．子宮内膜症性嚢胞はMRIのT1強調画像で高信号を呈することが特徴であるが，脂肪抑制画像と組み合わせることで，より高い正診率が得られる．子宮内膜症では血清CA125値が上昇することがあり診断の補助として繁用されているが，感度，特異度ともに高くはなく，また必ずしも進行度と相関しない．

　上記にあげたような診察，検査の結果，本疾患を疑うものを「臨床的子宮内膜症」とし，腹腔鏡により確定診断を得つつ外科的治療を行うか，あるいは確定診断を得ずにそ

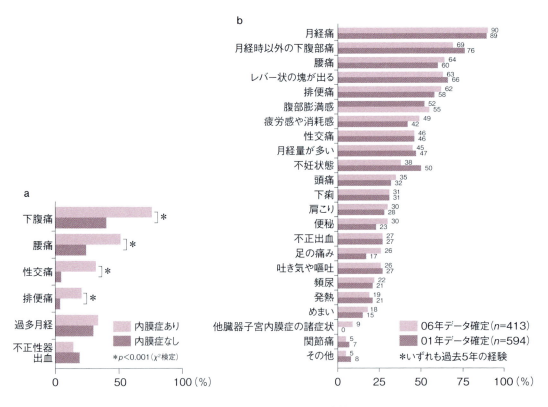

図1-2　子宮内膜症と自覚症状

のまま薬物治療あるいは不妊治療を行う．

　腹腔鏡あるいは開腹による検査・手術が望ましいと判断されるのは，①悪性疾患が否定できない，②薬物療法が無効である，あるいは長期に妊娠しない，③ある程度以上の大きさの子宮内膜症性囊胞を認める，④不妊症の原因検索および治療を目的とする，などの場合である．子宮内膜症性囊胞の大きさと卵巣癌の合併率の調査によると，卵巣癌の合併は囊胞の長径が 4 cm 以上で認められ，10 cm 以上で急増すると報告されている．年齢別でみると，40 歳以上で卵巣癌の合併率が上昇すると報告されており，囊胞の摘出を考慮する基準は，長径が 4 cm 以上，年齢は 40 歳以上であると考えられる[3]．卵巣子宮内膜症性囊胞は少なくとも 1％弱にがん化が認められること，年齢上昇によりその頻度が高まることから，たとえ無症状でも卵巣子宮内膜症性囊胞は長期的なフォローアップが必要である．腹腔鏡手術診断による病変の広がりの評価に基づく臨床進行期分類には，r-ASRM（revised American Society for Reproductive Medicine）分類が繁用されている[4]（図1-3）．

❸ 治　療

　子宮内膜症の薬物療法は，対症療法と内分泌療法に大別される．対症療法は主に疼痛の改善を目的として行われ，非ステロイド系抗炎症薬（nonsteroidal anti-inflammatory drugs；NSAIDs）や，当帰芍薬散，芍薬甘草湯などの漢方薬が用いられる．一方，内分泌療法には，エストロゲン・プロゲステロン合剤による偽妊娠療法，低用量ピル，低用量エストロゲン・プロゲスチン配合薬，ジエノゲスト，ダナゾール，ゴナドトロピン放出ホルモン（gonadotropin releasing hormone；GnRH）アゴニスト製剤などが用いられる．さらに，2014 年には月経困難症および過多月経に対し，レボノルゲストレル徐放型子宮内避妊システム（levonorgestrel intrauterine system；LNG-IUS）が保険適用となってい

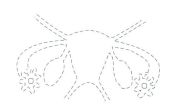

病巣			＜1 cm	1〜3 cm	＞3 cm	Points
腹膜		表在性	1	2	4	
		深在性	2	4	6	
卵巣	右	表在性	1	2	4	
		深在性	4	16	20	
	左	表在性	1	2	4	
		深在性	4	16	20	
癒着			＜1/3	1/3〜2/3	＞2/3	Points
卵巣	右	フィルム様	1	2	4	
		強固	4	8	16	
	左	フィルム様	1	2	4	
		強固	4	8	16	
卵管	右	フィルム様	1	2	4	
		強固	4*	8*	16*	
	左	フィルム様	1	2	4	
		強固	4*	8*	16*	
ダグラス窩閉塞		一部	4			
		完全	40			

Total
- ☐ 1〜5：微症 STAGE Ⅰ (Minimal)
- ☐ 6〜15：軽症 STAGE Ⅱ (Mild)
- ☐ 16〜40：中等症 STAGE Ⅲ (Moderate)
- ☐ ＞41：重症 STAGE Ⅳ (Severe)

*卵管采が完全に閉塞している場合は 16 点とする．
表在性病巣を red（R），white（W），black（B）に分類し，これら病巣の占める割合を百分率（％）で記載する．
各病巣の総計は 100％とする．
R（　）％，W（　）％，B（　）％

図 1-3　子宮内膜症の r-ASRM 分類

る.薬物療法の基本的な考え方は,①内膜症に随伴して起こる疼痛を除去する目的で使用する,②不妊症合併例で,薬物療法後の病巣の改善による妊娠成立を期待して投与する,③内膜症病巣の消退ないし消失による手術効果を高めることを目的として術前投与として用いる,④内膜症の再燃,再発の予防,あるいは病巣の進行を遅らせるために用いる,などがあげられる.②については,2006年のコクランレビューで,生殖補助医療(assisted reproductive technology:ART)時の調節卵巣刺激において,3~6ヵ月のGnRHアゴニストの使用により,臨床妊娠率が4倍増加すると報告されている[5].薬物療法において,どの薬剤を選択するかは,患者の年齢,症状,進行期,挙児希望の有無などにより異なってくるため,画一的に決めることは困難である.いずれの薬剤も子宮内膜症に伴う疼痛を緩和させうるが,根治させることは困難であり,手術療法との組み合わせや,不妊症例では,ARTとの併用により適切な治療を選択することになる.

子宮内膜症患者の中で,外科治療の対象となるのは骨盤痛や不妊を主訴とする例が多い.ほかに,卵巣子宮内膜症性囊胞症例に対し,良悪性の鑑別を目的に行うことがある.外科的治療には,妊孕性温存を目的として,卵巣,卵管,子宮を温存する保存手術と,子宮摘出,子宮内膜症性囊胞やダグラス窩を中心とした浸潤性病変を切除することにより症状の完全消失を目的とする根治手術とがある.子宮内膜症は生殖年齢女性に好発するため,保存手術が行われることが多く,また,侵襲性の低い腹腔鏡手術が行われることが多い(図1-4).

不妊症患者に腹腔鏡手術による病変焼灼および癒着剝離を行った場合,臨床進行期Ⅰ~Ⅱ期では妊娠率が1.64倍に高まると報告されている[6].一方,Ⅲ~Ⅳ期の子宮内膜症患者に対し,腹腔鏡下手術が妊孕性に及ぼす影響を検討したRCTはない.Ⅲ期以上の子宮内膜症患者は高率に卵巣子宮内膜症性囊胞を合併している.子宮内膜症性囊胞の手術方法には囊胞摘出と囊胞壁凝固とがあるが,前者は後者と比較して,術後の自然妊娠率が5.21倍と高い[7].しかし,囊胞摘出では術後卵巣予備能低下は必発であり,術後の卵巣機能不全が2.4%で生じると報告されている[8]ことから,術式,手術適応の決定には慎重を要する.特に,子宮内膜症性囊胞の摘出が術後ARTの成績に影響を及ぼすか

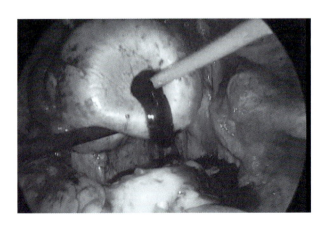

図1-4 左卵巣子宮内膜症性囊胞に対する腹腔鏡手術

否かの RCT では，ART 前に子宮内膜症性嚢胞の摘出を行った場合，非摘出群に比べ，採卵数が減少し，受精率，着床率，妊娠率には差を認めなかったと報告されている[9]．そのため ART を予定している患者では，妊孕性向上という観点からは嚢胞摘出術のメリットがあるとはいえず，手術適応を慎重に判断する必要があるといえる．また，嚢胞摘出術後の再発が約 30％に認められること[8]，術後卵巣予備能が低下するため妊孕性向上目的の複数回の手術は勧められないことなどから，将来妊娠を希望する若年女性に対しての手術療法の選択も，慎重に判断しなければならない．

子宮筋腫

　子宮筋腫は子宮筋層を構成する平滑筋に発生する良性の腫瘍で，婦人科腫瘍性疾患の中で最も頻度が高い．30 歳以上の女性の少なくとも 20％以上に存在し，無症候性のものを含めると，35 歳以上の女性の 40～50％に存在するとされる[10]．筋腫を構成する平滑筋細胞はエストロゲンおよびプロゲステロン受容体を発現しており，筋腫は性成熟期に発育し，閉経後に縮小することから，その増殖には性ステロイドホルモンが関与している．子宮筋腫はその発生部位より 3 つに分類される．すなわち，①子宮内膜の直下に発生し，子宮腔内に向けて発育する粘膜下筋腫，②子宮筋層内に発生，発育する筋層内筋腫，③子宮漿膜直下に発生，発育する漿膜下筋腫である（図 1-5）．3 つのうち最も頻度が高いものは，筋層内筋腫であるが，子宮筋腫は多発性のものが 60～70％のため，上記 3 種の筋腫が複数種合併し発生することが多い．

❶ 症　状

　子宮筋腫の多くは無症状であるが，代表的な症状は，過多月経，月経困難症，下腹部腫瘤感や圧迫症状，不妊などである．症状は筋腫が発生する部位により種類や頻度が変わる．過多月経とそれに伴う貧血は特に粘膜下筋腫で著しく，子宮内膜の面積の増大と子宮筋の収縮不全がその原因とされる．

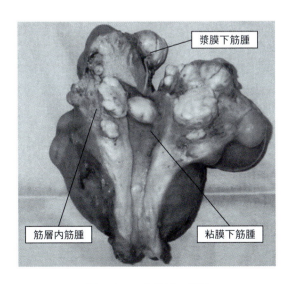

図 1-5　子宮筋腫の分類

❷ 診 断

　子宮筋腫の診断は，内診および経腟超音波断層法にて行われることが多い．筋腫が存在する子宮は，内診により，形状が不整で硬く触れる．筋腫に変性や感染を伴う場合を除いて圧痛は認めない．筋腫を診断する上で，経腟超音波断層法は最も簡便で有用な方法である．筋腫は子宮筋層とは境界が明瞭な類円型の充実性腫瘤として描出されることが多く，通常，正常筋層よりやや低輝度となる（図1-6a）．ただし，筋腫が変性を起こすと，低輝度〜高輝度までさまざまなエコー所見を呈する．超音波で非典型的な所見が得られた症例，長期にわたり保存的治療を行う症例や，後述する子宮筋腫核出術を予定している症例では，さらに，筋腫の性状，大きさ，位置，個数の診断や，子宮肉腫および卵巣腫瘍との鑑別のため，MRIを施行する．MRIでは子宮筋腫はT2強調画像では辺縁明瞭な低信号腫瘤として描出され（図1-6b），T1強調画像では子宮筋層と等〜低信号の腫瘤として描出される（図1-6c）．また，子宮粘膜下筋腫の診断においては，子宮鏡検査を施行することもある．粘膜下筋腫は子宮腔内に半球状または有茎性の球状で表面平滑な腫瘤として認められる．

❸ 治 療

　子宮筋腫は良性の腫瘍であり，半分以上が無症状であることから，すべての症例で治療を要するわけではない．多量の出血から貧血をきたしている症例，下腹痛，背部痛や頻尿などの圧迫症状をきたしている症例は治療対象となる．主な治療法は，薬物療法と手術療法とに大別される．薬物療法には，造血薬，止血薬，NSAIDs，漢方薬などを用いた対症療法と，GnRHアゴニストを用いた内分泌療法とがある．GnRHアゴニストによる偽閉経療法により筋腫は縮小し症状は軽快する．治療開始後2〜4ヵ月に20〜40％の縮小が期待されるが，治療終了後は4〜6ヵ月で元の大きさに戻ってしまう．GnRHアゴニストの長期投与による骨密度低下の副作用もあることから，GnRHアゴニストは根本的治療とはなりえず，①過多月経が強い患者の手術までの待機療法，②手術予定患者の術前の腫瘍縮小と術中の出血量減少を目的とした術前療法，③閉経直前の女性に治療後の自然閉経を期待して投与する（逃げ込み療法），などの際に選択される．一方，手術療法には，根治術としての子宮全摘術と，妊孕性温存のための子宮筋腫核出術，

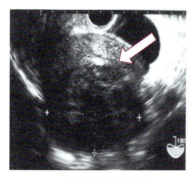 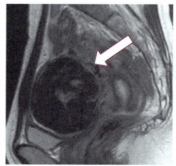 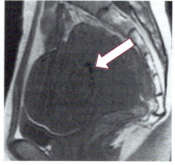

a：経腟超音波断層法　　　　b：MRI, T2強調画像　　　　c：MRI, T1強調画像

図1-6　子宮筋腫の画像所見

ならびに粘膜下筋腫を対象とした子宮鏡下筋腫摘出術がある．

　子宮動脈塞栓術（uterine artery embolism；UAE）は1995年に初めて子宮筋腫治療に応用された．両側子宮動脈をゼラチンスポンジやビーズなどで塞栓することにより，筋腫は不可逆的な梗塞に陥り，多くの症例で筋腫の縮小と症状の改善を認め，子宮は温存されるという利点がある．施行後の妊娠例も報告されている一方で，癒着胎盤や前置胎盤などの胎盤の異常が多くなるとの報告もあり[11]，挙児を希望する患者に推奨できるか否かの結論は出ていない．近年，子宮筋腫に対する低侵襲治療として，MRガイド下集束超音波治療（focused ultrasound surgery；FUS）が一部の施設で臨床応用されている[12]．UAEに比べ，術後の妊孕性に及ぼす影響が少ないことが期待されているが，筋腫の位置や変性の有無などにより対象となる筋腫が限られてくること，治療が長期にわたること，保険適用でないことなどの問題もある．

　前述のように，症状を有する子宮筋腫は治療対象となるが，無症状でも，①挙児希望で筋腫が不妊症・不育症の原因と考えられるもの，②妊娠に至った場合，妊娠中や分娩中にトラブルを引き起こす可能性が高いと考えられるもの，③MRI所見などで悪性の疑いがあるもの，は治療対象となる．不妊スクリーニング検査でほかに不妊原因がないと判断される場合で，子宮筋腫が子宮腔の変形をもたらしていると判断される場合に，子宮筋腫核出術を考慮する[13]．筋腫核出術後は妊娠，分娩時に子宮破裂のリスクが上昇するため，術後3～6ヵ月の避妊期間を要することが多く，また，分娩は選択的帝王切開とする場合が多い．術後避妊期間を要するため，特に高年齢の挙児希望の女性においては，ARTを先行させるか，核出術を先行させるかを十分に検討する必要がある．また，子宮筋腫は妊娠中に切迫流早産，妊娠後期の胎位異常，前置胎盤，常位胎盤早期剝離などさまざまな影響を及ぼす．分娩時には陣痛異常，異常出血など，産褥期にも腹痛や悪露排出障害をきたす可能性があり[14]，『産婦人科診療ガイドライン』では，「前回妊娠分娩時に筋腫による異常があった場合には筋腫核出術が勧められる」としている[15]．

 ## 子宮頸癌

　わが国における子宮頸癌による死亡数は2015年度では2,812人となっており，年齢別でみると罹患率，死亡率ともに30代前半から上昇している．近年では，若年層の罹患率が特に増加傾向にあり，1975年と2012年の全国年齢階級別推定罹患率（対人口10万人）を比較すると，特に20代～30代での罹患率の増加が著しい[16]（図1-7）．このように子宮頸癌は生殖年齢の女性で増加している疾患であり，浸潤癌に罹患すると，たとえ治療により一命を取り留めても，子宮摘出や放射線療法などにより，妊孕性が温存できない可能性がある．ここでは特に子宮頸癌の前癌病変とその予防について解説する．

❶病　因

　子宮頸癌のリスク因子として，HPV（human papilloma virus）の感染が特に重要であり，子宮頸癌のほぼ100％からHPV遺伝子が検出される．HPVには130以上の遺伝子型が存在するが，子宮頸癌のリスクとなるハイリスク型は15種類で，そのうち70％を16型と18型が占める[17]．HPV感染はおよそ80％の女性が生涯のうちに経験するといわれているが，そのほとんどは一過性で自然軽快する．しかし，一部の感染女性にはハ

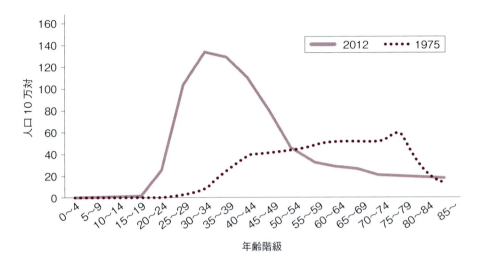

図 1-7　子宮頸癌（上皮内癌含む）の年齢階級別罹患率
（国立研究開発法人国立がん研究センターがん対策情報センター：がん情報サービス）

イリスク HPV 持続感染により前癌病変（cervical intraepithelial neoplasia 1；CIN1）が発生する．HPV 遺伝子によりコードされる E6 蛋白質と E7 蛋白質は，p53 の不活化によるアポトーシスの抑制と Rb 蛋白質の不活化をきたす．基底細胞の遺伝子に HPV 遺伝子が組み込まれた場合，CIN2，CIN3 へと進展し[18]，その後，次第に浸潤癌へと進展していく．その他の子宮頸癌のリスク因子としては，多妊多産，初交年齢の若年化，性交パートナーの数が多いこと，性感染症の感染既往や，経口避妊薬の使用，喫煙などが知られている．

❷ 予　防

　HPV 感染予防として HPV ワクチンが開発され，現在，HPV 16/18 型に対する 2 価ワクチンと HPV 6/11/16/18 型に対する 4 価ワクチンが市販されている．ともに，これまでの臨床試験では HPV 16/18 型による感染の予防効果と前癌病変発生の予防効果は 100％に近い[19]．ワクチン効果は 2 価ワクチンで少なくとも 9.4 年，4 価ワクチンで 9 年は維持されることが確認されており[20, 21]，ワクチンの普及により約 60〜70％の子宮頸癌を大幅に予防することができると推測されている[22, 23]．このワクチンは，既往感染に対する HPV 治療効果はまったくないので，まだ HPV に感染していない初交前に接種することが最も効果的である．また，16/18 型以外のハイリスク HPV の感染を予防できるわけではないので，ワクチン接種後も子宮頸癌検診を受ける必要がある．

　わが国では，2013 年度より HPV ワクチンが定期予防接種となり，小学 6 年生〜高校 1 年生に相当する年齢の女子は予防接種が可能となった．しかし，ワクチンとの因果関係を否定できない持続的な疼痛などの重篤な副作用がワクチン接種後に認められたことから，厚生労働省では HPV ワクチンの定期接種について積極的な接種の推奨を一時中止している．一方，WHO や国際産科婦人科連合は HPV ワクチンの安全性に対する各種エビデンスの注意深い検証に基づき，有効性と安全性の比較において有効性が優ると宣言している．日本産科婦人科学会および予防接種推進専門協議会も接種勧奨再開を求

める声明を出しており，定期接種の再開が待たれる．
　子宮頸癌の二次予防として，早期発見，早期治療としての子宮頸癌検診は，ワクチン接種のような一次予防と同様に重要である．子宮頸部の擦過細胞診は子宮頸部病変の発見に有力でスクリーニングには不可欠である．前癌病変を早期に発見することにより，子宮温存も可能な早期治療と，最終的には子宮頸癌による死亡率の減少を目的としている．わが国では厚生労働省の「がん検診実施のための指針」において20歳以上を対象として2年に1回の受診が推奨されているが，実際の受診率は20%を超える程度であり，子宮頸癌検診の必要性，重要性を啓発していく必要がある．

まとめ

　生殖年齢女性において，日常診療で比較的よく遭遇する，子宮内膜症，子宮筋腫，および子宮頸癌の予防について述べた．いずれにおいても，将来の妊娠の可能性を念頭に置き，患者の状態に応じた対応が必要であるといえる．

（網田光善）

文献

1) 生殖内分泌委員会：2. 子宮内膜症・子宮筋腫・子宮腺筋症の実態に関する検討小委員会．生殖内分泌委員会報告，67(6)：1495-1497，2015.
2) 武谷雄二ほか：リプロダクティブヘルスからみた子宮内膜症の実態と対策に関する研究．厚生省心身障害研究報告書 平成9年度，1998.
3) 日本産科婦人科学会 編：子宮内膜症取扱い規約 第2部 治療編・診療編 第2版，金原出版，2010.
4) American Society of Reproductive Medicine: Revised American Society of Reproductive Medicine classification of endometriosis. Fertil Steril, 67(5): 817-821, 1997.
5) Sallam HN, Garcia-Velasco JA, Dias S, et al: Long term pituitary down-regulation before in vitro fertilization (IVF) for women with endometriosis. Cochrane Database Sys Rev, 25(1): CD004635, 2006.
6) Jacobson TZ, Duffy JM, Barlow D, et al: Laparoscopic surgery for subfertility associated with endometriosis. Cochrane Database Sys Rev, 20(1): CD001398, 2010.
7) Hart RJ, Hickey M, Maouris P, et al: Excisional surgery versus ablative surgery for ovarian endometrioma. Cochrane Database Sys Rev, 16(2): CD004992, 2008.
8) Chapron C, Vercellini P, Barakat H, et al: Management of ovarian endometriomas. Hum Reprod Update, 8(6): 591-597, 2002.
9) Demirol A, , Guven S, Baykal C, et al: Effect of endometrioma cystectomy on IVF outcome: a prospective randomized study. Reprod Biomed Online, 12(5): 639-643, 2006.
10) Marshall LM, Spiegelman D, Barbieri RL, et al: Variation in the incidence of uterine leiomyoma among premenopausal women by age and race. Obsted Gynecol, 90(6): 967-973, 1997.
11) Pron G, Mocarski E, Bennett J, et al: Pregnancy after uterine artery embolization for leiomyomata: The Ontaario multicenter trial. Obsted Gynecol, 105(1): 67-76, 2005.
12) Tempany CM, Stewart EA, McDannold N, et al: MR imaging-guided focused ultrasound surgery of uterine leiomyomas: a feasibility study. Radiology, 226(3): 897-905, 2003.
13) 日本産科婦人科内視鏡学会：子宮筋腫に対する腹腔鏡下子宮筋腫核出術のガイドライン，日本産科婦人科内視鏡学会雑誌，24(2)：502-506，2008.
14) 日本産科婦人科学会／日本産婦人科医会 編集・監修：産婦人科診療ガイドライン―産科編2017，pp.317-319，日本産科婦人科学会，2017.
15) 日本産科婦人科学会／日本産婦人科医会 編集・監修：産婦人科診療ガイドライン―婦人科外来編2017，pp.92-93，日本産科婦人科学会，2017.
16) 国立研究開発法人 国立がん研究センターがん対策情報センター：がん情報サービス．Available at:〈https://ganjoho.jp/med_pro/index.html〉
17) de Sanjose S, Quint WG, Alemany L, et al: Human papillomavirus genotype attribution in invasive cervical cancer: a retrospective cross-sectional worldwide study. Lancet Oncol, 11(11): 1048-1056, 2010.
18) Cullen AP, Reid R, Campion M, et al: Analysis of the physical state of different human papillomavirus DNAs in intraepithelial and invasive cervical neoplasm. J Virol, 65(2): 606-612, 1991.
19) Lehtinen M, Paavonen J, Wheeler CM, et al: Overall efficacy of HPV-16/18 AS04-adjuvanted vaccine against grade 3 or greater cervical intraepithelial neoplasia: 4-year end-of-study analysis of the randomised, double-blind PATRICIA trial. Lancet Oncol, 13(1): 89-99, 2012.

20) Naud PS, Roteli-Martins CM, De Carvalho NS, et al: Suutained efficacy, immunogenicity, and safety of the HPV-16/18 AS04-adjuvanted vaccine: final analysis of a long-term follow-up study up to 9.4 years post vaccination. Hum Vaccine Immunother, 10(8): 2147-2162, 2014.
21) Ferris D, Samakoses R, Block SL, et al: Long-term study of a quadrivalent human papillomavirus vaccine. Pediatrics, 134(3): e657-665, 2014.
22) Matsumoto K, Yoshikawa H: Human papillomavirus infection and the risk of cervical cancer in Japan. J Obsted Gynecol Res, 39(1): 7-17, 2013.
23) Konno R, Shin HR, Kim YT, et al: Human papillomavirus infection and cervical cancer prevention in Japan and Korea. Vaccine, 26 (Suppl 12): M30-42, 2008.

5 内科医のための不妊治療の基礎知識

Key Points
- 年齢が高くなると妊孕性は低下し，流産率は上昇する．不妊検査や治療を開始するのに早過ぎることはない．
- 膠原病合併女性は疾患が十分にコントロールされていれば妊娠が可能であること，妊娠を希望する際は速やかに主治医に伝えることをあらかじめ伝えられていることが望ましい．

不妊症と不妊治療

❶ 不妊（症）とは
不妊（症）とは生殖年齢の男女が妊娠を希望し，ある一定期間避妊することなく性交渉を行っているにもかかわらず，妊娠の成立をみない場合を指す．期間については1年間とするのが一般的である[1]．また，妊娠のために医学的介入が必要である場合は，期間を問わず不妊（症）とする[1]．

❷ 自然妊娠の成立（図1-8）
● 卵胞発育から受精まで（女性側）

卵胞刺激ホルモン（follicle stimulating hormone；FSH）によって卵胞発育が起こり，主席卵胞が20 mm程度に至ったときに黄体化ホルモン（luteinizing hormone；LH）サージによって排卵する．排卵した卵子は卵管内に取り込まれる．

● 射精から受精まで（男性側）

腟内に射精された運動精子は子宮頸管内から子宮内腔を上行し，卵管膨大部で排卵された卵子と遭遇する．

● 受精から着床まで

卵管内で精子が卵子の中に進入し，受精が成立する．受精卵が分割し，胚を形成したのち，細胞分裂を繰り返しながら子宮内腔へ移送される．胚盤胞という状態になって子宮内膜に着床する．

❸ 不妊原因（図1-9）
上記の過程のどこかが障害されると，不妊原因となる．

不妊原因は，卵胞発育や破裂が障害される排卵因子が10〜15％，卵管の狭窄や閉塞，癒着などの卵管因子が30〜40％，射精障害や乏精子症，精子無力症など男性因子が30〜40％，原因不明不妊（機能性不妊）が10〜25％程度とされている[2]．

また，加齢に伴い妊孕性が低下し，流産率が上昇することは知られているが，その病態については十分には解明されていない．現時点では加齢に伴い受精卵の染色体異常が増加すること，卵巣機能不全により卵胞発育環境が悪化することが要因と考えられている[3]．

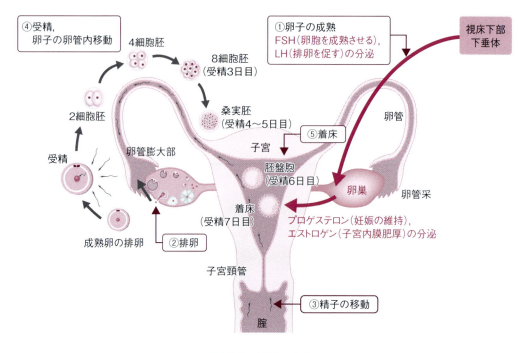

図 1-8 妊娠の成立

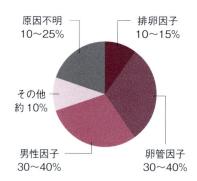

図 1-9 不妊原因
(柳田 薫ほか:臨床婦人科産科, 65(9):1094-1100, 2011 より改変)

❹ 不妊治療

　不妊治療は大きく一般不妊治療と生殖補助医療（assisted reproductive technology；ART）に分けられる．ART とは卵子，精子および受精卵を体外で取り扱う高度不妊治療であり，このような技術を使用しないものを一般不妊治療という．

　一般不妊治療には主にタイミング療法（排卵日に合わせて性交渉を行う），人工授精（子宮腔内または子宮頸管内に精子を注入する）がある．

　両側卵管閉塞など卵管因子の場合，高度の乏精子症，精子無力症で人工授精での妊娠の可能性が非常に低いと考えられる場合は一般不妊治療を行わず，ART の適応となる．また，一般不妊治療で長期間妊娠に至らない原因不明不妊の場合も ART の適応となる．

1 妊娠前

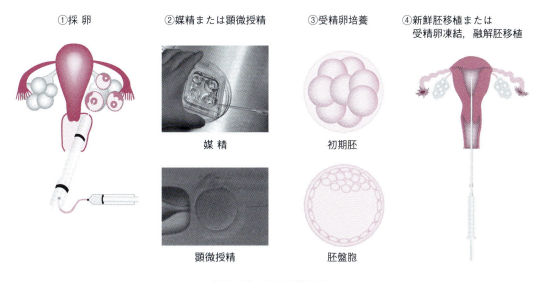

図 1-10　生殖補助医療

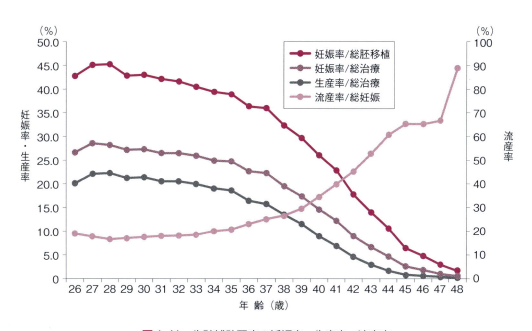

図 1-11　生殖補助医療の妊娠率・生産率・流産率
（日本産科婦人科学会 登録・調査小委員会：ART データブック 2016）

　ARTは，①採卵（超音波ガイド下に卵胞を穿刺し，卵子を採取する）→②媒精または顕微授精（体外で精子と卵子を受精させる，乏精子症が高度の場合や受精障害の場合は顕微授精を選択する）→③受精卵の培養→④胚移植（子宮内にカテーテルを用いて受精卵を移植する）のステップで行われる（図1-10）．

　ARTの場合でも年齢とともに妊娠率や生産率は低下し，流産率は上昇する（図1-11）．日本産科婦人科学会のARTオンライン登録データでは，2016年度の治療周期における

生産率は，33歳で20.0％，35歳で18.6％，40歳で9.0％，45歳ではわずかに0.7％である[4]．生産率および妊娠率は33歳を過ぎると緩やかに低下し始め，40歳を過ぎると急激に低下することがグラフからも読みとれる．また，ARTにおける流産率は35歳以下では20％程度であるが，それ以降は徐々に上昇し，40歳では34.3％，43歳では50％以上となる[4]．

 ## 膠原病と不妊治療

関節リウマチ（rheumatoid arthritis；RA）や全身性エリテマトーデス（systemic lupus erythematosus；SLE）など膠原病は生殖年齢の女性に好発する疾患である．現在の晩婚化とそれに伴う初産年齢の上昇によって，膠原病発症後に妊娠，出産を考える女性や不妊治療を必要とする女性が今後ますます増加していくと予想される．

❶ 膠原病女性の妊孕性

膠原病女性の妊孕性を評価した報告は少ない．2002～2008年にオランダで行われた妊娠初期または妊娠を計画しているRA女性245例を対象として行われたコホート研究「the Pregnancy-induced Amelioration of Rheumatoid Arthritis（PARA）study」では，妊娠までにかかった期間が12ヵ月以上の患者が全体の31％，妊娠できなかった患者が11％であり，両者を合わせるとアメリカ生殖医学会の不妊症の定義に当てはまる患者が全体の42％であった[5]．西洋諸国において一般女性を対象として行った調査では，不妊の頻度は全体として9～20％とされており[6,7]，RA患者では不妊症の頻度が一般人口と比較して高いと考えられた．PARA studyでは，妊孕性低下に関連する要因も調査しており，Disease Activity Score（DAS）28が高いことおよびプレドニゾロンの投与量が多いことが不妊症の頻度の上昇と相関することが明らかになった[5]．

SLE女性の妊孕性を検討した報告はほとんどないが，活動性の高い状態（特にループス腎炎）やアルキル化薬（シクロホスファミド）の使用は妊孕性に対して悪影響を及ぼすと推測されている[8]．特にシクロホスファミドは月経不順や早発卵巣不全（40歳未満での閉経）の原因となるとされている[9]．シクロホスファミドによる早発卵巣不全の予防においてゴナドトロピン放出ホルモン（gonadotropin releasing hormone agonist；GnRH）アゴニストが効果的であるとする報告[10]や受精卵または卵子の凍結保存が望ましいとする報告もあるが，いまだ結論は出ていない．

❷ 膠原病女性の不妊治療

合併症を有する女性における不妊治療では，合併症の重症度や病勢，その治療薬および不妊治療が相互に影響を与え合う．また，妊娠が成立した場合は，合併症の妊娠後の変化にも注意しなければいけない．そのため，原疾患の治療および不妊治療は各科が十分に情報共有を行いながら妊娠後のことまでを想定した上で進めていく必要がある．

膠原病などの合併症を有する女性は自らの病気や内服している薬剤が胎児に悪影響を与えるのではないか，病気が悪化するのではないかという不安をもっており，希望よりも妊娠回数が少なくなる傾向があるという報告がある[11]．合併症を有する女性がライフスタイルの変化などで妊娠を望む場合，まずその希望を伝えられるのはわれわれ産婦人科医ではなく，内科の主治医である場合が多い．そのため，内科医も妊娠や妊孕性，

不妊治療について正しい知識をもっていることが望ましい．疾患が十分にコントロールされれば妊娠が可能であること，妊娠を希望した時点で速やかに主治医に相談することを，診断がついてからなるべく早いうちに患者自身にあらかじめ伝えておけば，妊娠を希望した場合の対応もよりスムーズではないかと考える．

また，患者が半年〜1年で自然妊娠しない場合や月経不順がある場合，年齢が高い場合は早めの産婦人科受診を主治医からも勧めるのが望ましい．

治療法の多様化により，膠原病合併女性の妊娠，分娩は以前よりもハードルが下がってきていると考える．各科の連携およびそれぞれの医師，患者が正しい知識をもつことにより，一人でも多くの膠原病合併女性が自身の望むライフスタイルを生きることができるよう望んでやまない．

（須山文緒）

文献

1) 日本産科婦人科学会ホームページ．Available at:〈http://www.jsog.or.jp/news/html/announce_20150902.html〉
2) 柳田 薫，髙見澤 聡，溝口かをる：インフォームド・コンセントに役立つ不妊統計．臨床婦人科産科，65(9)：1094-1100，2011．
3) 齊藤英和，齊藤隆和：女性の加齢と妊孕性．日本医師会雑誌，139(10)：2069-2072，2011．
4) 日本産科婦人科学会ホームページ．Available at:〈https://plaza.umin.ac.jp/~jsog-art/2016data_20180930.pdf〉
5) Brouwer J, Hazes JM, Laven JS, et al: Fertility in women with rheumatoid arthritis: influence of disease activity and medication. Ann Rheum Dis, 74(10): 1836-1841, 2015.
6) Boivin J, Bunting L, Collins JA, et al: International estimates of infertility prevalence and treatment-seeking: potential need and demand for infertility medical care. Hum Reprod, 22(6): 1506-1512, 2007.
7) Juul S, Karmaus W, Olsen J: Regional differences in waiting time to pregnancy: pregnancy-based surveys from Denmark, France, Germany, Italy and Sweden. The European Infertility and Subfecundity Study Group. Hum Reprod, 14(5): 1250-1254, 1999.
8) Andreoli L, Bertsias GK, Agmon-Levin N, et al: EULAR recommendations for women's health and the management of family planning, assisted reproduction, pregnancy and menopause in patients with systemic lupus erythematosus and/or antiphospholipid syndrome. Ann Rheum Dis, 76(3): 476-485, 2017.
9) Ioannidis JP, Katsifis GE, Tzioufas AG, et al: Predictors of sustained amenorrhea from pulsed intravenous cyclophosphamide in premenopausal women with systemic lupus erythematosus. J Rheumatol, 29(10): 2129-2135, 2002.
10) Blumenfeld Z, Zur H, Dann EJ: Gonadotropin-Releasing Hormone Agonist Cotreatment During Chemotherapy May Increase Pregnancy Rate in Survivors. Oncologist, 20(11): 1283-1289, 2015.
11) Clowse ME, Chakravarty E, Costenbader KH, et al: Effects of infertility, pregnancy loss, and patient concerns on family size of women with rheumatoid arthritis and systemic lupus erythematosus. Arthritis Care Res (Hoboken), 64(5): 668-674, 2012.

6 内科医のための避妊の基礎知識

> **Key Points**
> - 予期せぬ妊娠により原疾患の増悪や，重篤な臓器障害の進行が予測される場合は，適切な避妊を指導する必要がある．
> - 避妊法にはさまざまな種類がある．女性自身の意志を十分に尊重しつつ，その有効性や安全性，簡便性，コストベネフィットを十分に考慮した上で婦人科医とよく相談し，患者にあった方法を勧める．

妊娠前評価において，妊娠による原疾患の増悪や臓器障害の進行が懸念される場合は，妊娠は勧められるべきではなく，むしろ適切な方法による避妊が必要となる．WHOが提唱している避妊のガイドラインにおいても，全身性エリテマトーデス（SLE）は"予期せぬ妊娠により母体に健康障害を及ぼす疾患"の一つとしてあげられており[1]，欧米で実施されているSLEの妊娠前カウンセリングには，避妊法の指導が含まれることも多い[2]．ここでは，「1 妊娠前」の締めくくりとして"内科医が知っておくべき避妊の知識"を解説する．

避妊法の種類とその有効性

1-12に，主に海外において行われている避妊方法とその有効性の一覧を示す．色文字で示したものが日本でも使用可能な避妊法である．

避妊法として整えるべき条件として，①確実性，②簡便性，③性感維持，④コストベネフィット，⑤安全性，⑥可逆性，⑦女性の意志で決定できること，が提唱されている[3]．卵管結紮などの不妊手術は非常に高い避妊効果が得られるものの，一度施行してしまうとその効果は半永久的であるため，その適応は将来にわたり確実に挙児を希望しない女性に限られる．

アメリカ疾病予防管理センター（Centers for Disease Control and Prevention；CDC）は，長期に有効かつ安全な可逆的避妊法として子宮内避妊器具（intrauterine contraceptive device；IUD）を推奨している[4]．しかし，医師の診察を必要とすること，挿入・抜去時に多少の疼痛を伴うことから日本での普及率はいまだ低い．経口避妊薬（oral contraceptives；OC）も可逆的避妊法の中で比較的効果が高く，しかも安全性に優れた方法である．しかし，エストロゲン量に依存して起こる血栓症の問題があり，『低用量経口避妊薬，低用量エストロゲン・プロゲスチン配合薬ガイドライン（2015年度版）』に基づいた処方と説明が必要である．コンドームはわが国において最も普及している避妊法であるが，その避妊効果は決して高くない（一般的な使用法での失敗率18％[4]）．CDCでは，性感染症予防としてコンドームを使用し，避妊法としてはさらに確実なものを併用するdual protectionを推奨している．

いずれにせよ避妊法は原則自費診療で行われるため，膠原病女性の避妊法の適応とその選択にあたっては，各々の患者の疾患背景，社会的・経済的事情を十分に考慮した上

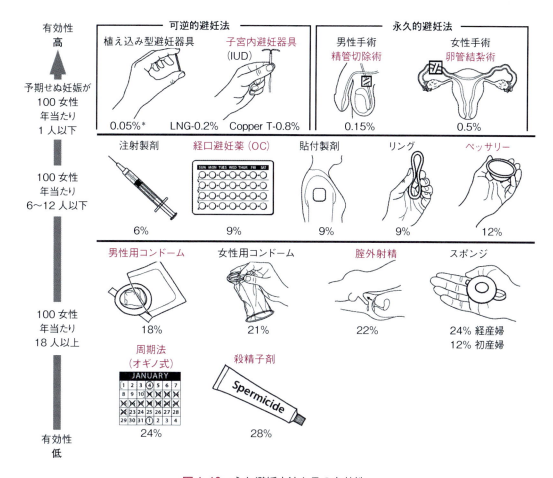

図 1-12 主な避妊方法とその有効性
* 100人の女性が，各々の避妊法を1年間行ったにもかかわらず，予期せぬ妊娠を経験する割合（%）．
LNG：黄体ホルモン（レボノルゲストレル）付加型，Copper T：銅付加型．日本でも行われている避妊方法を，色文字で示す．
(Centers for Disease Control and Prevention (CDC). Available at：〈https://www.cdc.gov/reproductivehealth/contraception/index.htm#44〉より改変)

で，婦人科医とよく協議し選択することが必要である．

❶ 経口避妊薬（OC）

OCは，一般的な禁忌や慎重投与の対象でない限り，すべての生殖可能年齢女性への処方が可能な薬剤である．副効用として月経困難症や過多月経などの抑制効果も期待できることが知られている．

合併症として注意すべきものは静脈血栓塞栓症と脳梗塞である[5]．また，心筋梗塞に関しては，わずかに発症リスクが上昇することが報告されている[6]．

OCにより血栓症が誘発される機序については現時点では不明な点も多いが，OC内服により凝固因子であるフィブリノゲン，プロトロンビン，第Ⅶ，Ⅷ，Ⅹ因子が上昇する一方で，凝固抑制因子であるアンチトロンビンやプロテインS，組織因子経路インヒビターが低下することなどが推測される[7]．

悪性腫瘍のリスクに関しては，浸潤性子宮頸癌および頸部上皮内腫瘍のある女性を対

象とする症例対照研究によれば，OC の服用期間の長期化とともに浸潤性および非浸潤性の子宮頸部疾患リスクが増加したとの報告がある[8]．5年未満のOC服用では子宮頸癌のリスクはほとんど増加しないが，服用が長期に至ればリスクが増加する可能性がある．このため，OC服用者には子宮頸癌検診を受けるよう指導する必要がある．また，乳癌に関してはリスクが上昇する[9,10]という報告と，上昇しない[11]という報告があり議論が分かれる．卵巣癌や子宮体癌に関してはリスクが低下する[12,13]ことが近年の研究により明らかとなっている．

OCの慎重投与と禁忌を表1-4に示す．高血圧や喫煙（1日15本以上），肥満（BMI 30以上），高年齢（40歳以上），抗リン脂質抗体症候群（antiphospholipid antibody syndrome；APS）などの血栓性素因は慎重投与や投与禁忌の対象である．

● APSおよびSLE患者に使用する際の注意点

上記にも記したように，APSを合併した膠原病女性に対するOC投与は禁忌のため，APS患者の避妊には，次項で詳しく述べるIUDなどの他の手段を検討する必要がある．

また，SLE患者はその30％程度が抗リン脂質抗体陽性のため，OCの使用を検討する場合は必ず抗リン脂質抗体の有無を再確認することが望ましい．抗リン脂質抗体が少なくとも1つ以上陽性のSLE患者67症例でのコホート研究において，OCは血栓症リ

表1-4　OC服用の慎重投与と禁忌

	慎重投与	禁忌
年齢	40歳以上	骨成長がまだ終了していない場合
肥満	BMI 30以上	―
喫煙	喫煙者（禁忌の対象者以外）	35歳以上で1日15本以上
高血圧	軽度の高血圧（妊娠中の高血圧の既往も含む）	高血圧症（軽度の高血圧を除く）
糖尿病	耐糖能の低下	血管病変を伴う糖尿病
妊娠	―	妊娠または妊娠している可能性
産褥	―	産後4週以内（WHOの基準によれば，非授乳婦は産後21日以降は可）
授乳	―	授乳中（WHOの基準によれば6ヵ月以降は可）
手術など	―	手術前4週以内，術後2週以内，および長期間安静状態
心疾患	心臓弁膜症，心疾患	肺高血圧症または心房細動の合併，心臓弁膜症（亜急性細菌性心内膜炎の既往）
肝臓疾患	肝障害	重篤な肝障害，肝腫瘍
片頭痛	前兆を伴わない片頭痛	前兆（閃輝暗点，星型閃光など）を伴う片頭痛
乳腺疾患	乳癌の家族歴または乳房に結節	乳癌
血栓症	血栓症の家族歴	血栓性素因，血栓性静脈炎，肺塞栓症，脳血管障害，冠動脈疾患またはその既往歴
その他	ポルフィリン症 てんかん テタニー 腎疾患またはその既往歴 子宮筋腫	過敏性素因，耳硬化症 エストロゲン依存性腫瘍（子宮筋腫を除く） 子宮頸癌およびその疑い 診断の確定していない異常性器出血 抗リン脂質抗体症候群，脂質代謝異常 妊娠中に黄疸，持続性瘙痒症または妊娠ヘルペスの既往歴

（添付文書より作成）

スクを有意に増加させ，特にループスアンチコアグラント陽性症例でリスクが高いことが報告されている[14]．抗リン脂質抗体陽性 SLE への OC 投与は慎重になるべきである．

さらに，SLE 患者では高血圧症や糖尿病，脂質異常症の合併も多く，これらもすべて OC の慎重投与・禁忌の対象である．高血圧については，収縮期血圧 160 mmHg 以上や拡張期血圧 100 mmHg 以上の持続高値を示す症例や血管病変の明らかな症例では禁忌，収縮期血圧 140～159 mmHg，拡張期血圧 90～99 mmHg の症例では慎重投与である．糖尿病でも，血管病変がなければ投与は可能だが糖尿病腎症や網膜症，神経障害や他の血管病変がある場合は禁忌とされる．これらの合併症の有無と重症度にも，注意を払う必要がある．なお，OC が SLE の疾患活動性を悪化させる可能性については，複数の研究で否定されている[15, 16]．

● **関節リウマチ患者に使用する際の注意点**

高血圧や糖尿病などの禁忌項目がない限り，関節リウマチ（rheumatoid arthritis；RA）患者に対する OC の使用は可能である．また，OC の使用が RA の関節破壊の進行に，わずかながら抑制的に働くとする報告もある[17, 18]．RA 治療と OC による避妊の両立は可能と考えられる．

❷ 子宮内避妊器具（IUD）

子宮腔内に挿入し，妊娠を防ぐ小さな器具を IUD と呼ぶ．材料はプラスチックとその他の高分子重合体であるが，その後，銅やステロイドホルモンを付加した製品が開発され，きわめて効果的かつ安全な避妊法として認知されるようになった．女性の意志のみで使用でき全身的な影響が少ないことが利点である．使用期限は 2～5 年である．

重篤な合併症として骨盤内炎症性疾患（pelvic inflammatory disease；PID）があり，過去 3 ヵ月以内の性感染症既往や，現在性器感染症に罹患中の女性には使用することができない．また，本剤装着中の妊娠の約半数が異所性妊娠であるため，異所性妊娠の既往のある女性への使用も禁忌である．さらに，高い避妊効果を得るためには IUD を子宮内の正確な位置に装着しなければならないため，未経産の女性ではその挿入が困難なこともあり，子宮腔の変形をきたしているような子宮筋腫を含む子宮の形態異常などがあると使用困難な場合もある．自然脱出がまれに起こり妊娠の可能性があるため，定期的な医師の診察を受けることが勧められている．

● **黄体ホルモン（LNG）付加型：ミレーナ®**

子宮腔内に徐放性に黄体ホルモン（レボノルゲストレル）が放出されることにより，排卵に大きな影響はないが，高濃度の黄体ホルモンによって子宮内膜は薄くなり脱落膜化する．これにより受精卵の着床阻止効果が発揮されると考えられている．同時に頸管粘液が減少し精子の通過が妨げられる．他の IUD と異なり，子宮内膜の変化に伴い経血量が減少するため，月経困難症や子宮腺筋症の治療にも用いられる．エストロゲンを含有せずピルで認められるような血栓のリスクが比較的少ないために，APS や抗リン脂質陽性 SLE などの血栓傾向のある膠原病女性の避妊法として適している．経血量の減少効果によりワルファリンを内服中の女性でも使用できる点が特徴だが，先天性心疾患または弁膜症の患者では感染性心内膜炎のリスクがあり，挿入/抜去時には抗菌薬を予防投与することが望ましいとされている．また，肝障害や糖尿病合併患者では黄体ホ

ルモン作用により症状が悪化する可能性があり，慎重な投与が勧められている．

● **銅付加型：ノバT®380**

避妊効果は黄体ホルモン付加型とほぼ同等に高い．銅の殺精子作用と子宮内腔の局所的な炎症励起による着床阻害，子宮頸管内の分泌変化などの機序が考えられている[19]．

謝辞：本項を執筆するにあたり，アドバイスいただきました淀川キリスト教病院産婦人科の柴田綾子先生，国立成育医療研究センター周産期・母性診療センター母性内科の岡崎有香先生に深く御礼申し上げます．

（金子佳代子）

文献

1) WHO: Medical Eligibility Criteria for Contraceptive Use 5th Edition, 2015.
2) Ostensen M: Connective tissue diseases: Contraception counseling in SLE—an often forgotten duty? Nat Rev Rheumatol, 7(6): 315-316, 2011.
3) 大久保智治, 本庄英雄：婦人科疾患の診断・治療・管理 避妊法．日本産科婦人科学会雑誌，61(10)：N510-519, 2009.
4) Centers for Disease Control and Prevention: How effective are birth control methods? Available at: 〈https://www.cdc.gov/reproductivehealth/contraception/index.htm#44〉
5) Committee on Gynecologic Practice: ACOG Committee Opinion Number 540: Risk of venous thromboembolism among users of drospirenone-containing oral contraceptive pills. Obstet Gynecol, 120(5): 1239-1242, 2012.
6) Lidegaard Ø, Løkkegaard E, Jensen A, et al: Thrombotic stroke and myocardial infarction with hormonal contraception. N Engl J Med, 366(24): 2257-2266, 2012.
7) Tans G, Curvers J, Middeldorp S, et al: A randomized cross-over study on the effects of levonorgestrel-and desogestrel-containing oral contraceptives on the anticoagulant pathways. Thromb Haemost, 84(1): 15-21, 2000.
8) Smith JS, Green J, Berrington de Gonzalez A, et al: Cervical cancer and use of hormonal contraceptives: a systematic review. Lancet, 361(9364): 1159-1167, 2003.
9) Gierisch JM, Coeytaux RR, Urrutia RP, et al: Oral contraceptive use and risk of breast, cervical, colorectal, and endometrial cancers: a systematic review. Cancer Epidemiol Biomarkers Prev, 22(11): 1931-1943, 2013.
10) Beaber EF, Buist DS, Barlow WE, et al: Recent oral contraceptive use by formulation and breast cancer risk among women 20 to 49 years of age. Cancer Res, 74(15): 4078-4089, 2014.
11) Zhu H, Lei X, Feng J, et al: Oral contraceptive use and risk of breast cancer: a meta-analysis of prospective cohort studies. Eur J Contracept Reprod Health Care, 17(6): 402-414, 2012.
12) Combination oral contraceptive use and the risk of endometrial cancer. The Cancer and Steroid Hormone Study of the Centers for Disease Control and the National Institute of Child Health and Human Development. JAMA, 257(6): 796-800, 1987.
13) Ness RB, Grisso JA, Klapper J, et al: Risk of ovarian cancer in relation to estrogen and progestin dose and use characteristics of oral contraceptives. SHARE Study Group. Steroid Hormones and Reproductions. Am J Epidemiol, 152(3): 233-241, 2000.
14) Choojitarom K, Verasertniyom O, Totemchokchyakarn K, et al: Lupus nephritis and Raynaud's phenomenon are significant risk factors for vascular thrombosis in SLE patients with positive antiphospholipid antibodies. Clin Rheumatol, 27(3): 345-351, 2008.
15) Petri M, Kim MY, Kalunian KC, et al: Combined oral contraceptives in women with systemic lupus erythematosus. N Engl J Med, 353(24): 2550-2558, 2005.
16) Rojas-Villarraga A, Torres-Gonzalez JV, Ruiz-Sternberg ÁM: Safety of hormonal replacement therapy and oral contraceptives in systemic lupus erythematosus: a systematic review and meta-analysis. PLoS One, 9(8): e104303, 2014.
17) Chen Q, Jin Z, Xiang C, et al: Absence of protective effect of oral contraceptive use on the development of rheumatoid arthritis: a meta-analysis of observational studies. Int J Rheum Dis, 17(7): 725-737, 2014.
18) Drossaers-Bakker KW, Zwinderman AH, van Zeben D, et al: Pregnancy and oral contraceptive use do not significantly influence outcome in long term rheumatoid arthritis. Ann Rheum Dis, 61(5): 405-408, 2002.
19) Ortiz ME, Croxatto HB: Copper-T intrauterine device and levonorgestrel intrauterine system: biological bases of their mechanism of action. Contraception, 75(6 Suppl): S16-30, 2007.

2 妊娠中

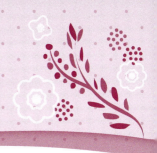

1 妊娠経過中のフォローアップで気をつけること

> **Key Points**
> ・妊娠経過に伴う母体の生理的変化を理解した上で，原病の悪化の有無を判断していく．
> ・妊娠判明時に中止すべき薬を使用している患者では，患者自身による妊娠反応の確認を指導しておくことが大切である．
> ・全身性エリテマトーデス（SLE）では産科合併症（妊娠高血圧症候群，流早産，胎児発育不全）の発症率が高いとされているため，産科医との連携が大切である．

妊娠経過に伴う生理的変化および留意点

日常診療の中で膠原病合併妊娠として遭遇する症例の多くは，関節リウマチ，SLE，抗リン脂質抗体症候群（APS），シェーグレン症候群であると考える．膠原病合併妊娠を診療するには正常の妊娠経過および母体の生理的変化（表1-5）を把握しておくことが必須である．

❶ 循環器系

循環血漿量は非妊娠時と比較して妊娠後期までに約1.5倍に増加するため，心拍出量は増加，左室は肥大傾向になる．しかし，プロゲステロンの末梢血管拡張作用により，妊娠中の血圧は通常より低下傾向となる．ほとんどの妊婦で収縮期雑音を聴取し，20%程度の妊婦では拡張期雑音も聴取する[1]．弁膜症や心筋症，肺高血圧を有する患者では心負荷の増大による心不全の発症に注意が必要である．また特に心臓に既往歴がない妊婦でも，妊娠中から産褥期にかけて突然心不全を発症する周産期心筋症が知られている．

表1-5 妊娠に伴う生理的変化

	妊娠時の変化
循環血漿量/心拍出量/腎血流量	増加
血圧	低下傾向
呼吸	一回換気量の増加・残気量の低下
消化管運動	運動低下や子宮による圧迫も加わり便秘傾向
白血球/補体	上昇
凝固系	活性化
血液検査所見	Alb低下，Cr低下，BUN低下，UA低下

❷ 呼吸器系

妊娠中は過換気状態になっており，約半数の妊婦で軽度の呼吸苦を訴えるとされている．プロゲステロンの作用により分時換気量は妊娠初期から増加し始め，妊娠後期には非妊娠時の40〜50％まで増加する．分時換気量の増加は一回換気量の増加と機能的残気量の低下により生じる．

❸ 代謝内分泌系

妊娠中はインスリン抵抗性が増大するため，非妊娠時と比較して血糖が上昇しやすい．妊娠糖尿病の診断となった場合は，母児の合併症を減らすために血糖管理が必要になってくる．エストロゲンの作用によりサイロキシン結合蛋白（thyroxine binding globulin；TBG）の合成が増加するため血中のTF4は非妊娠時と比較して増加する．生理的な活性のあるfT_4はTBGの影響を受けないため妊娠中も甲状腺機能の指標に使用できる．

❹ 消化器系

プロゲステロンの作用により平滑筋が弛緩するため，消化管の蠕動運動が低下する．また，妊娠後期では増大した子宮による消化管への圧迫も加わるため，多くの妊婦では便秘になる．さらに胃食道逆流を起こすこともある．

❺ 筋・骨格系

仙腸関節が緩み，妊娠した子宮により腰椎の前弯が強くなるため腰痛を訴える．また，妊娠後期では体重増加により足関節や膝関節，鼠径部に疼痛を訴えることがある．膝関節で関節腫脹を認めることがあり，関節炎との鑑別が必要になる．

❻ 腎・泌尿器系

非妊娠時と比較して腎血漿流量は60〜80％増加，糸球体濾過量は30〜50％増加し，CCrは一般的に100 mL/min/1.73m^2以上となる．よって妊娠中は尿量が増加し，BUNやCrの値は低下する．尿細管での一部の蛋白質の再吸収が減るため，妊娠中期以降150〜180 mg/24h程度の蛋白尿は生理的な範囲とされており，30 mg/24hからが異常値となる．顕微鏡的血尿を認めた際は腟からの出血の鑑別が必要であり，原因としては着床時出血や前置胎盤が知られている．

❼ 血液系

妊娠に伴い白血球は増加し，赤血球数も増加する．しかし，赤血球数の増加に比して循環血漿量の増加が大きいため希釈性の貧血を呈するようになる．さらに鉄の需要も増加するため鉄欠乏性貧血を合併することもある．肝臓での蛋白質合成が増えるため，フィブリノゲン，凝固因子が増加し凝固系が亢進する．また補体の合成も増える．アルブミンに関しては血漿量の増加が大きいため希釈性の低下を示す．

凝固能の亢進は妊婦の深部静脈血栓症のリスクの要因であり，注意が必要である．

❽ 皮膚

エストロゲンの血管拡張作用により，非特異的な顔面の紅斑や手掌紅斑を認めることがある．またエストロゲンの色素沈着作用により生じる肝斑は，おおよそ70％の妊婦に認める．産後はエストロゲンの低下に伴い，毛髪の休止期になるため脱毛が起こりやすくなる[2]．

膠原病合併妊娠の妊娠時期別の留意点

❶ 妊娠希望時

　生殖可能な年齢の女性患者を診療する際は，患者の挙児希望の有無，希望がある場合はいつ頃に妊娠を望んでいるかを必ず確認することが大切である．妊娠に向けて疾患活動性や臓器障害の程度を再評価した上で，妊娠前に休薬期間が必須な薬剤（メトトレキサートやミコフェノール酸モフェチル）を内服している症例では事前に中止，場合によっては妊娠時期にも継続可能な薬剤に変更する．また，all or none の法則を利用して投与している薬剤がある症例（例えば APS でワルファリンを使用している患者）では，より早期に妊娠成立を知ることが大切である．月経予定日を過ぎても月経がこないようであれば市販の妊娠検査薬を使用するように患者に指導する．

　また，妊娠を迎えるにあたり患者の家族が妊娠・出産・育児を理解し，サポート体制を得られることを確認することも大切である．

❷ 妊娠初期

　膠原病合併患者で原病のコントロールのために副腎皮質ステロイドを内服している患者が多い．悪阻が強く，ステロイドが内服困難となった場合は副腎不全を起こす可能性があるため注意が必要である．また SLE 合併妊娠では妊娠のどの時期でも再燃の可能性があると報告されているため，疾患モニタリングが必要不可欠である．

　基本的には妊娠中は 2 〜 4 週間ごとに外来通院を行い，問診（内服コンプライアンスの確認も大切である），身体診察，血圧測定，血液検査（血算，補体価，抗 ds-DNA 抗体，腎機能，血糖値），尿検査（特に蛋白尿の有無の確認）を施行する．また患者に自己血圧測定を指導し，妊娠経過中の血圧上昇を早期にキャッチできるようにすることも大切である．

❸ 妊娠中期・後期

　胎盤が妊娠 16 週頃に完成し，一般的には安定期と呼ばれる時期となるが，膠原病合併妊娠では妊娠週数に応じて注目すべきポイントがある（図 1-13）．抗 SS-A 抗体陽性患者の出生する児の約 10％に新生児ループスが発症するとされており，その約 1％に先天性心ブロックが発症するとされている．心ブロックの現れる時期は主に妊娠 18 〜 24 週の間とされているため，この時期に胎児エコーを繰り返し行い，心ブロックを早期に発見することが大切である．前児が心ブロックを発症していると，次の児も心ブロックを起こす可能性が上がるとされており，その場合はベタメタゾンの予防投与が検討される[3]．また，ヒドロキシクロロキンについてもハイリスク症例においての発症予防効果が示唆され[4]，現在日本において医師主導治験が行われている（詳細は p.158「抗 SS-A 抗体陽性妊娠：妊娠中」参照）．

　妊娠 20 週以降に生じた高血圧や蛋白尿は，妊娠高血圧症候群の可能性と SLE の活動性の上昇との鑑別が大切になってくる．高血圧や蛋白尿の出現のほかに関節炎や皮疹の出現，抗 ds-DNA 抗体の上昇といった SLE に特徴的な所見が出てきた際の鑑別は容易であるが，実際には蛋白尿のみの増悪であるケースも多く鑑別が困難な場合が多い．児の発育などの遅延がある場合は産科医と出産のタイミングも相談していく必要がある．

　表 1-6 に妊娠高血圧症候群とループス腎炎の鑑別ポイントをまとめた．

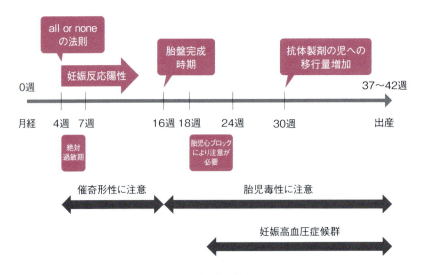

図 1-13　妊娠経過と注目ポイント

表 1-6　妊娠高血圧症候群とループス腎炎の再燃の鑑別ポイント

	妊娠高血圧症候群	ループス腎炎
高血圧（血圧 140/90 mmHg）	妊娠 20 週以降	正常〜高値
尿沈渣異常	なし	あり
血清尿酸値	上昇	正常
補体価	正常	低下

(Wallace DJ, Hahn BH, eds.: Dubois' Lupus Erythematosus and Related syndromes 8th edition, Elsevier, 2013)

　妊娠 30 週頃になると，胎盤血流量の増加に伴い抗体製剤の児への移行率が高くなってくる．アダリムマブやインフリキシマブでは妊娠後期までの使用で臍帯血/母体血漿濃度が報告されており，胎児の濃度上昇に注意が必要である[5]．TNF-α阻害薬を妊娠後期まで使用していた症例では，出産後，児の生ワクチン接種の時期を少なくとも生後 6 ヵ月以降に投与することがガイドラインに記されている[6]．
　長期のステロイド内服患者では出産時のステロイドカバーの施行を検討する．

❹産　後

　関節リウマチは産後半年以内で，SLE では産後すぐから再燃のリスクがあるとされている．育児に伴う睡眠不足や関節への負担といった肉体的ストレスのほか，精神的ストレスなども原疾患に影響する．産後うつなどの発症がありうることも視野に入れた診療が求められ，必要に応じて保健師などの積極的介入も検討する．

（磯島咲子）

文献

1) Branch DW: Physiologic adaptations of pregnancy. Am J Reprod Immunol, 28(3-4): 120-122, 1992.
2) Rapini RP, Jordon RE: The skin and pregnancy. In: Creasy RK, Resnik R, eds., Maternal-Fetal Medicine: Principles and Practice, 2nd ed, p.1110, W.B. Saunders, 1989.
3) 「自己抗体陽性女性の妊娠管理指針の作成及び新生児ループスの発症リスクの軽減に関する研究」研究班：抗SS-A 抗体陽性女性の妊娠に関する診療の手引き，2013 年 3 月．
4) Andreoli L, Bertsias GK, Agmon-Levin N, et al: EULAR recommendations for women's health and the management of family planning, assisted reproduction, pregnancy and menopause in patients with systemic lupus erythematosus and/or antiphospholipid syndrome. Ann Rheum Dis, 76(3): 476-485, 2017.
5) Wakefield I, Stephens S, Foulkes R, et al: The use of surrogate antibodies to evaluate the developmental and reproductive toxicity potential of an anti-TNFalpha PEGylated Fab' monoclonal antibody. Toxicol Sci, 122(1): 170-176, 2011.
6) 日本リウマチ学会：関節リウマチ(RA)に対する TNF 阻害薬使用ガイドライン（2018 年 11 月 4 日改訂版）．

第 1 章 膠原病と妊娠・授乳の基礎知識

2 妊娠・授乳中における侵襲的な検査

> **Key Points**
> ・妊娠中の放射線科領域の検査については，被曝による害を考慮するだけでなく，検査未施行に伴う診断エラー（診断の間違いもしくは診断の遅れ）を合わせて考慮すべきである．
> ・緊急性がある場合，侵襲的な検査や非産科的麻酔をためらう理由はない．
> ・侵襲的な検査に伴うリスクは相対的なものであり，現場での臨床決断は難しい．専門診療科との連携が必要になることが多い．

　ここでは，妊娠・授乳中における侵襲的な検査について，適切な情報提供や説明が行われなかったり，妊娠・授乳中であっても本来行われるべき診断的な検査が過剰に控えられたりすることが少しでも少なくなることを願って，情報をとりまとめた．

　後述した通り，前提として侵襲的な検査や非産科的な麻酔を行うような場合には，必要に応じて放射線科・産婦人科・その他専門診療科医師へのコンサルテーションを行うことが望ましい．また，母体に対して産婦人科での緊急対応が可能な状況にあること，胎児／新生児管理が可能な施設で行われることが原則である．

放射線科領域における検査

❶ 放射線被曝と奇形

　2000 年の国際放射線防護委員会（International Commission on Radiological Protection；ICRP）の報告[1]によれば，適切に実施された診断手法により胎児が受ける線量によって，出生前死亡，奇形，あるいは精神遅滞のリスクが，これらの自然発生率を超えて検出できるほどに増加することはほとんどないとされている．

　これらの閾線量は 100 〜 200 mGy 程度といわれている．一般的な放射線処置による胎児被曝量[2]は**表 1-7**の通りであるが，例えば 1 回の CT 検査のみでは閾値を超えることはない．妊娠中の放射線被曝については考慮されるべきではあるが，放射線被曝による害よりも診断エラー（診断の間違いもしくは診断の遅れ）が妊婦と胎児にとっては大きな脅威となりうることも合わせて考慮されるべきである[3]．

　また，妊娠週数と胎児の吸収線量に関係して放射線のリスクは変動し，器官形成期と胎児期の初期が最も顕著であるとされている．時期により受ける影響[4]を**表 1-8**にまとめた．

❷ 放射線被曝と発がん

　同じく 2000 年の ICRP の報告[1]において，出生前の X 線被曝と小児がん発症に関しての記載がある．それによると，多くの疫学調査の最近における解析は，約 10 mGy の胎児線量での相対リスクが 1.4（自然発生リスクを超える 40％の増加）という値で一致しているが，調査結果によりリスクはこれよりもおそらく低いことが示唆されている．また，相対リスクが 1.4 と高かったとしても，小児がんの自然発生率は非常に低い（約 0.2

表 1-7　一般的な放射線科検査に伴う胎児の被曝量

	検査種別	被曝量（mGy）
非常に低い量の検査手技（＜0.1 mGy）	頸椎単純写真（前後と側面）	＜0.001
	四肢単純写真	＜0.001
	マンモグラフィ（2方向）	0.001〜0.01
	胸部単純写真（2方向）	0.0005〜0.01
少量〜中等量の検査手技（0.1〜10 mGy）	単純写真	
	腹部単純写真	0.1〜30
	腰椎単純写真	1.0〜10
	経静脈的腎盂造影	5〜10
	バリウム注腸二重造影法	1.0〜20
	CT	
	頭部と頸部の CT	1.0〜10
	胸部 CT もしくは肺動脈 CT	0.01〜0.66
	限局的な骨盤 CT（大腿骨頭レベルの体軸断面のみ）	＜1
	核医学	
	少量の血流シンチグラフィ	0.1〜0.5
	テクネチウム-99m：骨シンチグラフィ	4〜5
	デジタルサブトラクション肺血管造影	0.5
大量の検査手技（10〜50 mGy）	腹部 CT	1.3〜35
	骨盤 CT	10〜50
	¹⁸F-PET/CT（全身）	10〜50

（Tremblay E, et al: RadioGraphics, 32（3）: 897-911, 2012）

表 1-8　妊娠週数と放射線による奇形の線量

妊娠週数	影響	予想される閾値
着床前（受精から 0〜2 週）	胎児死亡もしくは影響なし（all or none）	50〜100 mGy
器官形成期（2〜8 週）	先天異常（骨格，目，生殖器）	200 mGy
	成長障害	200〜250 mGy
胎児期（8〜15 週）	重度の精神遅滞（高リスク）	60〜310 mGy
	知的障害	1Gy ごとに IQ が 25 下がる
	小頭症	200 mGy
胎児期（16〜25 週）	重度の精神遅滞（低リスク）	250〜280 mGy

（Patel SJ, et al: RadioGraphics, 27（6）: 1705-1722, 2007）

〜0.3％）ので，子宮内被曝後における個人レベルでの小児がんの確率はきわめて小さいであろう（約 0.3〜0.4％）と予想されている．

 妊婦，授乳婦への造影剤投与

　放射線科領域において用いられる造影剤について，以下に種類別に妊娠期・授乳期における注意点をまとめた．放射線科被曝の問題については前述の通りで，あくまで造影剤そのものについてのみの注意点を以下に述べる．

❶ 経口投与造影剤

消化管造影などの際に経口的に投与される造影剤である．"患者に吸収されず，理論上も実際にも害を引き起こさない"とされている[5]．

❷ ヨード造影剤（非イオン性低浸透圧造影剤）

CT撮影時などに経静脈的に投与される造影剤である．"診断上の有益性が危険性を上回ると判断される場合のみ"使用が許容される．この点は，妊婦以外の一般患者と同様である．胎児の一過性の甲状腺機能低下症については，これらの経静脈的に投与される非イオン性のヨード造影剤により発生する可能性は支持されていない[5]（油性造影剤の項参照）．

授乳期については，これまで造影剤投与後24時間の母乳育児を中止するように勧告がされていた（現在の日本の添付文書も同様である）．その一方で，アメリカ産婦人科学会での勧告では，造影剤は母乳への移行が少ないことを根拠に，"造影剤使用後の授乳は中止すべきでなく継続すべきである"との推奨が出ている[5]．

❸ ヨード造影剤（油性造影剤）

主に子宮卵管造影の際に使用される．この油性造影剤投与により，胎児の一過性の甲状腺機能低下症をきたす原因の一つであるヨード過剰状態を引き起こしうるとされている[6]．ただし実際には，油性造影剤を用いた卵管造影を受けた妊婦からの発症頻度は低いとされ，むしろ他の環境要因，例えばヨードを多く含む食品，ヨード造影剤による消毒などが重なっていることが原因として考えうるとされている．

❹ ガドリニウム系造影剤

主にMRI撮影時に使用される．このガドリニウム製剤を使用して妊娠第1三半期に検査を行った胎児の追跡調査[7]では，コントロール群と比較して皮疹，炎症性皮膚症状の出現が有意に高かった．また，胎児死亡や新生児死亡の頻度も高かった．この報告を根拠に，日本小児放射線学会では，妊娠中のガドリニウム製剤の使用は推奨されないとしている[8]．

なお，MRIの撮影そのものについては，妊娠初期に胎児MRIを行った児は，行っていない児と比較して成長障害，視力，聴力，発がんなどに明らかな影響は認められなかったとされており，胎児への安全性は確立されている[7]．

授乳期については，前述のヨード造影剤と同様に造影剤投与後24時間の母乳育児を中止するように勧告がされていた（現在の日本の添付文書も同様である）が，アメリカ産婦人科学会では，"造影剤使用後の授乳は中止すべきでなく継続すべきである"との推奨が出ている[5]．

妊婦に対して行われる可能性がある侵襲的な検査・手技

以下に，妊婦に対して行われる可能性がある侵襲的な検査・手技（生検もしくは放射線被曝が伴うようなもの）の中で代表的なものを記載する．基本的には欧米や日本の専門学会のガイドラインや推奨に基づいて記載したが，その作成においても臨床的にデータが欠落しており，十分な臨床研究が組めない状態にあるものが多く存在していることには留意すべきである．

❶ 骨髄穿刺・生検検査

骨髄穿刺・生検手技そのものについては小外科手技と判断されており，比較的安全に施行可能であると評価されている[9]．

❷ 軟性気管支鏡検査

例えば異物などに伴う上気道閉塞，そのほか腫瘍に伴う大量の喀血などが発生した場合の救命目的の気管支鏡使用はどのような場合にも許容されると判断されるが，それ以外の非緊急の気管支鏡検査については慎重な判断を要する[10]．具体的には放射線被曝（胎児，被曝量による）や，鎮静薬使用について注意が必要なことが問題となる．実際の現場では，診断目的としては，検査結果が判明することで妊娠管理中に臨床決断が変わる場合に限られると思われる．

❸ 腎生検検査

禁忌とはされていないが，妊娠中の実際の適応は検査結果が判明することで妊娠管理中に大きく臨床決断が変わる場合に限られ，慎重な判断を要する．生検時の出血のリスクが高く母児の危険性が考えうることが主な理由である．

日本腎臓学会の『腎疾患患者の妊娠診療ガイドライン2017』[11]でも引用されているが，妊娠期間中の腎生検に関する一つのメタアナリシスで，妊娠23〜28週の期間に4件（研究で集積された妊娠症例のうち2%）の比較的大量の出血を認めた事例が報告されており，その他の妊娠期間，出産後の症例と比較して重篤な合併症の割合が高かった．また，腎生検に伴う合併症による早産や死産の報告があった[12]．これらの結果より，妊娠期間中の腎臓の血流増加の可能性を考慮すると，妊娠期間中の腎生検に関しては慎重に行われるべきであると著者らは述べている．

❹ 消化管内視鏡検査

緊急の場合を除いて，明確な医学的適応がある上で，第2三半期以降に行うことが望ましいとされ，常にリスク・ベネフィットを考慮する必要がある．また，第2〜3三半期ではできるだけ左側臥位を保ち，仰臥位の姿勢をとらないことが望ましい（下大静脈や大動脈を子宮が圧排することで血圧低下や骨盤への血流低下を招く可能性があるため）．上記のような条件のもとで，上部消化管内視鏡検査，下部消化管内視鏡検査ともに比較的安全に施行可能であるとされている[13]．

しかしながら，最近スウェーデンで行われたコホート研究において，妊娠期間中の内視鏡施行と早産リスクとの関連が示唆されるとの報告が出ており，注意が必要である[14]．内視鏡的逆行性膵胆管造影法（endoscopic retrograde cholangiopancreatography；ERCP）については治療的介入が必要な場合に限られるが，放射線被曝の問題を考慮し，シールドテクニックと被曝時間の短縮を図ることが必須である[13]．

❺ 肝生検検査

妊婦が肝生検を必要とするような状態に陥ることは非常に少なく，その他の生化学的な検査，血清学的な検査，臨床経過から診断が可能であるとされている．ただし，もし必要な状況がある場合には，経皮的な肝生検は比較的安全に施行可能であるとされている[15]．

❻ 産科に関連しない手術麻酔・術中管理

全身麻酔に関連して催奇形性を呈するような薬剤は現在では使用されておらず，ど

の妊娠期間であっても妊娠中であることを理由に緊急手術が回避される理由はない[16].ただし,選択的(待機的)な手術については出産後まで延期されるのが望ましい.胎児モニタリングを併用し,胎児の状況を合わせて観察し,緊急対応ができる状況を整えておくことが必要である.

❼ 心臓カテーテル検査

心血管造影における腹部被曝は 1.5 mGy 程度とされ,胎児に届くのはその 20% 以下とされる.直接被曝を避けるためにシールドを行い,照射時間を短くすることが望ましい.不整脈に対するアブレーション治療についてはその他の医学的治療に反応がなく,血行動態的な悪化をきたしているような状況に限って行われることが望ましいとされている[17].

(綿貫 聡)

文献

1) ICRP: Pregnancy and Medical Radiation. ICRP Publication 84, Ann ICRP, 30(1), 2000.
2) Tremblay E, Thérasse E, Thomassin-Naggara I, et al: Quality Initiatives Guidelines for Use of Medical Imaging during Pregnancy and Lactation. RadioGraphics, 32(3): 897-911, 2012.
3) RSNA Statement on Safety of the Developing Fetus in Medical Imaging During Pregnancy Reviewed: 4/3/2018. Available at:〈http://www.rsna.org/uploadedfiles/rsna/content/role_based_pages/media/rsna-imaging-during-pregnancy-statement.pdf〉(2018/11/15 最終確認)
4) Patel SJ, Reede DL, Katz DS, et al: Imaging the Pregnant Patient for Nonobstetric Conditions: Algorithms and Radiation Dose Considerations. RadioGraphics, 27(6): 1705-1722, 2007.
5) American College of Obstetricians and Gynecologists' Committee on Obstetric Practice: Committee Opinion No. 656: Guidelines for diagnostic imaging during pregnancy and lactation. Obstet Gynecol, 127(2): e75-80, 2016.
6) 日本小児内分泌学会 マス・スクリーニング委員会:先天性甲状腺機能低下症マス・スクリーニングガイドライン(2014 年改訂版), 2014.
7) Ray JG, Vermeulen MJ, Bharatha A, et al: Association Between MRI Exposure During Pregnancy and Fetal and Childhood Outcomes. JAMA, 316(9): 952-961, 2016.
8) 日本小児放射線学会:「妊娠中の MRI 検査の胎児期,幼年期への影響」論文の紹介.Available at:〈http://www.jspr-net.jp/information/info_2a.html〉(2018/11/15 最終確認)
9) Pentheroudakis G, Orecchia R, Hoekstra HJ, et al: Cancer, fertility and pregnancy: ESMO Clinical Practice Guidelines for diagnosis, treatment and follow-up. Ann Oncol, 21(Suppl 5): v266-273, 2010.
10) Bahhady IJ, Ernst A: Risks of and Recommendations for Flexible Bronchoscopy in Pregnancy: a review. Chest, 126(6): 1974-1981, 2004.
11) 日本腎臓学会学術委員会/腎疾患者の妊娠:診療の手引き改訂委員会 編:腎疾患者の妊娠診療ガイドライン 2017, 診断と治療社, 2017.
12) Piccoli GB, Daidola G, Attini R, et al: Kidney biopsy in pregnancy: evidence for counselling? A systematic narrative review. BJOG, 120(4): 412-427, 2013.
13) ASGE Standard of Practice Committee, Shergill AK, Ben-Menachem T, et al: Guidelines for endoscopy in pregnant and lactating women. Gastrointest Endosc, 76(1): 18-24, 2012.
14) Ludvigsson JF, Lebwohl B, Ekbom A, et al: Outcomes of Pregnancies for Women Undergoing Endoscopy While They Were Pregnant: A Nationwide Cohort Study. Gastroenterology, 152(3): 554-563, 2017.
15) Tran TT, Ahn J, Reau NS: ACG Clinical Guideline: Liver Disease and Pregnancy. Am J Gastroenterol, 111(2): 176-194, 2016.
16) Committee on Obstetric Practice and the American Society of Anesthesiologists: Committee Opinion No. 696: Nonobstetric surgery during pregnancy. Obstet Gynecol, 129(4): 777-778, 2017.
17) European Society of Gynecology(ESG), Association for European Paediatric Cardiology(AEPC), German Society for Gender Medicine(DGesGM), et al: ESC Guidelines on the management of cardiovascular diseases during pregnancy: the Task Force on the Management of Cardiovascular Diseases during Pregnancy of the European Society of Cardiology(ESC). Eur Heart J, 32(24): 3147-3197, 2011.

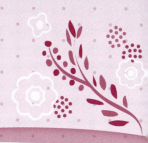

3 分娩時

1 内科医のための分娩の基礎知識

Key Points
- 分娩時の高血圧への対処は，児娩出までの時間と自施設の緊急対応能力を鑑み，急速遂娩や待機的管理を選択する．
- 待機的管理は，降圧，子癇予防からなり，麻酔分娩も考慮される．妊産婦は挿管困難であり，子癇予防には硫酸マグネシウムを用いる．
- 妊産婦は生理的に DIC が発症しやすい．出血の評価は SI（Shock Index）を用い，原因検索は "4T" と称される頻度順に行う．

分娩中の血圧管理

❶ 分娩時の母体の変化[1]（表 1-9）

　分娩時における母体の変化の最大要因は陣痛であり，その筋収縮と産痛が影響を及ぼす．
　筋収縮は，子宮筋の収縮に加え，分娩第 2 期には腹圧と努責が加わる．腹圧とは，腹壁筋と横隔膜筋の協調した収縮による腹腔内圧の上昇である．分娩経過中の筋労作に必要な全エネルギーは，1,000 〜 1,500 kcal（30 km 歩行相当）であり[2]，解糖系と有酸素系の 2 つの系路より産生される．解糖系は筋肉へのグルコースの供給と，その分解産物である乳酸の速やかな除去が必要であり，有酸素系は筋肉への酸素の十分な供給が求められる．母体はそれに応じ，脈拍数と呼吸数を増やし，適度な体温上昇が血管拡張による血流を増加させ，血圧が上がる．子宮筋の収縮は，子宮に灌流している 300 〜 500 mL の血液を体循環へ移行（autotransfusion）[3]させ，陣痛発作時は間欠時に比し心拍出量が 30 〜 60％増加，血圧は 10％上昇する[4]．
　産痛は，子宮収縮そのものによる疼痛と軟産道や子宮周囲組織の圧迫・伸展・開大による疼痛からなり，表現も含め個人差が大きい．疼痛に伴い交感神経が緊張する一方，頸管開大には副交感神経が関与する．交感神経の緊張は，カテコラミンの分泌を高め，心筋収縮力と全身の血管抵抗が増大し，血圧が上昇，心拍数も増加する．産婦によっては強い痛みは冠血流量が減少し，不整脈や T 波の変化も生じる．

❷ 血圧管理の実際

● 血圧測定時期

　分娩のための入院時には，血圧測定と尿中蛋白半定量が勧められている[5]．妊娠高血

表 1-9 分娩時の母体の変化

	血圧	脈拍	体温	呼吸	消化器	尿量
分娩第1期	分娩進行とともに上昇 陣痛発作時10%（5～10 mmHg）上昇	発作時は増加（大多数の増加は1分間8回以下）間欠時は正常に戻る	0.1～0.2℃上昇	妊娠期より増加（平均24回/分）陣痛発作時は減少	胃腸の運動低下や呼吸遅延から悪心，嘔吐をきたすこともある 血糖値は分娩進行とともに低下（難産であるほど低下する）	膀胱の変形と胎児による圧迫，尿道の延長から排尿困難になる 腎機能亢進から増加する
分娩第2期	発作時30 mmHg上昇 間欠時10 mmHg上昇	100～120回/分になることもある		分娩第1期よりさらに増加		発汗により減少する
逸脱所見	収縮期220 mmHg以上，80 mmHg未満（150 mmHg以上になることは少ない）拡張期120 mmHg以上	120回/分以上 50回/分未満	妊娠期より＋0.3℃以上の上昇あるいは38℃以上 中心温で34℃未満	妊娠期より8回/分以上の増加 30回/分以上 若年でSpO₂ 95%未満	意識障害や片麻痺など神経学的focal signを伴う消化器症状	0.5 mL/kg・h未満
考慮する疾患・病態	高血圧；交感神経緊張 低血圧；大量出血，ショック	増加；交感神経緊張（疼痛，侵襲，興奮），大量出血，ショック 増加・低下とも；不整脈	感染症，全身性の炎症	過換気，呼吸不全	頭蓋内病変（脳出血など）PIH含む急激な血圧上昇 HELLP症候群	大量出血，ショック 脱水

（谷垣伸治ほか：臨床助産テキスト 第2巻 分娩，竹田 省 監修，福井トシ子 編，メディカ出版，pp.22-29, 2016）

圧症候群や入院時高血圧例は，有効陣痛があり分娩が進行している間の血圧の測定間隔は2時間以内とされ，他は適宜測定とされている．妊産婦の上腹部の違和感や疼痛，嘔気・嘔吐，頭痛，眼華閃発（眼前のチカチカする感じ）は，常位胎盤早期剝離やHELLP症候群，急性妊娠脂肪肝，子癇（妊娠20週以降の初めての痙攣発作で，てんかんや2次性痙攣が否定されるもの）など，妊娠高血圧症候群やその関連疾患の前駆症状や初期症状であることがある．血圧測定に加え，採血（血小板，アンチトロンビン活性，AST，ALT，LDH）や超音波検査による胎盤評価を習慣にしたい．

● 対処の適応

分娩中に収縮期血圧180 mmHg以上あるいは拡張期血圧120 mmHg以上が短時間に反復して認められる例は，高血圧緊急症とし，ただちに対処する．収縮期血圧160～179 mmHgあるいは拡張期血圧110～119 mmHgの例は，降圧が勧められるが，痙攣時においては推奨レベルは高くない[5]．

● 対処の実際

まず初めに児娩出までの時間と，自施設の緊急対応能力を鑑み，分娩様式を検討する．急速遂娩（後述）の実施や高次施設への搬送も考慮される．

待機的管理は，降圧と子癇予防からなり，麻酔分娩（無痛分娩）も選択肢となる．母体の急変と急速遂娩に備え，準備とインフォームドコンセントを行う．妊娠高血圧症候群は，母体の全身および子宮胎盤循環の血管内皮細胞障害であり，重症兆候（図1-14）

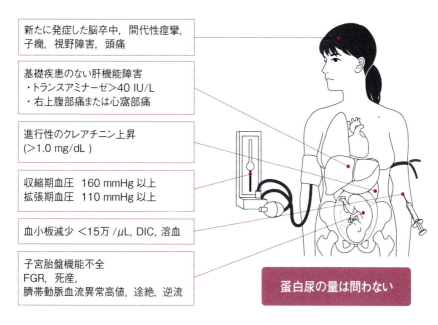

図 1-14　妊娠高血圧症候群の重症兆候

はそれに伴う血栓性微小血管症（thrombotic microangiopathy；TMA）病態の顕在化と考え対処すべきである．

a）降　圧

　高血圧例は脳血流自動調節能の障害が指摘されており，急激な降圧は脳虚血を誘発する可能性がある．また過度の降圧は，高い血圧により維持されている子宮動脈の血流を減少させ，胎児状態を悪化させる．したがって降圧薬は調節性に優れる点滴静注が勧められ，ニカルジピンが第一選択である（表 1-10）．降圧目標は，重症域からの離脱（140～159/90～109 mmHg：軽症妊娠高血圧症候群という表現は用いない）とする．ヒドララジンは頭蓋内圧上昇作用があることから，脳出血が否定できない例や脳出血止血前の使用は控える．

b）子癇予防

　子癇予防には，硫酸マグネシウムを用いる．硫酸マグネシウムは，子癇発作時の母体死亡や痙攣再発に関し，ジアゼパムやフェニトインより優れている．妊産婦は，短頸かつ気道が浮腫様であり，常に full stomach と考えるべきである．挿管困難のリスクは非妊婦の 8～10 倍と報告されており[6]，早期から呼吸が抑制される抗痙攣薬の乱用は避ける．硫酸マグネシウムの投与により，頭痛や脱力，腱反射の減弱，呼吸筋麻痺を含む高マグネシウム血症（表 1-11）[7]が起こることがある．硫酸マグネシウムは，腎排泄性である．理学的所見の観察に加え，血中マグネシウム濃度の測定（表 1-10）と腎機能評価を行う．硫酸マグネシウムは降圧効果はなく，降圧薬との併用も珍しくない．カルシウム拮抗薬であるニカルジピンとマグネシウムの併用は，効果を増強する可能性に留意する．高マグネシウム血症時は，グルコン酸カルシウム（カルチコール®）を 10～20 mL ゆっくり静注する．また，重症筋無力症の患者や心ブロック既往のある患者には禁忌である．

　子癇は，重症例（160/110 mmHg 以上）のみに発症するのではなく，15％は正常血圧例

表1-10 分娩時の高血圧に対する薬物療法

降 圧	
ニカルジピン ニカルジピン塩酸塩 (ペルジピン®)	10 mg＋生食100 mLを0.5 µg/kg/分(体重60 kgならば20 mL/時)から開始し,増減する カルシウム拮抗薬とマグネシウムの併用は,効果を増強する可能性があることから0.25 µg/kg/分からの開始も考慮
ヒドララジン (アプレゾリン®)	20 mg筋注あるいは5 mgゆっくり静注後20 mg＋生食200 mL/時点滴静注
子癇予防	
硫酸マグネシウム (マグネゾール®)	初回量として4 gを20分以上かけて静脈投与 引き続いて1 g/時を持続点滴静注 有効血中濃度4〜7 mEq/L ※子癇発作時は,症状に応じ0.5 g/時ずつ増量し,2 g/時まで 　高マグネシウム血症時は,グルコン酸カルシウム(カルチコール®)10〜20 mLをゆっくり静注

表1-11 高マグネシウム血症の症状

血中マグネシウム濃度	症 状
4.9 mg/dL〜	嘔気・嘔吐,起立性低血圧,徐脈,皮膚潮紅,筋力低下,傾眠,全身倦怠感,無気力,腱反射の減弱など
6.1〜12.2 mg/dL	ECG異常(PR,QT延長)など
9.7 mg/dL〜	腱反射消失,腱意筋麻痺,嚥下障害,房室ブロック,低血圧など
18.2 mg/dL〜	昏睡,呼吸筋麻痺,血圧低下,心停止など

(角倉弘行:麻酔, 65(11):1144-1151, 2016)

(拡張期血圧90 mmHg以下)で発症し,急激な血圧上昇でも発症する.一方,降圧による子癇予防効果は認められていない.降圧不要例でも子癇予防目的に硫酸マグネシウムを使用することがある.子癇の90％は妊娠第3期か分娩後48時間以内に発症する.分娩後も24時間は硫酸マグネシウムを継続する.子癇発作時は,脳出血やてんかんを鑑別し,胎児心拍数モニタリングを連続,痙攣のコントロール後,分娩計画を立てる.

c) 麻酔分娩（無痛分娩）

麻酔は,子宮収縮による疼痛を緩和させる.副交感神経を優位とし,カテコラミンの過度の影響を抑え,血圧上昇の抑制も期待できる.心疾患合併妊娠では,瞬時に胎盤循環が遮断される帝王切開より経腟分娩が望ましいとされ,加えて麻酔分娩は疼痛反射による心負荷も軽減できる可能性がある[8].一方,麻酔分娩は,微弱陣痛や器械分娩(吸引・鉗子分娩)を有意に増加させる.

急速遂娩

❶ 急速遂娩とは

急速遂娩とは,母児に何らかの異常が起こったために,短時間で分娩を終了させる必要が生じた場合に行われる処置をいう.狭義には帝王切開と器械分娩(吸引・鉗子分娩)を指す.どの分娩様式を選択するかは,母児の予備能力,分娩の進行状況,術者の技能,医療資源により決定される.器械分娩選択時は,児娩出に至らないときに緊急帝王切開に切り替える準備と勇気も必要である.

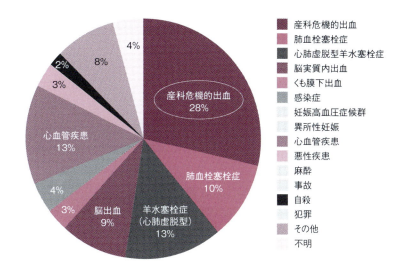

図 1-15　妊産婦死亡の原因
（妊産婦死亡症例検討評価委員会 日本産婦人科医会医療安全部会：平成 22-24 年妊産婦死亡）

❷ 急速遂娩の適応

　急速遂娩の適応は，胎児適応と母体適応に分けられ，胎児は胎児機能不全，母体は分娩所要時間の短縮の必要性しかない．さらに母体は，分娩遷延例の分娩帰結と分娩所要時間の積極的な短縮に分けられる．

1) 分娩遷延：母体疲労
　　　　　　 薬剤の使用；鎮痛薬―麻酔分娩
2) 分娩所要時間の積極的な短縮：
　　　　　　 分娩第 2 期の短縮による努責の回避；母体疾患（高血圧，心疾患，頭蓋内病変，呼吸器疾患など）
　　　　　　 産科異常；子癇，常位胎盤早期剥離，切迫子宮破裂

産科危機的出血

　分娩に伴う異常出血のうち，母体救命処置を要するものを産科危機的出血（critical obstetrical hemorrhage）といい，わが国における妊産婦死亡の 28％を占め最も頻度が高い（図 1-15）[9]．妊産婦の出血については，以下を念頭に置く．

①生理的に凝固亢進，線溶抑制の状態にあり，播種性血管内凝固（disseminated intravascular coagulation；DIC）が発症しやすい．
②外出血が少量でも生命の危機となる例（胎盤早期剥離や切迫子宮破裂など）もある．
③妊娠性血小板減少（妊婦の 6 ～ 10％に認められる）や帝王切開や多胎妊娠，前置胎盤などリスクの高い例が存在する．
④輸液と濃厚赤血球製剤のみでは希釈性の凝固因子低下となり DIC を助長する．
⑤DIC による二次線溶の亢進，フィブリン／フィブリノゲン分解産物（fibrin／fibrinogen degradation products；FDP）の大量産生は子宮収縮を妨げ，さらに出血

量を増加させる[9]。

産後出血量が 500 mL（帝王切開では 1,000 mL）を超えた場合は，産後の過多出血（postpartum hemorrhage；PPH）を疑い，それに引き続く産科危機的出血を懸念し，系統的原因検索と治療を行うことは安全な母体管理につながる可能性がある[5]。日本産科婦人科学会周産期委員会データベースの解析では，分娩時の出血量が 500 mL 以内であった例は約 6 割にすぎず[10]，胎児数と分娩様式から 4 群に分け検討した結果を**表 1-12** に示す．90 パーセンタイルまでの出血量を仮に正常範囲としても，逆に 10 人に 1 人はそれ以上に出血することに留意せねばならない．

母体循環血液量の 15％（約 1,000 mL）を超えると血圧低下，頻脈などバイタルサインの変化をきたす．出血の急性期では，末梢血管が収縮し，減少した循環血液量で体循環

表 1-12　分娩時出血量の 90 パーセンタイル値

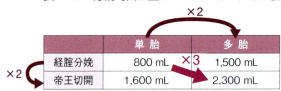

表 1-13　"4T" と PPH の原因

Tone 子宮収縮不良 70%	生物学的結紮不能 (弛緩出血)	子宮筋の過伸展 子宮筋の疲労 子宮病変 胎盤付着(部)の異常 膀胱・直腸充満 薬物	多胎妊娠，羊水過多，巨大児 遷延分娩，微弱陣痛 子宮筋腫，子宮腺筋症，子宮奇形 前置・低置胎盤，癒着胎盤 子宮収縮薬・抑制薬の長期使用，全身麻酔薬
Trauma 外傷 20%	外科的修復遅延	子宮内反	
		産道裂傷	産褥血腫(腟壁血腫，後腹膜血腫，外陰血腫)，頸管裂傷，腟壁裂傷
		子宮体部の損傷	子宮破裂：瘢痕子宮，交通事故，急速遂娩(鉗子分娩，吸引分娩，クリステル圧出法)，過強陣痛 帝王切開創部の縫合不全・遅延
Tissue 組織遺残 10%	生物学的結紮不能 (弛緩出血)	子宮内容物の貯留	胎盤・卵膜・凝血塊遺残
Thrombin 凝固異常 1%	凝固線溶系異常	妊娠前からの出血素因	血液疾患合併妊娠： 　ITP，再生不良性貧血，白血病， 　Von Willebrand 病 抗凝固療法中の妊娠
		妊娠・分娩に関する病態	GT, PIATD, HELLP 症候群，急性妊娠脂肪肝 常位胎盤早期剝離，羊水塞栓症

ITP：特発性血小板減少性紫斑病 idiopathic thrombocytopenic purpura
GT：妊娠性血小板減少症 gestational thrombocytopenia
PIATD：妊娠性アンチトロンビン欠乏症 pregnancy-induced antithrombin deficiency

(谷垣伸治ほか：産婦治療，100(増刊)：611-618, 2010 より改変)

を維持しようとするため血中ヘモグロビン値は低下しない．妊娠高血圧症候群は，血液濃縮しているため少量の出血であっても容易に DIC になりうる．出血の原因は，生物学的結紮不能（胎盤剝離面のらせん動脈が子宮の収縮による絞扼で止血する—いわゆる弛緩出血），外科的修復遅延，凝固線溶系異常に大別され，"4T"と称される頻度順に検索を行う（**表 1-13**）[11]．

出血量（循環血液量不足）の評価は，外出血量とともに SI（Shock Index：脈拍数／収縮期血圧）を用いる．SI 値と出血量（L 表示）は同等とされるが，妊産婦は，SI 値 1.0 で約 1.5 L，1.5 で約 2.5 L の出血量に相当する．SI 値 1 以上で人員を確保し，輸血をオーダーする．SI 値 1.5 以上では「産科危機的出血」を宣言し，ただちに輸血を開始，高次施設で管理を行う．しかし，輸液が大量に行われている場合や高血圧例では SI の上昇は緩徐である．池田は，血圧が持続的に測定できないことから，モニターに直接表示される心拍数のほうが実臨床では便利であると述べており[12]，PPH 時には血圧計，SpO₂ だけでなく，心電図モニターが有用である．基礎疾患を有する例は，産科 DIC スコアが有用である（**表 1-14**）．尿量，冷汗，顔色などの臨床症状のみから，DIC の治療対象を抽出可能である．分娩期は短時間であり，急激に変化する．検査結果を待たずに判断することは無論，検査結果が母体の変化を適切に表していない可能性もある．誤解を恐れずにいえば，外出血の状況のみで，輸血を開始することもありうる．身体所見や妊産婦からの訴えを大切

表 1-14　産科 DIC スコア

Ⅰ．基礎疾患	点数	Ⅱ．臨床症状	点数	Ⅲ．検査項目	点数
a. 常位胎盤早期剝離		a. 急性腎不全		・血清 FDP ≧ 10 μg/mL	〔1〕
・子宮硬直，児死亡	〔5〕	・無尿（≦ 5 mL/ 時間）	〔4〕	・血小板数	〔1〕
・子宮硬直，児生存	〔4〕	・欠乏（5＜〜≦ 20 mL/ 時間）	〔3〕	≦ 10 × 10⁴/μL	
・超音波断層所見および CTG 所見による早剝の診断	〔4〕	b. 急性呼吸不全（羊水塞栓症を除く）		・フィブリノーゲン ≦ 150 mg/dL	〔1〕
b. 羊水塞栓症	〔4〕	・人工換気または時々の補助呼吸	〔4〕	・プロトロンビン時間（PT）≧ 15 秒（≦ 50%）またはヘパプラスチンテスト ≦ 50%	
・急性肺性心	〔3〕	・酸素放流のみ	〔1〕		
・人工換気	〔2〕	c. 心・肝・脳・消化管などに重篤な障害がある時はそれぞれ 4 点を加える		・赤沈 ≦ 4 mm/15 分または ≦ 15 mm/ 時間	〔1〕
・補助呼吸	〔1〕				
・酸素放流のみ				・出血時間 ≧ 5 分	〔1〕
c. DIC 型後産期出血	〔4〕	・心（ラ音または泡沫性の喀痰など）	〔4〕	・その他の凝固・線溶・キニン系因子（例，AT Ⅲ ≦ 18 mg/dL または ≦ 60% プレカリクレイン，α₂-PI，プラスミノーゲンその他の凝固因子 ≦ 50%）	〔1〕
・子宮から出血した血液または採血血液が低凝固性の場合		・肝（可視黄疸など）	〔4〕		
・2,000 mL 以上の出血（出血開始から 24 時間以内）	〔3〕	・脳（意識障害および痙攣など）	〔4〕		
・1,000 mL 以上 2,000 mL 未満の出血（出血開始から 24 時間以内）	〔1〕	・消化管（壊死性腸炎など）	〔4〕		
	〔4〕	d. 出血傾向			
d. 子癇		・肉眼的血尿およびメレナ，紫斑，皮膚粘膜，歯肉，注射部位などからの出血	〔4〕		
・子癇発作	〔1〕				
e. その他の基礎疾患	〔1〕	e. ショック症状			
		・脈拍 ≧ 100/分	〔1〕		
		・血圧 ≦ 90 mmHg（収縮期）または 40% 以上の低下	〔1〕		
		・冷汗	〔1〕		
		・蒼白	〔1〕		

8 点以上は DIC に進展する可能性あり．治療を開始する．

にし,輸血のタイミングを逸しないことに尽きる.

　すべての対応は,人員確保から始まる.記録の重要性も高まっているが,時間をおかず記録することは訓練なしには難しい.自施設の緊急対応能力を把握し,それに合わせたルールを構築,シミュレーションしておくことが肝要である.

（谷垣伸治,芝田　恵）

文献

1) 谷垣伸治,松島幸生,杉林里佳ほか：分娩期のフィジカルアセスメント.臨床助産テキスト　第2巻　分娩,竹田 省 監修,福井トシ子 編,メディカ出版,pp.22-29,2016.
2) 日本助産診断・実践研究会 編：マタニティ診断ガイドブック 第2版,医学書院,2007.
3) 篠原徳子：一般の妊娠出産時の血行動態を含む母体の変化.Heart View,12(13)：1432-1437,2008.
4) Hunter S, Robson SC: Adaptation of the maternal heart in pregnancy. Br Heart J, 68(6): 540-543, 1992.
5) 日本産科婦人科学会／日本産婦人科医会 編集・監修：産婦人科診療ガイドライン―産科編2017,日本産科婦人科学会,2017.
6) Kodali BS, Chandrasekhar S, Bulich LN, et al: Airway changes during labor and delivery. Anesthsiology, 108(3): 357-362, 2008.
7) 角倉弘行：帝王切開の術前投与薬.麻酔,65(11)：1144-1151,2016.
8) 今中基晴：出産に向けて 分娩時の身体と胎児.ペリネイタルケア,夏季増刊：162-167,2005.
9) 妊産婦死亡症例検討評価委員会 日本産婦人科医会医療安全部会：平成22-24年妊産婦死亡.
10) 久保隆彦：出血量からみた分娩時異常出血.産科と婦人科,76(9)：1049-1053,2009.
11) 谷垣伸治,髙木崇子,井上慶子ほか：C. 産科救急の診療,分娩時異常大出血.産婦治療,100（増刊）：611-618,2010.
12) 池田智明：産科出血―9つのポイント―.日産婦誌,61(9)：N423-N426,2009.

4 出産後

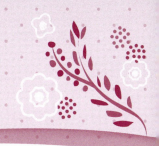

1 産後うつ

> **Key Points**
> ・産後うつとは，産後6ヵ月以内（狭義には4週間以内）に発症した大うつ病性障害のことである．
> ・一次スクリーニングには，エジンバラ産後うつ病質問票（EPDS）や二項目質問票が用いられる．
> ・早期評価，早期介入を念頭に，多職種と連携し，柔軟で個別的な対応が重要である．

　周産期には精神疾患が好発する．自殺が母体死因の主因を占め，また，精神の変調は母親のみならず，子どもの精神的な発達，パートナーの精神状態にも影響を与えるとされる．そのため，周産期の母親の精神的なアセスメントおよびケアが重要である[1]．産後うつの50％が出産前から始まるという報告もあり[2]，妊娠期から，母親の精神状態に配慮し，早期にスクリーニングを行い，陽性例には積極的な介入をしていくことが重要になる．産科医，精神科医，助産師，保健師，あるいは膠原病合併妊娠であればその内科担当医などと相互に連携し，さらに保健師やソーシャルワーカーなどと，多機関多職種連携をしていく必要がある（図1-16）．ここでは，周産期のうつ病，特に産後うつについて概観し，その症状や原因，治療や予防などについて述べる．

 ### 産後うつとは何か—病態とスクリーニング—

　かつては，妊娠期はうつ病などの精神症状の合併は少ないと考えられていた．しかし，2003年にイギリスで，自殺による妊産婦死亡の割合が身体疾患を上回ったという報告がなされるなど，近年になり，周産期にうつ病をはじめとした精神症状の合併が多くみられることが明らかになってきている．それに合わせて，周産期のメンタルヘルスが注目され，徐々にエビデンスも明らかになり，国立医療技術評価機構（National Institute for Health and Care Excellence；NICE）などによる種々のガイドラインや提言もみられるようになってきている．

　わが国においても，2003年に日本周産期メンタルヘルス研究会が発足し，2014年11月には日本周産期メンタルヘルス学会と改名，改組された．そして同学会により，2017年3月には，『周産期メンタルヘルス コンセンサスガイド2017』[3]がまとめられている．また，このコンセンサスガイドと軌を一にして，日本産科婦人科学会／日本産婦人科医

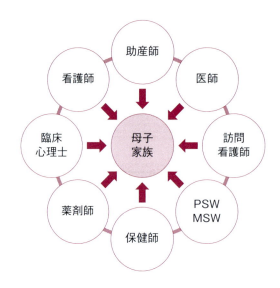

図 1-16　母子，家族を中心とした多機関多職種連携
PSW：精神保健福祉士，MSW：医療ソーシャルワーカー
(岡井 崇：うつ病等の精神疾患合併妊産婦の診療と支援について．p.11，厚生労働省「第6回周産期医療体制のあり方に関する検討会」，2016 より改変)

会による『産婦人科診療ガイドライン―産科編 2017』[4] が 2017 年 4 月に刊行された．これは 2014 年から 3 年ぶりの改訂であり，新たなクリニカルクエスチョン（CQ）として「妊娠中の精神障害のリスク評価の方法」が追加された．

また，政府も妊産婦支援を主要課題ととらえており，2017 年にはおよそ 5 年ぶりに自殺総合対策大綱の見直しが図られ，2017 年から人口動態統計に，「産後うつなどによる自殺者数」の項目を追加し，2017 年度から産後うつ予防のための健診を受ける際の費用の助成を開始するなど，調査，支援が始まっている．

❶ マタニティーブルーズ

産後うつと混同されやすい概念として，10〜30％程度の産褥婦が経験するマタニティーブルーズがある．抑うつ気分，不安・焦燥，涙もろさ，不眠，易疲労感，食思不振などがみられ，分娩後 2〜4 日頃に発症して多くは 10 日までに軽快する．「一過性」で「短期間」に改善することが特徴である．基本的には薬物療法は必要ないが，マタニティーブルーズを経験すると，産後うつに罹患しやすいという報告もあり，そのフォローは慎重である必要がある[5]．

❷ 産後うつの病態と診断

産後うつは，大うつ病性障害の診断基準を満たすもののうち，産後 6 ヵ月以内（狭義には 4 週間以内）に発症したものとされる．具体的には，①抑うつ気分，②意欲低下のいずれか 1 つ以上を有し，③食思不振あるいは過食，④不眠あるいは過眠，⑤精神運動焦燥あるいは制止，⑥易疲労感・気力の減退，⑦無価値観，罪責感，⑧集中力・決断力の低下，⑨希死念慮をあわせて 5 つ以上の症状が，2 週間以上持続している際に診断される[6]．ただ，母乳育児への強いこだわりや，子どもに関する悲観的思考など，産後う

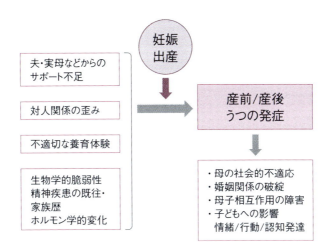

図 1-17　産前・産後のうつ病の発症モデル
(岡井 崇：うつ病等の精神疾患合併妊産婦の診療と支援について．p.16，厚生労働省「第6回周産期医療体制のあり方に関する検討会」，2016 より改変)

つに特有な訴えがみられることもある．

　また，産後うつの有病率は，一般的に 10 〜 15％程度とされ，特に産後 3 ヵ月までに発症することが多い．そしてその抑うつエピソードは，50％が出産前から始まるという報告もあり，産後のみならず妊娠中を含めた周産期全体にうつ病の合併が多いことが明らかになってきた[2]．そのため，従来は，「産後の発症」という特定用語が用いられ，「産後うつ」という言葉が広く知れ渡っていたが，2013 年に改訂されたアメリカ精神医学会による『精神障害の診断と統計の手引き　第 5 版』(DSM-5)[6] により，「産後の発症」という用語が「周産期の発症」に変更され，より連続性が重視されるようになった．

❸ 産後うつの原因

　産後うつは，心理社会的要因と生物学的要因が複雑に関わっている（図 1-17）．過去のうつ病の既往，妊娠中のうつ症状や不安，低い自己評価，マタニティーブルーズ，社会的支援の欠如，妊娠中や産後早期の予期せぬライフイベントなどがリスク因子とされ，妊娠，出産に伴う女性ホルモンなどの急激な変化が発症に関係していると考えられるが，決定的な証拠は少ない[7]．

　また，膠原病に関していえば，その症状の一つとして，抑うつ状態を呈することは多い．加えて，膠原病自体が産後に増悪するという報告もある[8]．ほかにも，治療に用いられるステロイドによって，薬剤性の抑うつ状態を引き起こす可能性も考えられる．一般には，産後うつのリスク因子として膠原病はあげられていないが，膠原病合併の産褥婦が抑うつ症状を示した場合には，一般的な産後うつに対しての対応以外に，膠原病自体，あるいはその治療薬によって抑うつが出現・増悪していないかについても念頭に置き，専門医と協働した精緻な評価が必要不可欠である．

❹ 産後うつのスクリーニング

　産後の母親のうつ症状は，児の発達やパートナーの精神状態に悪影響を与えるとされる．そのため，早期発見と適切なケアが重要となる．産後うつという名称ではあるが，妊娠初期から子育て期までの一連の流れの中で，継続的に関わり支援することが重要である．

　産後うつのスクリーニングとしては，まず産褥婦全例に自己質問票による評価を行うことが推奨される．これは，産後うつの有病率の高さに加え，産後うつの患者は自分から症状を訴えることが少ないことも理由としてあげられる．そして，そのスクリーニング検査での陽性群に対して，精緻な精神医学的評価を行うことで，効率的な介入が可能となる．

　スクリーニングの方法としては，産後1ヵ月を目安に，エジンバラ産後うつ病質問票（Edinburgh Postnatal Depression Scale；EPDS）を施行することが各種ガイドラインでも推奨されている．EPDSは10の質問からなり，5分ほどで回答が可能で，産褥婦にも受容性が高く使用しやすい．具体的には，喜びや楽しみ，自責感，不安，恐怖感，不眠，悲哀，流涙，自傷の考えなどについてその有無と頻度を問う．日本においては，妊娠中期のカットオフ値として12/13点が推奨されている[9]．また，他のスクリーニングとして，二項目質問票があり，これは過去1ヵ月の「抑うつ気分」と「興味関心の低下」を問う．EPDSに比しても簡便であり，NICEガイドラインでは使用の検討が推奨されている．

産後うつへの介入―生物学的介入と心理社会的介入―

❶ 産後うつへの介入

　妊娠初期から，妊婦とその関係者の状況を把握し，妊娠期から必要に応じて地域の保健師などと協働して支援することが必要となり，産後うつもその延長線上にあるものとしてとらえられるべきである[10]．

　具体的な介入方法の一例を，『産婦人科診療ガイドライン―産科編2017』を参考に示す（図1-18）．まず全例に，一次スクリーニングとしてEPDS，あるいは二項目質問票

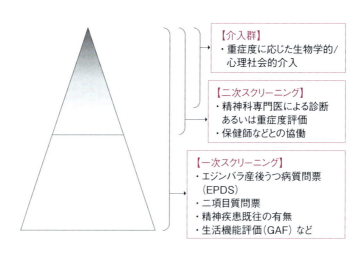

図1-18　産後うつ病のスクリーニングと介入

を施行する．また，もともとの精神疾患の既往の有無を確認し，うつ病の発症リスクを評価する．ここで，質問票で高得点，ハイリスクと判断された例については，精神障害の程度も加味して精神科医に相談するか判断する必要がある．具体的には，家事その他の生活機能が著しく損なわれている状況，あるいは胎児・新生児・乳児の健康管理あるいは生命の危機が懸念されるなど，母子のみにしておけない状況と考えられる場合などに，精神科専門医への紹介や各種関係機関への連絡を考慮する．紹介を受けた精神科医は，より精緻な精神医学的評価を行い，重症度の評価を行い，医療介入の要否を判断する．この時点で，保健師などとの協働も検討する．そして，その重症度に合わせた介入を行うことにより，限られた人的資源を最適な形で分配して対応することが可能になる．

● **生物学的介入**

専門的な薬物療法は，精神科医によってなされる．中等症から重症うつ病に対しては，選択的セロトニン再取り込み阻害薬（selective serotonin reuptake inhibitors；SSRI），セロトニン・ノルアドレナリン再取り込み阻害薬（serotonin noradrenaline reuptake inhibitors；SNRI），三環系抗うつ薬（tricyclic antidepressants；TCA）などが，精神療法と組み合わせて用いられる．

薬物療法を行う際には，母乳移行性の考慮も必要である．ただ，薬物の経母乳的摂取は，経胎盤的摂取の10％以下とされ，そのため，向精神薬の多くは授乳可能とされる．一方で，児に種々の副作用が出現した報告も存在しており，注意は必要である[11]．薬物療法については，日々新たな情報がもたらされるため，最新の情報にアクセスできるようにすることも非常に重要である．国立成育医療研究センターの「妊娠と薬情報センター」[12]，また『周産期メンタルヘルス コンセンサスガイド 2017』『産婦人科診療ガイドライン―産科編2017』なども参考になる．

● **心理社会的介入**

本人のみならず，パートナーやケアラーに対しての心理教育（妊娠期から産後1年は不安定になりやすいことの理解や自助的ケアの促し），また社会資源の活用（保育施設，乳児院，保健師訪問など）を積極的に導入する必要がある．特に，膠原病など慢性疾患を有している際には，その疾患による機能障害によって，育児の負担が大きくなる可能性もあり，柔軟で個別的な対応が望まれる．

心理的なサポートとしては，軽度から中等度の抑うつを示す患者の場合には，患者の発言を否定せずに，受容的，支持的で共感的に対応することが望ましい．これは精神科医のみならず，すべての医師や支援者が行うことが可能なものである．中等症以上の抑うつや不安を示す患者の場合には，精神科医や心理士を中心として，認知行動療法（cognitive behavior therapy；CBT）や対人関係療法を中心とした精神療法も検討される．

社会的なサポートとしては，精神科医，心理士，ソーシャルワーカーや保健師を本人・家族に紹介し，情報を共有しつつ，育児に関する助言を伝えていくことが望ましい．その手段として，パンフレットの配布，電話や家庭訪問などがあげられる．

これらの介入のうち，CBTや対人関係療法，家庭訪問は，予防的効果の報告もあり，初期評価でリスクが高いと判断されれば，その時点でうつ病を発症していなくとも介入する価値はあると思われる．

まとめ

　産後をはじめ，周産期にはうつ病が好発する．そのため，リスク評価，スクリーニングを妊娠初期から行い，関係各所と協働していくことが非常に重要である．

　母親がどのような思いをもち，妊娠，出産し，そして子どもを育てていくのか．それは千差万別であり，例えばひとくちに膠原病合併妊娠といっても，母の思いは一人ひとり異なるものであって，決して医療者が一つの型に押し込むことはできない．そのさまざまな思いを尊重し，寄り添い，支えていくために，医療者は適切な知識をもち，多職種連携をしながら，その人と関わることが何より重要である．それにより，その人にとってのかけがえのない妊娠・出産・育児を支えていくことが可能になる．

（濱本　優，田宗秀隆）

文献

1) 濱本 優，田宗秀隆ほか：共同意思決定と personalized care planning により，妊娠継続に至った重症精神疾患合併妊娠の二例．総合病院精神医学，2019，in press.
2) 岡野禎治：周産期のうつ（気分障害，精神科）．治療，95(11)：1882-1885，2013.
3) 日本周産期メンタルヘルス学会 編集・監修：周産期メンタルヘルス コンセンサスガイド 2017．Available at: 〈http://pmhguideline.com/consensus_guide.html〉
4) 日本産科婦人科学会／日本産婦人科医会 編集・監修：産婦人科診療ガイドライン―産科編 2017，日本産科婦人科学会，2017.
5) 神崎秀陽：マタニティーブルー・産褥精神病．日本産科婦人科学会雑誌，54(7)：N207-N213，2002.
6) 日本精神神経学会：DSM-5 精神疾患の診断・統計マニュアル，医学書院，2014.
7) 岡野禎治：周産期におけるうつ病の危険因子と予防―エビデンスからみた介入―．臨床精神医学，44(4)：527-533，2015.
8) 「関節リウマチ（RA）や炎症性腸疾患（IBD）罹患女性患者の妊娠，出産を考えた 治療指針の作成」研究班 編：全身性エリテマトーデス（SLE），関節リウマチ（RA），若年性特発性関節炎（JIA）や炎症性腸疾患（IBD）罹患女性患者の妊娠，出産を考えた治療指針，2018.
9) Usuda K, Nishi D, Okazaki E, et al: Optimal cut-off score of the Edinburgh Postnatal Depression Scale for major depressive episode during pregnancy in Japan. Psychiatry Clin Neurosci, 71(12): 836-842, 2017.
10) 岡野禎治：産後うつ病と育児支援．精神神経学雑誌，111(4)：432-439，2009.
11) 伊藤真也，村島温子，鈴木利人 編：向精神薬と妊娠・授乳，南山堂，2014.
12) 国立成育医療研究センター：妊娠と薬情報センター．Available at: 〈www.ncchd.go.jp/kusuri〉

2 産後圧迫骨折

Key Points
- 妊娠後骨粗鬆症の明らかな定義はないが，近年その頻度は上昇している．
- 産後圧迫骨折も妊娠後骨粗鬆症が原因で発症する．
- 主な原因は妊娠前の低骨密度であると考えられている．
- したがって，妊娠前，妊娠期，出産後に適切な予防，対策が必要であり，個々に応じた食事，運動，薬物療法の選択が重要である．

妊娠後骨粗鬆症とは

　閉経後の骨粗鬆症の発症頻度は高く，閉経後女性の約1/4が骨粗鬆症であると考えられている．骨粗鬆症は高齢者に生じると考えられがちであるが，近年若年者の発症も増加している．妊娠後骨粗鬆症もその一つである．妊娠後骨粗鬆症の明らかな定義はないが，筆者らは妊娠，出産に伴い発症する骨粗鬆症を"妊娠後骨粗鬆症"と定義している．妊娠の可能性のある女性にとってはまれな疾患ではあるが，近年その頻度は上昇している．

　妊娠後骨粗鬆症は，一般的に出産後数ヵ月を過ぎた頃に発症する．脊椎圧迫骨折を主として，腰背部痛を訴えて来院されることが多いが，無症状のことも多いため注意を要する．発症機序はいまだ不明であるが，授乳による体内からのカルシウムの喪失，血中エストロゲンの低下，血中PTH-rP（parathyroid hormone-related protein）の上昇などが原因であるといわれている．授乳期間が長く無月経期間が長いほど，骨密度（bone mineral density；BMD）は低下しやすい．授乳期には毎月1～3％の骨量が減少する．通常，授乳時におけるBMD低下は離乳後速やかに回復する．しかしながら，妊娠後骨粗鬆症は，元来BMDが低く，妊娠・出産を契機として発症するという考え方が主流である．

妊娠後骨粗鬆症の治療

❶ カルシウム製剤

　カルシウムは骨の主要な構成成分であり必須ミネラルの一つである．カルシウム摂取が不足すると骨吸収が亢進し骨量が減少する．妊娠期，特に妊娠後期には妊婦から胎児に多くのカルシウムが移行する．西脇らは，妊娠期に総量約30gのカルシウムが母体から胎児に移行すると報告している．さらに授乳期には母乳生産のために160～300mg/日のカルシウムが喪失する[1]．したがって，妊婦は出産期には積極的なカルシウム摂取が推奨される．骨粗鬆症治療薬としてのカルシウム製剤は，唯一妊娠中でも安全性が証明されている薬剤である．

❷ 活性型ビタミンD

　活性型ビタミンDは体内へのカルシウム吸収作用を有する．摂取したカルシウムは体内のビタミンDが不足していると多くは尿中へ排泄されてしまう[2]．活性型ビタミンDは紫外線により皮膚でつくられる．地域にもよるが，夏季20～30分程度，冬季

はプラス20分くらいの目安で，両掌と顔部を露出するとよい．食事としては，干し物（干しシイタケ，干し大根，干し柿など）の摂取が好ましい．その他の食材としてサケ，キクラゲ，卵の摂取も勧められる．妊娠後骨粗鬆症において血中25(OH)Dの濃度を調べた報告は非常に少ない．骨粗鬆症治療薬としては，大きく分けて天然型ビタミンD製剤であるデノタス®チュアブルと，活性型ビタミンD製剤であるカルシトリオール，アルファカルシドール，エルデカルシトールの4種類がある．ヒトにおいて天然型ビタミンD投与による催奇形性の報告はない．活性型ビタミンD製剤投与による胎児の異常の報告はないが，エルデカルシトールでは動物実験で催奇形性の報告があるため妊娠中の投与は禁忌である．それぞれの特徴をよく理解し処方することが望ましい．周産期の女性にも食事からのビタミンDの積極的な摂取が望ましい．

❸ ビタミンK

ビタミンKは凝固に必要な因子として考えられている．食材としては納豆，ブロッコリーに豊富に含まれる．骨粗鬆症治療薬としてのビタミンK_2（メナテトレノン）は骨形成を促し骨をしなやかにする重要なビタミンである．骨芽細胞が産生するビタミンK依存性の非コラーゲン性骨蛋白質にオステオカルシン（osteocalcin；OC）がある．ビタミンKが不足した状態では，低カルボキシル化オステオカルシン（undercarboxylated osteocalcin；ucOC）が高値となる[3]．ヒトにおいてメナテトレノン投与に伴う催奇形性の報告はなく妊娠中の使用に関して問題はないと思われる．周産期の女性にも食事からのビタミンKの積極的な摂取が望ましい．

❹ ビスホスホネート製剤

ビスホスホネート製剤はBMD増加，骨折予防という観点から最もエビデンスの豊富な薬剤である．妊婦あるいは妊娠の可能性のある女性に対して，エチドロン酸，リセドロン酸，ミノドロン酸，イバンドロン酸は投与禁忌となっている．一方でアレンドロン酸は"治療上の有益性が危険性を上回ると判断される場合のみ投与すること"と表記されている．現時点では，妊娠中のビスホスホネート製剤使用に伴う安全性に関しては結論を出すことは難しい．一方で妊娠後骨粗鬆症を発症した11例に対しビスホスホネート製剤を投与し，BMDの上昇，骨折抑制効果を得たという報告がある[4]．ビスホスホネート製剤の骨半減期は長く[5]（表1-15），妊娠前に休薬しても骨代謝抑制効果は妊娠中にも継続し胎児に与える影響が懸念される．その適応は慎重にするべきであろう．

❺ デノスマブ

デノスマブはわが国において2013年5月に骨粗鬆症に対する適応が承認された．デノスマブは破骨細胞の分化，活性化に必須なRANKLに対するヒト型IgG2モノクローナル抗体製剤である．原発性骨粗鬆症，続発性骨粗鬆症に対して，投与後早期から強力な骨吸収抑制作用を有する[6]．筆者は原発性骨粗鬆症をはじめ，骨系統疾患，関節リウマチ，透析，摂食障害，筋ジストロフィーなどに伴う続発性骨粗鬆症に対して，現在2～110歳まで幅広くデノスマブを使用しているが[7-18]，大きな有害事象を認める症例は少ないため，比較的安心して使用できる薬剤であると考えている．しかしながらサルを用いた実験では，死産増加，分娩後出生児の死亡増加，出生児の骨・歯の異常および末梢リンパ節の欠損などが報告されている．したがって，妊婦または妊娠の可能性のある

表 1-15 ハイドロキシアパタイト(HAP)の In vitro と In vivo におけるラット骨結合と骨排泄

ビスホスホネート製剤の効果順	In vitro	In vivo	
	HAP 結合力, 1/mol	投与後の骨結合率(%)と時間(hr)	末端骨半減期(日)
クロドロン酸	7.2×10^5	50 (n.s.) 経口 50 (72 hr) 静注	大腿骨+脛骨:440
アレンドロン酸	2.94×10^6	64 (6 hr) 静注	大腿骨, 脛骨:200
リセドロン酸	2.19×10^6	60 (n.s.) 静注	全身:380
イバンドロン酸	2.36×10^6	40〜50 (2, 24 hr)静注	大腿骨, 骨幹:440 大腿骨類型:500
ゾレドロン酸	3.47×10^6	50〜62 (n.s.) 静注/皮下注	—

n.s.: not specified

(Bauss F, et al: Ibandronate in osteoporosis: preclinical data and rationale for intermittent dosing. Osteoporos Int, 15: 423-433, 2004)

表 1-16 デノスマブ投与前後の BMD 変化

部位	投与前	投与後
腰椎 BMD (g/cm^2)	0.874	0.891
T スコア	-2.1	-1.9
左右大腿骨頸部 BMD (g/cm^2) 〔平均値〕	0.669	0.676
T スコア〔平均値〕	-2.2	-2.2

(Isobe F, et al: J Nutr Disorders Ther, 6(2): 189, 2016 より改変)

女性には添付文書上は禁忌である．これまで，妊娠期骨粗鬆症に対するデノスマブ使用の報告は存在しない．筆者らは 25 歳女性に「妊娠していないこと」を問診で確認後にデノスマブ投与を開始したが，その後妊娠していたことが発覚し，結果的に妊娠早期にデノスマブ投与を 1 回行い，正常に妊娠，出産を終えた症例を経験した[7]．デノスマブ投与は妊娠早期に 1 回であったが，投与 1 年時の BMD では腰椎，両側大腿骨近位部（平均値）ともに上昇がみられた (表 1-16)．通常出産後の BMD は低下する．これらの点から妊娠早期にデノスマブを投与しても妊娠中の母体への影響は少ない可能性があり，BMD 増加という観点からデノスマブによる加療を検討してもよいのかもしれないが，さらなる詳細な検討が必要である．

❻ テリパラチド

副甲状腺ホルモンである PTH 製剤は骨密度上昇効果，骨折抑制効果という観点から多発骨折例，骨密度の極端に低い症例（T スコア -3.0 SD 未満など）には非常に有効な薬剤である．現時点では妊娠中の安全性を検証した疫学研究はないため，妊婦または妊娠の可能性のある女性への投与は禁忌である．PTH 製剤は一般的には閉経後骨粗鬆症で重度の骨粗鬆症患者に適応となる．妊娠後ビスホスホネートとビタミン D での治療を行ったが多発脊椎骨折を起こしたため PTH 製剤に切り替えたところ，骨折発生を抑制し BMD が上昇したという報告もある[19]．また，妊娠後に腰背部痛を主訴とした多発脊椎骨折の患者 3 例に対し PTH 製剤を使用し，痛み消失，骨折なしという報告もある[20]．PTH 製剤は閉経後骨粗鬆症のみならず，適応を選べば若い患者にも比較的安心して使

自験例から

❶ 妊娠後骨粗鬆症：4症例の検討

過去に筆者らは妊娠後骨粗鬆症の4例を経験している[21]．周産期の骨折，骨代謝，ビタミンDについて検討したので考えてみたい．3症例は初産，1症例は多産であるが，すべて授乳症例である．ダイエットの既往，月経などの問題はなく，治療介入前のカルシウム，リンなどの血算生化学的な異常は認めなかった．周産期に，4例中3例で脆弱性の脊椎圧迫骨折，1例で脆弱性の肋骨骨折を認めた．また，4例中3例で測定した血中25(OH)Dの濃度も正常範囲内であった．骨代謝マーカーは4例中3例で亢進していた．特記すべき点は全例で治療介入前にucOCが高値を示した点である．活性型ビタミンD（アルファカルシドール）とメナテトレノンによる治療を行い，治療1年時にはいずれも骨密度の上昇を認めた．筆者らの知る限り骨折は起こっていない[21]．以上を考えると，妊娠後骨粗鬆症の病態に，妊娠前の血中25(OH)D濃度が関係している可能性は低く，むしろ血中ビタミンK不足が関与している可能性が示唆された．妊娠後骨粗鬆症の治療には以前から指摘されてきた活性型ビタミンDに加えて，メナテトレノンの併用療法が有用であろう．

❷ 妊娠可能なステロイド性骨粗鬆症女性に対する薬物療法

膠原病に合併したステロイド性骨粗鬆症，産後圧迫骨折に関しての報告は非常に少ない．筆者らは妊娠可能な膠原病患者でステロイド性骨粗鬆症に該当する20人に，ビスホスホネート製剤，別の患者20人にデノスマブを投与し，投与後3年間の経過で，BMD上昇，骨折発生なしという予備的なデータを得ている（未公表データ）．いずれも妊娠，出産という経過を経ていないため，今後の経過観察が必要である．

❸ 基礎疾患のないBMD低下女性に対する食事指導

妊娠後骨粗鬆症の原因はいまだ明らかではないが，妊娠前からBMDが低いことが主な原因で，出産後に問題が顕在化しやすい．筆者は20～30代女性であっても多産，ダイエットの経験，痩せ型体型，母親の大腿骨近位部骨折歴がある場合，BMD検査を勧めている．米山らは出産一人当たり妊婦のBMDが平均4.5％低下するとしている[22]．妊娠前にBMDを十分高くしておくことが重要であろう．妊娠前のBMDが低い場合，適切な食事指導，特にビタミンDとビタミンKを多く含む食事を推奨することが大切である．筆者らは，明らかな既往はなく，BMDが腰椎YAM（young adult mean）約80％の20～30代女性約30人に，ビタミンDとビタミンKの食事指導を1年間行った．結果，腰椎YAMが平均約5％上昇した．若い女性でBMDが低い場合，まず食事指導が重要である．同時に運動指導も重要である．腰椎BMDが低い場合は腹筋を中心とした筋力アップ，大腿骨近位部BMDが低い場合は同部位への負荷，刺激を与える体操指導を行う（未公表データ）．これらで改善がみられなければ，活性型ビタミンDに加えてメナテトレノンの併用療法を行うとよい．また，授乳もBMD低下の原因の一つである．圧迫骨折を生じた状態では腰背部痛のため授乳が困難になることも多い．治療の一つとして離乳を勧める．産後の授乳婦は同世代の非授乳婦と比べ，BMDが低下し骨折

リスクが高くなっている状態であるといえる．適切な食事と運動指導を行い，適宜薬物療法の実施を考慮すべきである．腰背部痛の訴えがあれば，同部位の単純X線写真を撮像し，脊椎骨を評価するなどの注意が必要である．

まとめ

　妊娠，出産に伴い発症する妊娠後骨粗鬆症の頻度は近年上昇している．産後圧迫骨折も妊娠後骨粗鬆症が原因で発症する．周産期全体にわたって適切な予防，対策が必要であり，個々に応じた食事，運動，薬物療法の実施が重要である．近年増加傾向にある切迫早産に対する安静臥床，リトドリンの投与，不育症に対するヘパリンの投与などは，骨吸収を亢進させBMDを低下させる可能性がある．このような授乳婦には，妊娠後骨粗鬆症に対する一層の注意が必要である．

（中村幸男）

文献

1) 西脇美春：妊娠・授乳・離乳期における骨密度の変化と要因―文献による検討― 総説．Yamanashi Nursing Journal, 2(1)：3-13, 2003.
2) Rathod A, Bonny O, Guessous I, et al: Association of urinary calcium excretion with serum calcium and vitamin D levels. Clin J Am Soc Nephrol, 10(3): 452-462, 2015.
3) Iwamoto J: Vitamin K₂ therapy for postmenopausal osteoporosis. Nutrients, 6(5): 1971-1980, 2014.
4) O'Sullivan SM, Grey AB, Singh R, et al: Bisphosphonates in pregnancy and lactation-associated osteoporosis. Osteoporos Int, 17(7): 1008-1012, 2006.
5) Bauss F, Russell RG: Ibandronate in osteoporosis: preclinical data and rationale for intermittent dosing. Osteoporos Int, 15(6): 423-433, 2004.
6) Nakamura Y, Kamimura M, Ikegami S, et al: Changes in serum vitamin D and PTH values using denosumab with or without bisphosphonate pre-treatment in osteoporotic patients: a short-term study. BMC Endocr Disord, 15: 81, 2015.
7) Isobe F, Nakamura Y, Kamimura M, et al: Effects of Denosumab Treatment during Early Pregnancy A Case Report. J Nutr, 6: 189, 2016.
8) Kamimura M, Nakamura Y, Ikegami S, et al: Significant improvement of bone mineral density and bone turnover markers by denosumab therapy in bisphosphonate-unresponsive patients. Osteoporos Int, 28(2): 559-566, 2017.
9) Nakamura Y, Suzuki T, Yoshida T, et al: Vitamin D and Calcium Are Required during Denosumab Treatment in Osteoporosis with Rheumatoid Arthritis. Nutrients, 9(5): pii: E428, 2017.
10) Uehara M, Nakamura Y, Takahashi J, et al: Efficacy of Denosumab for Osteoporosis in Three Female Patients with Osteogenesis Imperfecta. Tohoku J Exp Med, 242(2): 115-120, 2017.
11) Suzuki T, Nakamura Y, Kato H: Changes of Bone-Related Minerals during Denosumab Administration in Post-Menopausal Osteoporotic Patients. Nutrients, 9(8): pii: E871, 2017.
12) Nakamura Y, Suzuki T, Kamimura M, et al: Vitamin D and calcium are required at the time of denosumab administration during osteoporosis treatment. Bone Res, 5: 17021, 2017.
13) Suzuki T, Nakamura Y, Kato H: Significant improvement of bone mineral density by denosumab without bisphosphonate pre-treatment in glucocorticoid-induced osteoporosis. Mod Rheumatol, 28(5): 885-889, 2018.
14) Suzuki T, Nakamura Y, Kato H: Vitamin D and Calcium Addition during Denosumab Therapy over a Period of Four Years Significantly Improves Lumbar Bone Mineral Density in Japanese Osteoporosis Patients. Nutrients, 10(3): pii: E272, 2018.
15) Kumaki D, Nakamura Y, Suzuki T, et al: Efficacy of Denosumab for Osteoporosis in Two Patients with Adult-Onset Still's Disease-Denosumab Efficacy in Osteoporotic Still's Disease Patients. J Clin Med, 7(4): pii: E63, 2018.
16) Kumaki D, Nakamura Y, Sakai N, et al: Efficacy of Denosumab for Glucocorticoid-Induced Osteoporosis in an Adolescent Patient with Duchenne Muscular Dystrophy: A Case Report. JBJS Case Connect, 8(2): e22, 2018.
17) Uehara M, Nakamura Y, Takahashi J, et al: Efficacy of denosumab in two cases with multiple-system atrophy and osteoporosis. Ther Clin Risk Manag, 14: 817-822, 2018.
18) Uehara M, Nakamura Y, Takahashi J, et al: Efficacy of denosumab therapy for neurofibromatosis type 1 with osteoporosis and history of fractures: a case report. Ther Clin Risk Manag, 14: 1243-1246, 2018.
19) Winarno AS, Kyvernitakis I, Hadji P: Successful treatment of 1-34 parathyroid hormone (PTH) after

failure of bisphosphonate therapy in a complex case of pregnancy associated osteoporosis and multiple fractures. Z Geburtshilfe Neonatol, 218(4): 171-173, 2014.
20) Choe EY, Song JE, Park KH, et al: Effect of teriparatide on pregnancy and lactation-associated osteoporosis with multiple vertebral fractures. J Bone Miner Metab, 30(5): 596-601, 2012.
21) 上村幹男, 内山茂晴, 池上章太ほか：妊娠後骨粗鬆症における骨代謝状態. Ⅶ. 骨盤, その他の部位の骨折の病態・診断・治療. 別冊整形外科, 60：189-192, 2011.
22) 米山京子, 池田順子, 寺本好弘：授乳婦の骨密度に及ぼす授乳と食生活の影響：前向き研究. 母性衛生, 40(4)：473-481, 1999.

3 産後の薬物療法

> **Key Points**
> ・膠原病患者は，出産後の育児を行う上で身体の基盤をつくるためにも，原疾患の管理を適切に行うことは大変重要である．
> ・更年期，中高年期への橋渡しとして，妊娠中，産褥期の疾患・合併症管理は患者の予後を規定する大切な要因である．

　膠原病は慢性疾患であり，妊娠中や産後にかかわらず投薬が必要となる場合が多い．また，実臨床において産後に膠原病の病勢が悪化し，治療強化が必要となる場面もしばしば経験する．しかしその際，乳児への薬剤の影響を考慮して授乳を中止せざるを得ない，あるいは原疾患に対して必要な治療を減量・中止するといった症例が多かったのではないだろうか．

　日本の医薬品添付文書における授乳婦に関する記載の多くは，科学的な根拠に基づいていないのが現状である．薬剤投与中の授乳については，母乳への薬剤の移行量と授乳した乳児への影響についての科学的根拠をもって判断されるべきである．膠原病の治療を受けている母親の授乳の可否についても科学的根拠に基づき判断する必要がある．

母乳育児のメリット，重要性

　人工乳栄養と比べ，母乳育児の利点として以下の事項があげられる．
①乳児の発育に必要な栄養素を含み，消化・吸収がよく乳児が消化しやすい．
②さまざまな免疫グロブリン（主に分泌型 IgA）などの免疫関連物質や免疫細胞を含み，新生児期や乳児期の感染症発症の予防および重症度を低下させる．
③授乳を通じた母児相互の満足感や安定した情緒形成，母子関係の良好な形成，および出産後の母体の回復を促進する．

　母乳栄養がその後の健康へ与える影響として，母乳栄養児のほうが人工乳栄養児と比べて肥満，高血圧となるリスクが低くなり[1-4]，小児期，成人期における糖尿病発症のリスクも低下するといわれている[5]．その他，中枢神経系の発達促進，乳幼児突然死症候群の発症低下も報告されている．

　一方，母乳育児をしている母親においては2型糖尿病，産後うつ，乳癌，卵巣癌の発症リスクの減少が認められている[6]．

授乳中の女性に対する薬の使用

　わが国の医薬品添付文書には［妊婦・産婦・授乳婦の項］に必要な注意，情報が記載されているが（添付文書記載要領の改定に伴い変更される予定），多くの医薬品添付文書には「有効性と安全性を考慮して投与すること」あるいは「母乳に移行することが知られており授乳を避けさせること」と記載されている．しかし，これらの情報は実際の母乳

への移行量や，それを授乳した乳児への影響についての科学的根拠に基づいたものではなく，少量でも母乳中に検出されたものや，動物実験のみでの評価を根拠としているものも多い．

実際には授乳中の女性が，添付文書記載に基づいて判断し服薬アドヒアランスの低下につながったり，自己判断で授乳をやめてしまったりすることがしばしばみられる．われわれ医師は，産後に必要な治療については十分患者・家族に説明した上で，可能な限り授乳との両立を目指すべきである．

また一方，母親が授乳継続を希望し，児に対する薬の影響を心配して服薬を拒否し，必要な治療を受けない場合もある．正しい情報を母親に提供し，母親自身の健康状態を維持することの重要性を説明する．

薬剤の母乳への移行，母乳から乳児への移行に影響する因子

❶ 指 標

母体→母乳→乳児への薬剤の移行について考える際に必要な指標を以下に示す．

● 薬剤の母体血中から母乳中への移行しやすさを示す指標

$$\text{M/P 比} = \frac{\text{母乳中薬剤濃度（milk）}}{\text{母体血中薬剤濃度（plasma）}}$$

M/P 比が低いこと（特に「1 以下」）は，母乳への移行が少ないことを表している（多くの薬剤があてはまる，表1-17）．しかし，投与回数や測定時間，授乳回数など，多くの因子に影響を受けやすい．

● 母体投与量の何％が乳児に移行したかを示す指標

$$\begin{array}{c}\text{相対的乳児薬剤摂取量}\\\text{(relative infant dose；RID)}\end{array} = \frac{\text{母乳中の薬剤濃度×母乳の摂取量（mg/kg/日）}}{\text{母親の薬剤摂取量（mg/kg/日）}} \times 100（\%）$$

RID が「10％以下」であれば安全，1％以下ではほぼ問題にならない（多くの薬剤が 1％以下である）とされている（表1-18）．

❷ 影響する因子

薬剤が母体の血液から母乳中，乳児へ移行する際に影響する因子としては，①薬剤の因子，②母体側の因子，③乳児側の因子の 3 点があげられる．それぞれの因子について，下記に薬剤が移行しやすくなる条件を述べる．

表1-17　M/P 比が低い薬剤例

薬 剤	M/P 比
プレドニゾロン	0.25
サラゾスルファピリジン	0.09〜0.17
タクロリムス	0.54

表1-18　RID が低い薬剤例

薬 剤	RID（％）
プレドニゾロン	1.1
アザチオプリン	0.07〜0.3
タクロリムス	0.1〜0.5
シクロスポリン	0.05〜3

● 薬剤の因子
　1）脂溶性が高い
　細胞膜が主に脂質から構成されているため，脂溶性の薬剤は細胞膜を通過しやすく母乳へ移行しやすい．
　2）分子量が小さい
　一般的に分子量が小さければ，母乳中へ移行しやすい．巨大な分子量をもつ薬剤（ヘパリン，インスリン，インターフェロンなど）は，母乳中に移行しない．
　3）母親の循環血液中の蛋白結合率が低い
　薬剤は血漿蛋白質と結合すると細胞膜を通過できないため，蛋白結合率が低い薬剤は遊離型が多くなり細胞膜を通過しやすく母乳へ移行しやすい．
　乳児は血清蛋白質量が少ないため，蛋白結合率が低いが，生後1～3年で成人レベルになる．
　4）薬剤のpK$_a$（酸解離定数）が塩基性である
　薬剤のpK$_a$（酸解離定数）と溶媒のpHの関係は，pK$_a$が塩基性のときにはpK$_a$＞pHのほうがイオン化しやすいといわれている．母体血漿のpHは約7.4，母乳（成乳）のpHは約6.8である．このため，弱塩基性薬剤は，母体血中よりもイオン化しやすく，母乳へ移行すると考えられている．
　5）薬剤の最高血中濃度が高い，半減期（クリアランス）が長い
　薬剤の最高血中濃度（C$_{max}$）が高く，半減期（クリアランス）の長いものは移行量が多い．半減期の短い薬剤は母体血中濃度が早く低下するため，母乳に移行する量は少ない．半減期の長い薬剤，徐放性薬剤は，乳児の体内に蓄積しやすい．

● 母体側の因子
　1）投与方法
　母親が経静脈的に薬剤を摂取した場合，血中濃度は一時的に高くなるため薬剤は母乳へ移行しやすくなり，乳児の薬剤摂取量に影響を与える可能性がある．しかし，その薬剤が消化管から吸収されにくい場合，母乳中に薬剤が移行していても，乳児の腸管からはほとんど吸収されない．
　2）授乳時間，授乳回数
　授乳時の母体血中濃度が高いほど，薬剤は母乳へ移行しやすい．血中濃度のピーク〔最高血中濃度到達時間（T$_{max}$）〕は，静注では投与直後，経口では1～3時間後となる．

● 乳児側の因子
　1）吸収，生体利用率，代謝
　新生児では胃液のpHが比較的高い傾向があるため，酸性薬物の溶解性は上昇し，吸収性は低くなる．また，塩基性薬物の吸収性は高くなる．
　生体利用率は投与された薬剤の吸収率を示す．母乳は腸管で吸収されるので，薬物摂取している母親の母乳による乳児への影響は，腸管での吸収率と関連する．腸管での吸収率の低い薬剤では，その影響が低い．また，生後数ヵ月から半年は胃内容排出時間が長いため，脂溶性の薬物を除いて一般に吸収性が低い傾向にある．腸管吸収率も新生児では低い．

表1-19 膠原病疾患で使用される可能性のある薬の授乳期の薬剤評価

分類	薬剤		添付文書	総合評価
解熱鎮痛薬	非ピリン系	アセトアミノフェン	有益性投与	○
	酸性NSAIDS	アスピリン	中止	△（高用量時注意）
		ジクロフェナクナトリウム	中止	○
		ロキソプロフェンナトリウム	中止	○
	コキシブ系	セレコキシブ	中止	○
副腎皮質ステロイド	プレドニゾロン		中止	○
	メチルプレドニゾロン		中止	○
	デキサメタゾン		中止	○
抗リウマチ薬	金チオリンゴ酸ナトリウム		中止	△
	ブシラミン		中止	△
	ペニシラミン		中止	△
	サラゾスルファピリジン		中止	○
	イグラチモド		中止	×
免疫抑制薬	メトトレキサート		禁忌	×
	レフルノミド		禁忌	×
	タクロリムス		有益性投与	○
	アザチオプリン		有益性投与	○
	ミゾリビン		中止	×
	ミコフェノール酸モフェチル		中止	×
	シクロフォスファミド		中止	×
	シクロスポリン		有益性投与	○
免疫調整薬	ヒドロキシクロロキン		中止	○
生物学的製剤	インフリキシマブ		中止	○
	エタネルセプト		中止	○
	アダリムマブ		中止	○
	ゴリムマブ		中止	△
	セルトリズマブ ペゴル		中止	○
	トシリズマブ		中止	○
	アバタセプト		中止	○
分子標的型合成抗リウマチ薬	トファシチニブ		中止	×
ビスホスホネート製剤	リセドロン酸ナトリウム水和物		中止	○
	アレンドロン酸ナトリウム水和物		中止	○
活性型ビタミンD_3製剤	アルファカルシドール		中止	△（高用量時注意）
	カルシトリオール		中止	△（高用量時注意）
抗血栓薬	低用量アスピリン		中止	○
	ワルファリン		中止	○
	ヘパリン		中止	○

○：疫学的な情報が豊富または多くの使用経験が報告されており安全に使用可能と考えられる薬
△：疫学的な情報が少なく安全性・危険性を推定する必要のある薬
×：使用を避けるべき薬

（伊藤真也, 村島温子 編：薬物治療コンサルテーション 妊娠と授乳 改訂2版, 南山堂, 2014より改変）

代謝について，新生児は代謝に関与する多くの酵素が欠損しているか活性が低いため，薬物に対して感受性が高くなる．

2）排　泄

新生児・乳児では腎での薬物排泄能が低いため，腎排泄型の薬物は蓄積しやすい傾向がある．出生時における腎糸球体濾過速度（glomerular filtration rate；GFR）は 20 〜 40 mL/min/1.73m² であるが，出生から 5 ヵ月後にはほぼ成人値（120 mL/min/1.73m²）に達する．

膠原病患者における産後・授乳期の薬物療法

関節リウマチ，全身性エリテマトーデスなどの膠原病疾患は産褥期にしばしば再燃を認めるため，慎重に経過観察を行う必要があり，必要時には治療強化を要する場合がある．

また，妊娠期にはステロイド投与を行っている症例においても積極的な骨粗鬆症予防管理を行うことができず，さらに授乳期には骨密度の低下を認めることから産後の骨密度の管理，予防治療も重要な事項である．

表 1-19 に，膠原病合併妊娠において産後に使用する可能性のある薬の授乳期の薬剤評価を示す[7,8]．

まとめ

近年，膠原病を患う女性が妊娠，出産を経験することが増えている．出産後の育児を行う上で身体の基盤をつくるためにも，原疾患の管理を十分に行うことは大変重要である．また，妊娠中・産褥期の管理は，更年期，中高年期への橋渡しとして患者の予後を規定する大切な要因でもある．

（平松ゆり）

文献

1) Armstrong J, Reilly JJ; Child Health Information Team: Breastfeeding and lowering the risk of childhood obesity. Lancet, 359(9322): 2003-2004, 2002.
2) Owen CG, Martin RM, Whincup P, et al: The effect of breastfeeding on mean body mass index throughout life: a quantitative review of published and unpublished observational evidence. Am J Clin Nutr, 82(6): 1298-1307, 2005.
3) Owen CG, Martin RM, Whincup PH, et al: Effect of infant feeding on the risk of obesity across the life course: a quantitative review of published evidence. Pediatrics, 115(5): 1367-1377, 2005.
4) Martin RM, Gunnell D, Smith GD: Breastfeeding in infancy and blood pressure in later life: systematic review and meta-analysis. Am J Epidemiol, 161(1): 15-26, 2005.
5) Owen CG, Martin RM, Whincup PH, et al: Does breastfeeding influence risk of type 2 diabetes in later life? A quantitative analysis of published evidence. Am J Clin Nutr, 84(5): 1043-1054, 2006.
6) Ip S, Chung M, Raman G, et al: Breastfeeding and maternal and infant health outcomes in developed countries. Evid Rep Technol Assess(Full Rep), l53: 1-186, 2007.
7) 伊藤真也，村島温子 編：薬物治療コンサルテーション 妊娠と授乳 第 2 版，南山堂，2014．
8) Drugs and Lactation Database(Lact_Med). Available at: 〈http://toxnet.nlm.nih.gov/newtoxnet/lactmed.htm〉

4 乳児へのワクチン対応

Key Points
- 妊婦に免疫抑制薬，生物学的製剤を使用した場合でも，ワクチンは予定通りに出生児に接種して構わない．
- 例外は，TNF-α阻害薬を用いた場合であり，生ワクチンの接種は生後6ヵ月まで行わない．ロタウイルスワクチンは接種せず，BCGワクチンは生後6ヵ月以降に行う．1歳以降の生ワクチンは通常通りに接種する．

　予防接種によって小児が受ける恩恵は大きい．乳幼児は免疫学的にも未成熟であるため，百日咳菌，結核菌，莢膜をもつ肺炎球菌やインフルエンザ菌b型（Hib：ヒブ）などで重症化や死亡しやすい．B型肝炎ウイルスは，長らく母子感染予防事業として母体感染があるときのみにワクチン接種されてきた．しかし，母子感染以外の家族内感染，保育園などでの水平伝播などを遮断するために，全員に接種するユニバーサルワクチンに変更された．ロタウイルスワクチンは，入院加療することも多い同ウイルスによる胃腸炎の予防に効果的である．
　ワクチンの恩恵は発症予防や重症化予防であるため，病気が治療で改善するような目に見える利益が実感されにくい．有害事象と副反応も混同されやすい．ワクチン接種後の因果関係が明らかでないのが有害事象で，因果関係があって効能以外のものが副反応である．因果関係が明らかでない有害事象があたかも関連があるように報道され，誤解が助長されたりする．現在，副反応疑いは報告義務があり，国内データは収集，解析されて，安全性が継続的に評価されている．一般にワクチンは予防の利益が副反応などの不利益を大きく上回るため，接種が推奨される．

妊婦の免疫抑制薬・生物学的製剤の使用とワクチン接種

　妊婦に使用した免疫抑制薬，生物学的製剤などが，胎児や新生児に与える影響のデータは限られている．出産後は，可能であれば小児科医，または新生児科医に異常の有無を確認してもらえるよう診察を依頼するのが望ましい．明らかな異常がみられない場合でも，出産した児の免疫に影響を及ぼすことがある．乳児期には，予防接種でさまざまな種類のワクチンが投与される．一般に予防接種では，原疾患の影響で免疫不全の状態にある，あるいは免疫抑制薬を使用中の場合は，生ワクチンの投与は行わない．生ワクチンは，病原性を弱くした微生物を用いるため，理論上，ワクチン株によって感染症を発症するリスクがある．一方，不活化ワクチンは，微生物の一部を抗原として用いているため，ワクチンによる感染症を発症することはない．免疫抑制状態のために抗原抗体反応が低下して，免疫が誘導されにくい可能性がある．しかし，デメリットが増えるわけではなく，効果が落ちる可能性があるのみである．免疫不全の患者では，ワクチンで予防できる疾患の自然感染で重症化するリスクも高いので，一般に不利益より利益が上回るため，不活化ワクチンの接種は推奨されることが多い[1]．例外は，一部の原発性免

疫不全などで，不活化ワクチンによる抗体産生がまったく期待できない，あるいは血液腫瘍などの悪性疾患で寛解導入などを行っている場合である．症例によっては，抗体産生が十分に行われない可能性があるため，接種後に抗体価測定が行われる．

不活化ワクチン

　妊婦に免疫抑制薬，生物学的製剤が投与されていても，一般のワクチンスケジュールに従って接種を行う[2]（表 1-20）．乳児期（1 歳未満）に接種される不活化ワクチンは，肺炎球菌結合型ワクチン，インフルエンザ菌 b 型ワクチン（ヒブワクチン），百日咳ジフテリア破傷風不活化ポリオ 4 種混合ワクチン，B 型肝炎ワクチンがある．妊婦の B 型肝炎ウイルス感染症の合併があり，HBs 抗原が陽性の場合，出生後ただちに児へ B 型肝炎ウイルスワクチンと抗 HBs 免疫グロブリンを投与する．その後は，1 ヵ月，6 ヵ月と計 3 回のワクチン接種をする．出生体重が 2 kg に満たない場合は，0 日，1 ヵ月，2 ヵ月，6 ヵ月と 4 回接種を行う．それ以外の場合，生後 2 ヵ月から肺炎球菌，ヒブワクチン，B 型肝炎ウイルスワクチンの接種が開始となる．早産であっても暦月齢で接種を開始する．

生ワクチン

　出生児の免疫に母体の薬剤の影響が考慮される場合，乳児の接種時期を調整するか，または接種しない．乳児期に接種される生ワクチンは，ロタウイルスワクチン，BCG ワクチンがある（表 1-20）．ロタウイルスワクチンは 2 種類あり，5 価経口弱毒生ロタウイルスワクチン（ロタテック®内用液）は生後 6 〜 32 週までに 4 週間以上の間隔をあけて 3 回投与，初回接種は 14 週 6 日までに行う．経口弱毒生ヒトロタウイルスワクチン（ロタリックス®内用液）は生後 6 〜 24 週までに 4 週間以上の間隔をあけて 2 回投与，初回接種は 14 週 6 日までに行う．ロタウイルスワクチンは，腸重積発症のリスクがあるため，決められた週数までに投与する．BCG ワクチンは，出生後から 1 歳までいつでも接種できるが，特に家族内からの結核感染のリスクがなければ，現在，月齢 5 〜 7 ヵ月での接種が推奨されている[2]．地域によって BCG ワクチンは集団接種が行われており，接種日が決まっていることがある．母体への免疫抑制薬や生物学的製剤の投与で問題になるのは，生ワクチンのロタウイルスワクチンと BCG ワクチンである．その他の生ワクチンは 1 歳以降に接種されるため，影響を考慮しなくてよい．

表 1-20　乳児期に接種するワクチンの日本小児科学会が推奨するスケジュール

月齢	ワクチンの種類
2 ヵ月	肺炎球菌，ヒブ，B 型肝炎*，ロタウイルス（1 価，5 価）
3 ヵ月	肺炎球菌，ヒブ，B 型肝炎*，4 種混合，ロタウイルス（1 価，5 価）
4 ヵ月	肺炎球菌，ヒブ，4 種混合，ロタウイルス（5 価）
5 〜 7 ヵ月	BCG
7 〜 8 ヵ月	B 型肝炎*

＊母体の B 型肝炎ウイルス感染例では，出生後，ただちに接種を開始し，0 日，1 ヵ月，6 ヵ月で接種を行う．
（日本小児科学会：日本小児科学会が推奨する予防接種スケジュール，2018 より改変）

母体投与薬剤別の新生児のワクチン接種の対応（表1-21）

❶ ステロイド薬

妊娠中の投与で口蓋裂の発症リスクが高まるという報告と，関係ないという報告がある[3-5]．出生児のワクチンに関しては，原則，スケジュール通りに投与できる．何らかの理由で児がプレドニゾロン換算で2mg/kg以上のステロイド投与を受けている場合，投与終了まで，または投与終了後2週間まで生ワクチンの接種を遅らせる[1]．

❷ TNF-α阻害薬

不活化ワクチンはスケジュール通りに接種を行う．生ワクチンに関しては，母体に投与されたインフリキシマブが新生児に移行し血液中より検出されていたとの報告がある[6-8]．一般にインフリキシマブが新生児の体内に残存していても，免疫機能に与える影響はよく解明されていないが，乳児期に易感染性を示すことはまれとされる[9]．しかし，28歳のクローン病の妊婦にインフリキシマブが投与され，出生した児が3ヵ月でBCGワクチンを接種したところ，播種性BCG感染症をきたし4.5ヵ月で死亡したという症例報告がある[10]．1例の報告による一般化は難しいが，今後の多くのデータ集積も望めないことから，インフリキシマブが体内から消失する生後6ヵ月まで生ワクチンの接種を遅らせる[9]．妊婦の炎症性腸疾患のグループによる合意声明で，TNF-α阻害薬を妊婦に投与した場合は，乳児の生後6ヵ月まで生ワクチンの接種を避けるべきとしている[11]．開始時期が生後14週6日までに限定されるロタウイルスワクチンは，原則，接種できない．BCGワクチンは，接種をする場合は生後6ヵ月以降に行う．1歳以降に接種する生ワクチンである麻疹ウイルス，風疹ウイルス，ムンプスウイルス，水痘・帯状疱疹ウイルスのワクチンは，予定通り接種する．また，胎盤通過性が低いことを示すデータのあるセルトリズマブ ペゴルとエタネルセプトについても同様に対応するのが無難である．理由は，接種できないロタウイルスによる自然感染で重篤化もしくは死亡することはまれであり，リスク回避のメリットが上回るためである．

❸ ヒドロキシクロロキン

妊婦投与で胎児への影響は低く，比較的安全とされる[12,13]．妊娠中の投与で出生児の免疫に重大な影響は考えにくく，生ワクチンも含めてすべてスケジュール通りの予防接種でよい．

表1-21 妊婦の使用薬剤と出産児のワクチンのスケジュール

	不活化ワクチン	生ワクチン
ステロイド薬	予定通り	予定通り
TNF-α阻害薬	予定通り	生後6ヵ月以降のみ
ヒドロキシクロロキン	予定通り	予定通り
アスピリン，アセトアミノフェン	予定通り	予定通り
シクロスポリン，タクロリムス	予定通り	予定通り
アザチオプリン	予定通り	予定通り
免疫グロブリン製剤	予定通り	予定通り

❹ アスピリン，アセトアミノフェン

　小児でも使用される薬剤で，一般に免疫に大きな影響は与えない．生ワクチンを含めてすべてスケジュール通りの予防接種でよい．

❺ シクロスポリン，タクロリムス

　妊婦投与による新生児の免疫への影響はあまり研究されていない．半減期の短い薬剤であり，生後2ヵ月から接種を始める予防接種に影響が出る可能性は低いと考えられる．原則，生ワクチンも含めてすべてスケジュール通りの予防接種でよい．

❻ アザチオプリン

　胎盤で不活化された代謝物が胎児で検出される[14]．そのため，新生児の免疫に与える影響は低いと考えられる．原則，生ワクチンも含めてすべてスケジュール通りの予防接種でよい．

❼ 免疫グロブリン製剤

　免疫グロブリンのIgGは胎盤を通過し，胎児，新生児に移行する．免疫グロブリン製剤やその他の血液製剤に含まれる免疫グロブリンにより，投与後，生ワクチンのうちの麻疹ウイルス，風疹ウイルス，ムンプスウイルス，水痘・帯状疱疹ウイルスのワクチン効果が減弱する可能性がある[15]．しかし，これらのワクチンは1歳以降に接種するワクチンであり，妊婦に免疫グロブリン製剤を投与してからは十分な期間があるために影響を受けない．生ワクチンでもロタウイルスワクチン，BCGワクチンは免疫グロブリン製剤の影響を受けず，同様に不活化ワクチンも影響を受けない．したがって，妊婦で免疫グロブリン製剤やその他の血液製剤が投与された場合でも，出生児のワクチンはスケジュール通りの接種でよい．

（堀越裕歩）

文献

1) Kimberlin D, Bardy M, Jackson MA, et al: Immunization in special clinical circumstances. Red Book 2015 Report of the Committee on Infectious Diseases. 30th ed, 68-107, American Academy of Pediatrics, 2015.
2) 日本小児科学会：日本小児科学会が推奨する予防接種スケジュール，2018．Available at: 〈http://www.jpeds.or.jp/uploads/files/vaccine_schedule.pdf〉[cited 2018 November 29]
3) Carmichael SL, Shaw GM: Maternal corticosteroid use and risk of selected congenital anomalies. Am J Med Genet, 86(3): 242-244, 1999.
4) Park-Wyllie L, Mazzotta P, Pastuszak A, et al: Birth defects after maternal exposure to corticosteroids: prospective cohort study and meta-analysis of epidemiological studies. Teratology, 62(6): 385-392, 2000.
5) Hviid A, Mølgaard-Nielsen D: Corticosteroid use during pregnancy and risk of orofacial clefts. CMAJ, 183(7): 796-804, 2011.
6) Vasiliauskas EA, Church JA, Silverman N, et al: Case Report: Evidence for Transplacental Transfer of Maternally Administered Infliximab to the Newborn. Clin Gastroenterol Hepatol, 4(10): 1255-1258, 2006.
7) Mahadevan U, Wolf DC, Dubinsky M, et al: Placental transfer of anti-tumor necrosis factor agents in pregnant patients with inflammatory bowel disease. Clin Gastroenterol Hepatol, 11(3): 286-292, quiz e24, 2013.
8) Bortlik M, Machkova N, Duricova D, et al: Pregnancy and newborn outcome of mothers with inflammatory bowel diseases exposed to anti-TNF-alpha therapy during pregnancy: three-center study. Scand J Gastroenterol, 48(8): 951-958, 2013.
9) Djokanovic N, Klieger-Grossmann C, Pupco A, et al: Safety of infliximab use during pregnancy. Reprod Toxicol, 32(1): 93-97, 2011.
10) Cheent K, Nolan J, Shariq S, et al: Case Report: Fatal case of disseminated BCG infection in an infant born to a mother taking infliximab for Crohn's Disease. J Crohns Colitis, 4(5): 603-605, 2010.
11) Nguyen GC, Seow CH, Maxwell C, et al: The Toronto Consensus Statements for the Management of Inflammatory Bowel Disease in Pregnancy. Gastroenterology, 150(3): 734-757, e1, 2016.

12) Clowse ME, Magder L, Witter F, et al: Hydroxychloroquine in lupus pregnancy. Arthritis Rheum, 54(11): 3640-3647, 2006.
13) Parke A, West B: Hydroxychloroquine in pregnant patients with systemic lupus erythematosus. J Rheumatol, 23(10): 1715-1718, 1996.
14) Saarikoski S, Seppälä M: Immunosuppression during pregnancy: transmission of azathioprine and its metabolites from the mother to the fetus. Am J Obstet Gynecol, 115(8): 1100-1106, 1973.
15) Kimberlin D, Bardy M, Jackson MA, et al eds: Active immunization of people who recently received immune globulin and other blood products. Red Book 2015 Report of the Committee on Infectious Diseases 30th ed, pp.38-40, American Academy of Pediatrics, 2015.

5 健やかな中高年への移行に向けた管理

1 更年期障害

Key Points
- 多くの膠原病は女性に好発し，エストロゲンの関与が示唆されている．
- 全身性エリテマトーデスの女性に対するホルモン補充療法（HRT）は，疾患を軽度から中等度増悪させる可能性があるが，骨粗鬆症予防などのメリットもあるため，症例に応じ検討する必要がある．
- 関節リウマチの女性に対するHRTは症状を改善する可能性があり，骨粗鬆症予防としても有用である．

閉経に伴うエストロゲンの変化と膠原病

　エストロゲンが女性のライフサイクルに伴いダイナミックに変動することはよく知られている．エストロゲンの受容体は，卵巣，子宮，乳腺以外にも体中に分布しており，エストロゲンの変動は女性の心身すべてに影響を及ぼす可能性がある．特に，心血管系，骨，中枢神経系，泌尿生殖器系には大きな変動をもたらすことが知られている．

　閉経前後には更年期障害によるQOLの低下が生じるが，同時に女性は閉経によるエストロゲンの低下に伴い，脂質異常症と骨粗鬆症のリスクが急増することが知られている．脂質異常症は動脈硬化の原因となり，虚血性心疾患や脳血管障害といった心血管疾患を引き起こし，また骨粗鬆症は骨折の原因となることから，どちらも高齢女性の寝たきりや死亡につながる重大な疾患である．

　多くの膠原病が女性に好発することは既知であるが，疾患そのものや治療による心血管系や骨への影響が閉経という影響を受け，死亡率の増加につながる可能性も示唆されている[1]．そのため，膠原病の診療に際しては更年期以降のヘルスケアも考慮し治療にあたることが望まれる．

　ここでは，更年期障害の病態や治療法，膠原病女性への対応について述べる．

更年期および更年期障害の定義

　日本産科婦人科学会編の『産科婦人科用語集・用語解説集』では，更年期は，「閉経前後の5年間を併せた10年間をいう」と定義されている[2]．また，「閉経の診断は女性が12ヵ月以上無月経となって初めて可能である．1995年の報告では，わが国の閉経年

齢の中央値は 50.5 歳である」と定義されており[2]，閉経年齢の正常範囲は 45 〜 56 歳とも示されていることから，ほとんどの女性はおおむね 40 〜 60 歳の間に更年期を経験するといえる．

更年期障害の定義は，「更年期に現れる多種多様な症状の中で，器質的変化に起因しない症状を更年期症状と呼び，これらの症状の中で日常生活に支障をきたす病態」とされている[2]．更年期はすべての女性に訪れるが，更年期障害として治療を必要とするのはその一部となる．

更年期障害の病因・病態

更年期障害の発症機序において女性ホルモンの消退が重要な役割を担っていることは間違いないと思われるが，エストロゲン消退による更年期障害発現の正確な機序は明らかになっていない．

更年期障害の症状は，大きく分類すると自律神経失調症状，精神症状，その他，の 3 種類に分けられるが，症状の原因としては，女性ホルモンの低下に伴う内分泌学的変化（ホルモン要因），本人をとりまく家庭や環境（環境要因），その人がもともともつ性格的要因などが複合的に影響して発症すると考えられている．

日本人女性にみられる更年期症状とその頻度としては，1995（平成 7）年度に厚生労働省班研究として日本全国で行われた 40 〜 65 歳の一般女性に対する更年期障害のアンケート調査によると，最も発現頻度が高かったのは肩こりであり，次に疲労感，のぼせ，発汗の順であったと報告されている[3]．また，同研究によると，治療を必要とする更年期障害は，更年期女性の約 15％にみられたという[3]．

更年期障害の診断

更年期障害の診断には，器質的疾患を除外することがまず必要である．更年期障害の除外診断として考慮されるべき疾患，病態について表 1-22 に示す[4]．

特に全般的に症状が類似しており鑑別が必要となる疾患は，うつ病，甲状腺機能低下症である．更年期にはしばしば「うつ傾向」がみられるが，DSM-5 における「うつ病」

表 1-22　更年期障害の除外診断として考慮すべき主な疾患・病態

症状全般	うつ病，甲状腺機能異常（亢進・低下）
倦怠感・意欲低下	肝機能障害，貧血
動悸	貧血
めまい	メニエール病，貧血
指のこわばり	関節リウマチ
頭痛	脳腫瘍，薬剤誘発性頭痛
腰痛	腰椎椎間板ヘルニア
膝痛	変形性膝関節症
ホットフラッシュ	カルシウム拮抗薬服用

（高松 潔ほか：予防医学，58：91-100，2016）

5 健やかな中高年への移行に向けた管理

の診断基準を満たす状態である場合は精神科での治療が必要になる[5]．また，不安感もよくみられる症状であり，うつと同様，不安障害の診断基準に合致する状態であるかも確認を要する．

甲状腺機能障害は機能亢進症・低下症ともに更年期障害様の症状を呈することが知られており，また更年期女性に好発する疾患でもある．そのため，適宜甲状腺刺激ホルモン（thyroid stimulating hormone；TSH）とFT4の採血を行い，甲状腺機能異常がないことを確認する必要がある．

更年期症状は多岐にわたるため，外来での問診ですべてを把握することはきわめて困難である．そのため，症状を確認するために調査表や質問紙を使うことは有効である．有名なものとしてはクッパーマン指数やそれに基づいた簡易更年期指数[6]などがあるが，得られる点数により更年期障害の重症度や治療を決めることは慎まなければならない．そこで日本産科婦人科学会の生殖・内分泌委員会は2001年，日本人女性の更年期症状評価表を作成した（表1-23）[7]．この評価表は簡便であるとともに，日本人女性の更年期にみられる症状をカバーしていると考えられ，症状の評価に有用である．

表1-23 日本人女性の更年期症状評価表

症状	症状の程度		
	強	弱	無
1. 顔や上半身がほてる（熱くなる）			
2. 汗をかきやすい			
3. 夜なかなか寝付かれない			
4. 夜眠っても目をさましやすい			
5. 興奮しやすく，イライラすることが多い			
6. いつも不安感がある			
7. ささいなことが気になる			
8. くよくよし，ゆううつなことが多い			
9. 無気力で，疲れやすい			
10. 眼が疲れる			
11. ものごとが覚えにくかったり，物忘れが多い			
12. めまいがある			
13. 胸がどきどきする			
14. 胸がしめつけられる			
15. 頭が重かったり，頭痛がよくする			
16. 肩や首がこる			
17. 背中や腰が痛む			
18. 手足の節々（関節）の痛みがある			
19. 腰や手足が冷える			
20. 手足（指）がしびれる			
21. 最近音に敏感である			

（日本産科婦人科学会 生殖・内分泌委員会：日産婦誌，53(5)：13-14，2001）

更年期障害の治療

更年期障害の治療法は薬物療法と非薬物療法に分類されるが，薬物療法として主に行われるものは，ホルモン補充療法（hormone replacement therapy；HRT），漢方療法，向精神薬治療である．非薬物療法としては，カウンセリングや各種心理療法などが施行されている．また最近では，サプリメントにも日本人女性の更年期症状に対して効果があるとするエビデンスをもつものがある．

以下に薬物療法について概説するが，出現している症状の要因を考慮し，適切に使い分ける必要がある．

❶ ホルモン補充療法（HRT）

更年期障害の要因としてエストロゲンの低下および欠乏があることを考えると，それを補充することは理にかなっている．更年期障害全般がHRTの適応になるが，特にホットフラッシュなどの血管運動神経症状や，尿道腟粘膜症状の治療，骨粗鬆症の予防などに有用である[8]．更年期症状の緩和のためにはエストロゲン補充のみで十分であるが，子宮のある女性に対しては，子宮内膜を保護し子宮体癌を予防するために黄体ホルモン製剤を併用する必要がある．

現在わが国においても，HRTを適切かつ安全に行うためのガイドラインが策定されており，処方の際には参照することが望まれる[9]．近年，日本国内でも製剤の選択肢が増えてきており，エストロゲンの投与法として，経口剤，経皮貼付剤，経皮ゲル剤が選択でき，投与経路による効果の違いなども検討されている．

❷ 漢方療法

更年期症状は不定愁訴という名の通り，症状が多彩であり発症機序も各々異なることから，漢方療法のよい適応であるとされ，広く用いられている．特によく使われる方剤は，三大漢方婦人薬とも呼ばれる，当帰芍薬散，加味逍遙散，桂枝茯苓丸である．なかでも加味逍遙散は身体症状と精神症状の両方に有効であるとされ，めまいに対してはHRTよりも改善率が高いとの報告もある[10]．

❸ 向精神薬治療

HRTや漢方療法以外では，選択的セロトニン再取り込み阻害薬（selective serotonin reuptake inhibitors；SSRI）やセロトニン・ノルアドレナリン再取り込み阻害薬（serotonin noradrenaline reuptake inhibitors；SNRI）なども用いられる．SSRI，SNRIともに更年期女性のホットフラッシュに対する効果が確認されており，2013年にはアメリカ食品医薬品局（Food and Drug Administration；FDA）がホットフラッシュに対しSSRIであるパロキセチン錠を認可しており[11]，欧米ではHRTの行えない症例に対し，積極的に使用されている．

膠原病と閉経，HRT

多くの膠原病が女性に好発することは周知であり，閉経の影響やエストロゲンの関与についても検討されている[12]．

また，膠原病の治療で使用するアルキル化薬により卵巣機能が傷害され閉経となるこ

とも知られており，シクロホスファミドによる治療を受けたSLE患者の11〜59%が早発閉経に至ったという報告がある[1]．

女性は閉経後に骨量が減少し骨粗鬆症の頻度が急増するが，同時にステロイド使用，RA，SLE，慢性肝疾患などは続発性骨粗鬆症の原因疾患としても知られているため[13]，特に注意が必要である．

膠原病女性に対してのHRTを考慮した場合，更年期障害の治療としても，骨粗鬆症予防の観点からも，リスクとベネフィットを鑑みて，必要に応じ使用されることが望まれる．ただし，エストロゲンにより増悪する可能性がある疾患や血栓症の素因がある場合には，慎重に対応しなければならない．

❶ 全身性エリテマトーデス（SLE）

SLEはエストロゲンレベルの低下に伴い，閉経後には発症頻度が減少することが知られている[1]．いくつかの研究において，50歳以降で発症したSLEはそれより若年で発症したものに比べ軽症であったことも示されている．ただし，SLE女性における閉経後の疾患活動性の低下は，年齢や罹病期間，治療の効果などさまざまな要因により異なると考えられている．

2007年に発表されたNurse's Health Studyの結果では，エストロゲン曝露はSLEの発症に関与しており，早い初経，経口避妊薬使用，HRTはそれぞれ独立した危険因子であったと報告されている[14]．また，HRTによるSLEリスクの上昇は，中止後も少なくとも5年間継続したと述べられている．一方，2005年に報告された無作為化比較試験（randomized controlled trial；RCT）では，1年間のHRTにより対象の59%において病勢の軽度〜中等度の増悪が認められたが，重度増悪は7.5%であったとされている[15]．また，2007年に報告されたRCTでは，SLE女性に2年間HRTを行ったところ，病状の変化については両群間に差はなかったが，血栓症の割合はHRT群では3倍であったとされている[16]．

しかしSLE女性は，治療薬としてのシクロホスファミド使用などにより早発閉経のリスクも高い．いくつかの研究でHRTによるSLEの増悪が示唆されている一方，骨密度や脂質への効果も示されている[17]．以上から，HRTガイドラインでは，SLE女性については「慎重投与ないしは条件付で投与が可能な症例」であるとの立場をとっている．

❷ 関節リウマチ（RA）

RAは更年期以降の女性に好発する疾患である．早期の閉経は危険因子の一つであり，また，RAは閉経後に増悪することも知られている．一般に，HRTはRA女性の骨密度や骨吸収マーカーを改善し，またRAそのものの発症や進行に対しても予防的に作用するといわれている[17,18]．

イギリスで行われたRCTでは，エストラジオールの経皮投与により血中E_2が上昇した群では，ペインスコア，赤血球沈降速度，朝のこわばりがプラセボ群と比較し有意に改善したと報告されている[19]．

❸ その他の疾患

ほかに，全身性強皮症（systemic scleroderma；SSc）や巨細胞性動脈炎も，閉経により増悪する可能性が示唆されている[1]．

まとめ

更年期障害について，そして膠原病を有する更年期女性への対応について述べた．膠原病は女性に好発し，疾患それ自体やその治療が骨粗鬆症など女性の一生に関わる疾患にも影響するものであるため，治療にあたっては更年期以降の女性のヘルスケアについても考慮する必要がある．

（小川真里子）

文献

1) Sammaritano LR: Menopause in patients with autoimmune diseases. Autoimmun Rev, 11: A430-436, 2012.
2) 日本産科婦人科学会 編：産科婦人科用語集・用語解説集 改訂第4版，2018.
3) 廣井正彦：更年期障害に関する一般女性へのアンケート調査報告．日産婦誌，49(7)：433-439，1997.
4) 高松 潔，小川真里子：更年期の諸問題―更年期障害とその対応―．予防医学，58：91-100，2016.
5) 日本精神神経学会 監：DSM-5 精神疾患の診断・統計マニュアル，医学書院，2014.
6) Ladenson PW, Singer PA, Ain KB, et al: American Thyroid Association guidelines for detection of thyroid dysfunction. Arch Intern Med, 160(11): 1573-1575, 2000.
7) 日本産科婦人科学会 生殖・内分泌委員会：日本人女性の更年期症状評価表．日産婦誌，53(5)：13-14，2001.
8) 日本女性医学学会：女性医学ガイドブック 更年期医療編 2014年度版，金原出版，2014.
9) 日本産科婦人科学会/日本産婦人科医会 編集・監修：ホルモン補充療法ガイドライン2017年度版，日本産科婦人科学会，2017.
10) 樋口 毅，飯野香理，柞木田礼子ほか：更年期障害の諸症状に対する加味逍遙散，ホルモン補充療法の効果比較 無作為割付研究の結果より．日本女性医学学会雑誌，20(2)：305-312，2012.
11) Orleans RJ, Li L, Kim MJ, et al: FDA approval of paroxetine for menopausal hot flushes. N Engl J Med, 370(19): 1777-1779, 2014.
12) Ngo ST, Steyn FJ, McCombe PA: Gender differences in autoimmune disease. Front Neuroendocrinol, 35(3): 347-369, 2014.
13) 骨粗鬆症の予防と治療ガイドライン作成委員会 編：骨粗鬆症の予防と治療ガイドライン2015年版，2015. Available at: 〈http://www.josteo.com/ja/guideline/doc/15_1.pdf〉
14) Costenbader KH, Feskanich D, Stampfer MJ, et al: Reproductive and menopausal factors and risk of systemic lupus erythematosus in women. Arthritis Rheum, 56(4): 1251-1262, 2007.
15) Buyon JP, Petri MA, Kim MY, et al: The effect of combined estrogen and progesterone hormone replacement therapy on disease activity in systemic lupus erythematosus: a randomized trial. Ann Intern Med, 142(12 Pt 1): 953-962, 2005.
16) Sánchez-Guerrero J, González-Pérez M, Durand-Carbajal M, et al: Menopause hormonal therapy in women with systemic lupus erythematosus. Arthritis Rheum, 56(9): 3070-3079, 2007.
17) Holroyd CR, Edwards CJ: The effects of hormone replacement therapy on autoimmune disease: rheumatoid arthritis and systemic lupus erythematosus. Climacteric, 12(5): 378-386, 2009.
18) Martocchia A, Stefanelli M, Cola S, et al: Sex steroids in autoimmune diseases. Curr Top Med Chem, 11(3): 1668-1683, 2011.
19) Hall GM, Daniels M, Huskisson EC, et al: A randomised controlled trial of the effect of hormone replacement therapy on disease activity in postmenopausal rheumatoid arthritis. Ann Rheum Dis, 53(2): 112-116, 1994.

2 長期合併症

> **Key Points**
> ・近年,妊娠中の産科合併症が,全身性エリテマトーデス(SLE)女性の将来の心血管イベントによる死亡リスクと関連することが明らかとなっている.
> ・妊娠・出産を乗り越えた膠原病女性を,合併症や身体機能低下の少ない,健やかな中高年へと導くことは非常に重要な課題である.

近年の治療法の進歩により,膠原病・リウマチ性疾患の予後は飛躍的に改善した.しかしその一方で,長期罹患に伴う原病や治療薬,特にステロイドの副作用による身体的・精神的ダメージの蓄積,それに伴う患者のQOLの低下が依然大きな問題として残されている[1].

このような観点からみると,妊娠・分娩を乗り越えた膠原病女性を,妊娠前の主治医のもとでの診療にスムーズに移行させ,心血管イベントなどの合併症や圧迫骨折などによる身体機能低下の少ない,健やかな中高年へと導くことは,非常に重要な課題であると考えられる.

近年,妊娠中の産科合併症が,SLE女性の将来の心血管イベントによる死亡リスクに関連するという報告がなされた[2].SLEにおける脂質代謝異常は心血管イベントのリスクとなるのみならず,身体機能障害や臓器障害の蓄積につながる可能性があること[3],スタチンなどによる適切な脂質異常症の管理がSLE患者の死亡率や心・腎合併症発症を減らす可能性[4]が報告されている.このような長期的な予後を見据えた産後の管理も,今後は必要と考えられる.

(金子佳代子)

文献

1) van Vollenhoven RF, Mosca M, Bertsias G, et al: Treat-to-target in systemic lupus erythematosus: recommendations from an international task force. Ann Rheum Dis, 73(6): 958-967, 2014.
2) Soh MC, Nelson-Piercy C, Dib F, et al: Brief Report: Association Between Pregnancy Outcomes and Death From Cardiovascular Causes in Parous Women With Systemic Lupus Erythematosus: A Study Using Swedish Population Registries. Arthritis Rheumatol, 67(9): 2376-2382, 2015.
3) Demir S, Artim-Esen B, Sahinkaya Y, et al: Metabolic syndrome is not only a risk factor for cardiovascular diseases in systemic lupus erythematosus but is also associated with cumulative organ damage: a cross-sectional analysis of 311 patients. Lupus, 25(2): 177-184, 2015.
4) Yu HH, Chen PC, Yang YH, et al: Statin reduces mortality and morbidity in systemic lupus erythematosus patients with hyperlipidemia: A nationwide population-based cohort study. Atherosclerosis, 243(1): 11-18, 2015.

第 2 章

各疾患と妊娠・授乳

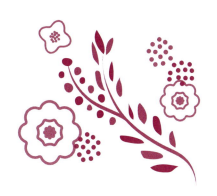

1 関節リウマチ

1 症例

Key Points
- 妊娠前・妊娠中・出産後のRAの良好なコントロールは，不妊，妊娠合併症，胎児への影響，出産後の関節炎再燃を改善する．
- 妊娠期の抗リウマチ薬の選択は，母親の疾患コントロールと胎児への影響の両面から考慮されるべきである．
- 2016年に妊娠前・妊娠中・授乳中の抗リウマチ薬使用に関する指針がEULARから発表された．この指針を基にした適切な薬剤調整で妊娠を希望するRA患者をよりよい疾患コントロールへつなげることができるだろう．

症例：27歳女性

　X年10月に第1子を出産した．分娩後しばらくしてから膝関節痛を感じるようになった．半月後には手指・手関節・肘関節の痛みが出てきて，翌月は股関節痛と足関節痛も加わった．母親が関節リウマチ（rheumatoid arthritis；RA）であり，本人が膠原病を心配してリウマチ膠原病科を受診した．PIP関節・手関節・肘関節・肩関節・足関節・MTP関節に9つの関節腫脹と8つの関節圧痛があった．採血結果は，ESR 47 mm/時，CRP 1.69 mg/mL，リウマトイド因子 570 IU/mL，抗CCP抗体 225 IU/mLであった．2010 EULAR/ACR関節リウマチ分類基準は合計8点となり，産褥期に発症した高疾患活動性，血清反応陽性の早期RAと診断した．乳児は母乳とミルクの混合栄養をしており，夫婦ともに子どもはもう一人欲しいが，まずはRAのコントロールをしっかりと行いたいと希望した．メトトレキサート（MTX），サラゾスルファピリジン（SASP），少量プレドニゾロン（PSL），セレコキシブを開始した．産婦人科に紹介し，断乳後，低用量ピル（ノルエチステロン・エチニルエストラジオール：ルナベル®）で避妊することとした．

　X＋1年2月に高疾患活動性が続くためにエタネルセプト（ETN）を追加した．X＋1年9月にはMTX 12 mg/週，SASP 1 g/日，ETN 50 mg/週で腫脹関節，圧痛関節なく，臨床的寛解となった．X＋2年7月に妊娠の希望があり，妊娠に向けて薬剤調整を行うこととした．MTXと低用量ピルを中止した．その後，関節炎の悪化がないことを確認して，ETNのみで治療を継続することとした．X＋3年10月23日に妊娠検査薬で

陽性となった．最終月経は8月26日でETNは10月16日に投与しており，妊娠7週3日での最終投与となった．妊娠確認後，翌週に外来受診しETNを中止し，PSL 3 mg/日を開始した．この時点では，関節痛なく経過していた．PSL開始時に，「妊娠初期の使用で奇形全体のリスクを上げることはありませんが，口唇口蓋裂の発生率に限ると数倍高くなる可能性があります．つまり，口唇口蓋裂の一般的な発生率が700人中1人なので，この発生率が200人中1人程度に増える可能性があるということです」と伝えた．X＋3年12月（妊娠16週）にCRPが0.84 mg/dLに上昇し，PSL 5 mg/日へ増量した．X＋4年4月（妊娠32週）には右肘関節炎と左足関節痛が出現した．X＋4年5月下旬に妊娠39週で3,270 gの第2子を経腟分娩で出産した．分娩時は，PSL 5 mg/日の内服を継続した．出産後3週間で関節炎の悪化があり，授乳を継続しながらETNを再開した．「エタネルセプトの母乳への分泌は少量ありますが，蛋白が主成分の薬剤なので子どもの腸管で分解され，問題になるほどの吸収はないと医学的には考えられます．しかし，添付文書上では安全とは書かれていないので，説明に納得いただけるようであれば使用するのがよいと思います」と説明した．X＋4年11月には寛解となり，PSLを終了して，ETNの単剤療法を継続した．

症例の解説

2016年にEULARから妊娠前・妊娠中・出産後の抗リウマチ薬の使用に関する指針が発表された[1]．この指針の中で4つの基本的な考え方があげられた．

1) 将来の家族計画について相談し，妊娠を計画する前に薬剤調整を行う．
2) 妊娠前・妊娠中・授乳中のリウマチ性疾患治療の目標は，「母親の疾患活動性のコントロール」と「原疾患および薬剤による胎児への悪影響」を防ぐことである．
3) 抗リウマチ薬を使用した場合の胎児への薬剤の影響と治療しなかった場合のリウマチ性疾患の悪化による母親と胎児へのリスクを比較検討する．
4) 妊娠前・妊娠中・授乳中の薬剤選択は，患者・家族，リウマチ科医，産婦人科医およびその他の関連する医療スタッフとの合意に基づく．

妊娠中の抗リウマチ薬について，前述のEULARの指針でRAに関わる部分として5つあげられている．

1) 妊娠中に使用可能な経口抗リウマチ薬は，SASP，タクロリムス（TAC）である．SASPは葉酸を併用する．
2) 妊娠前に中止すべき経口抗リウマチ薬は，MTXとレフルノミド（LEF）である．
3) NSAIDsとPSLは妊娠中の疾患活動性コントロールのために使用可能であるが，NSAIDsは妊娠32週までに限り，COX-2選択的阻害薬は避ける．
4) TNF阻害薬は妊娠初期までの使用継続が可能である．胎盤通過性の低いETNとセルトリズマブペゴル（CZP）は妊娠全期間での使用が可能である．
5) トシリズマブ（TCZ）やアバタセプト（ABT）は妊娠前までに中止，変更すべきである．

本症例では，初診時に第2子を望んでいることをまず確認した．第1子出産後の27歳での発症であり，妊娠可能期間が十分にあった．本人・家族がRAのコントロールを第2子の妊娠よりも優先することを望んだこと，発症早期で抗リウマチ薬に対する

治療反応のよい「window of opportunity」の時期と考えられたこと，リウマトイド因子と抗CCP抗体が陽性で予後不良因子があったことから，MTX，SASP，PSLの併用療法を開始した[2,3]．催奇形性のあるMTXを開始したので経口避妊薬の使用を開始し，第1子の授乳を中止した．抗リウマチ薬を開始して3ヵ月で少なくとも50％以上の疾患活動性の改善が得られない場合，6ヵ月後に寛解に達する可能性は低いことが知られている[4]．MTX開始3ヵ月後に効果不十分のためにTNF阻害薬を追加した．妊娠中の継続も考慮してETNかCZPを選択することとした．NSAIDsと中等量以上のPSLは，妊娠するまでの期間を延長させるので，これら2つの薬剤なしで寛解維持できるように抗リウマチ薬の調整を行った[5]．MTX，SASP，ETNで寛解が維持できるようになったので，計画妊娠の予定を立てた．MTX中止から妊娠許可までは原則3ヵ月間あけることが勧められていたが，『関節リウマチ治療におけるメトトレキサート（MTX）診療ガイドライン2016年改訂版』（簡易版：http://www.ryumachi-jp.com/publication/pdf/MTX2016kanni.pdf）ではMTX中止から1月経周期後と短縮された[6]．本症例ではSASPも中止してETN単剤としたが，SASPは妊娠中も使用可能な抗リウマチ薬であるので，葉酸（フォリアミン®5 mg/日）を併用しながら継続してもよかったのではないかと振り返る[7]．計画妊娠前までに，患者・家族・リウマチ科医・産婦人科医の合意に基づいて薬剤選択を行い，寛解達成後に薬剤調整を行って，妊娠中も使用可能な抗リウマチ薬で寛解を維持することができた症例であった．ETNを器官形成期にあたる妊娠7週まで使用したが，妊娠初期のTNF阻害薬の胎盤移行は非常に少なく，流産率および奇形率の上昇にはつながらないことが知られている[1]．本症例は，2010年頃に診療したRAの女性であった．この頃は，妊娠によって疾患活動性が改善することを期待して，妊娠判明とともにTNF阻害薬を中止するという診療アプローチであった．しかし，妊娠判明時のTNF阻害薬の中止とリウマトイド因子および抗CCP抗体陽性は，妊娠中の関節炎再燃につながるリスク因子であることがわかってきた[8,9]．実際に，本患者もETN中止後の早い時期に関節炎が悪化し，PSLを5 mg/日まで増量することとなった．PSLの使用は，口唇口蓋裂の発生率が約3.4倍増加し，用量依存的に妊婦の重症感染症，早産・低出生体重児の増加に関連することがわかってきた[10-12]．今振り返ると，本患者では，妊娠判明時にETNを中止せずに妊娠30週まで治療継続し，PSLの使用を回避すべきだったのではないかと考える．

　授乳中の抗リウマチ薬について，前述のEULARの指針でRAに関わる部分として4つあげられている．

1) 授乳中に使用可能な経口抗リウマチ薬はSASP，TAC，PSL，NSAIDs，セレコキシブである．
2) 授乳中に避けるべき抗リウマチ薬はMTX，LEFである．
3) TNF阻害薬の母乳中への移行性は低いので授乳中も使用可能である．
4) TCZ，ABTは授乳に関するデータが限られているので使用を避けるべきであるが，乳児の消化管で消化され影響が少ないことが予想されるので，代替薬がない場合には使用可能である．

本症例も出産後すぐに関節炎が再燃し，授乳を継続しながらETNを再開した．再開

時には，生物学的製剤の分子量が大きいために母乳への移行が少なく，たとえ乳児が摂取したとしても消化管で消化されてしまい，影響はほぼないと考えられていることを患者・家族に説明した．母乳栄養は，児にとっても母親にとってもメリットが大きい．薬剤の影響を過度に心配して，授乳の中止を勧めるべきではないと考える．

（三好雄二）

文献

1) Götestam Skorpen C, Hoeltzenbein M, Tincani A, et al: The EULAR points to consider for use of antirheumatic drugs before pregnancy, and during pregnancy and lactation. Ann Rheum Dis, 75(5): 795-810, 2016.
2) Smolen JS, Aletaha D: Rheumatoid arthritis therapy reappraisal: strategies, opportunities and challenges. Nat Rev Rheumatol, 11(5): 276-289, 2015.
3) Smolen JS, Landewe R, Breedveld FC, et al: EULAR recommendations for the management of rheumatoid arthritis with synthetic and biological disease-modifying antirheumatic drugs: 2013 update. Ann Rheum Dis, 73(3): 492-509, 2014.
4) Aletaha D, Alasti F, Smolen JS: Optimisation of a treat-to-target approach in rheumatoid arthritis: strategies for the 3-month time point. Ann Rheum Dis, 75(8): 1479-1485, 2016.
5) Brouwer J, Hazes JM, Laven JS, et al: Fertility in women with rheumatoid arthritis: influence of disease activity and medication. Ann Rheum Dis, 74(10): 1836-1841, 2015.
6) Visser K, Katchamart W, Loza E, et al: Multinational evidence-based recommendations for the use of methotrexate in rheumatic disorders with a focus on rheumatoid arthritis: integrating systematic literature research and expert opinion of a broad international panel of rheumatologists in the 3E Initiative. Ann Rheum Dis, 68(7): 1086-1093, 2009.
7) Hernández-Díaz S, Werler MM, Walker AM, et al: Folic acid antagonists during pregnancy and the risk of birth defects. N Engl J Med, 343(22): 1608-1614, 2000.
8) van den Brandt S, Zbinden A, Baeten D, et al: Risk factors for flare and treatment of disease flares during pregnancy in rheumatoid arthritis and axial spondyloarthritis patients. Arthritis Res Ther, 19(1): 64, 2017.
9) de Man YA, Bakker-Jonges LE, Goorbergh CM, et al: Women with rheumatoid arthritis negative for anti-cyclic citrullinated peptide and rheumatoid factor are more likely to improve during pregnancy, whereas in autoantibody-positive women autoantibody levels are not influenced by pregnancy. Ann Rheum Dis, 69(2): 420-423, 2010.
10) Desai RJ, Bateman BT, Huybrechts KF, et al: Risk of serious infections associated with use of immunosuppressive agents in pregnant women with autoimmune inflammatory conditions: cohort study. BMJ, 356: j895, 2017.
11) de Man YA, Hazes JM, van der Heide H, et al: Association of higher rheumatoid arthritis disease activity during pregnancy with lower birth weight: results of a national prospective study. Arthritis Rheum, 60(11): 3196-3206, 2009.
12) Park-Wyllie L, Mazzotta P, Pastuszak A, et al: Birth defects after maternal exposure to corticosteroids: prospective cohort study and meta-analysis of epidemiological studies. Teratology, 62(6): 385-392, 2000.

2 妊娠前に考慮すべきこと

> **Key Points**
> ・妊娠をすぐに希望しない妊娠可能女性の場合，MTX の開始とともに確実な避妊方法について相談すべきである．
> ・MTX 内服中に妊娠した場合，安易に人工妊娠中絶を勧めるべきではない．専門医への紹介を考えてほしい．
> ・RA 患者の 4 人に 1 人は，妊娠を試みてから妊娠するまでに 12 ヵ月以上を要し，6 人に 1 人は 2 年かかっても妊娠できない．
> ・妊娠前の NSAIDs・PSL の使用・高疾患活動性は，妊娠をしづらくさせる．

妊娠前カウンセリング

妊娠前カウンセリングでは，RA 患者の妊孕性，妊娠中および出産後の病勢変化，RA の妊娠合併症への影響と児への影響，そして，妊娠に関わる全経過での治療選択について個々人の背景を踏まえて情報提供する．RA 疾患活動性を妊娠前からしっかりとコントロールすることが，妊娠中の関節炎のコントロール，妊娠合併症の減少，出産後の関節炎の再燃予防へとつながる．RA のアンカードラッグである MTX は，催奇形性および胎児毒性のある薬剤のため，妊娠はすべて「計画妊娠」であるべきである．その第一歩として，妊娠可能年齢の RA 患者には，抗リウマチ薬での治療開始時だけでなく，治療中にも今後の家族計画についてたびたび問診すべきである．

避妊方法

妊娠をすぐに希望していなければ，アンカードラッグである MTX を最初の疾患修飾性抗リウマチ薬（disease modifying anti-rheumatic drugs；DMARDs）として選ぶ．MTX は，悪性腫瘍では 500 mg/m^2 以上の高用量，異所性妊娠の保存的治療では 50 mg/m^2 の中等量が使用される．中等量以上の MTX に妊娠初期に曝露されると高率に流産となる．妊娠が継続したとしても MTX 胎芽病（小頭症，頭蓋骨低形成，短肢など）が出現する．MTX の開始とともに確実な避妊方法を患者と相談すべきである．催奇形性の高い薬剤を使用する場合は，リズム法やコンドームなどのバリア法は十分に信頼できる避妊方法ではなく，経口避妊薬，子宮内避妊器具，卵管結紮のみが信頼できる確実な避妊方法である．一般的な使用方法でコンドームで避妊した場合，予期しない妊娠割合は 1 年間で 18% である．一方で子宮内避妊器具であるレボノルゲストレル放出子宮内システム（ミレーナ®）や低用量ピルを適切に使用した場合は，0.1% と 0.2% である[1]．ノルウェーで行われたリウマチ疾患患者への質問票調査では，84% の患者が薬剤の催奇形性について情報提供されていたが，確実な避妊方法を行っていたのは 1/3 のみであった[2]．避妊失敗率の高いコンドームが避妊方法の主体である日本では，確実な避妊方法を行っている割合はさらに低いと予想される．RA では，抗リン脂質抗体の合併がなければ，どの避

妊方法も選択可能である．抗リン脂質抗体の合併がある場合は，子宮内避妊器具を選ぶことになる[3]．当初，エストロゲンを含んだ経口避妊薬は，RAの発症を抑制するとされてきたが，その後のメタ解析でRA発症抑制との関連は否定された[4]．一方で経口避妊薬の使用による炎症性関節炎の改善が示されている[5]．避妊失敗時のモーニングアフターピル（緊急避妊薬，レボノルゲストレル：ノルレボ®）も使用可能である．RAを患いながら，人工妊娠中絶を決意する女性の精神的ダメージは計り知れないものである．催奇形性のある免疫抑制薬を処方する際は，必ず確実な避妊方法について相談すべきである．

メトトレキサート（MTX）またはレフルノミド（LEF）内服中に妊娠した場合

MTXまたはLEFを内服中のRA患者が妊娠反応陽性となる状況は，患者，診療医の双方にとってストレスフルで避けたい状況である．発生頻度に関する調査はないが，抗リウマチ薬を処方する医師がいつ遭遇してもおかしくない臨床的に重要な問題である．

MTXの催奇形性が最も敏感な時期は，妊娠8～10週頃で，10 mg/週の低用量であっても器官形成に障害を与えると考えられている[6]．表2-1にリウマチ性疾患で頻用される低用量MTX曝露後の胎児奇形の発生割合を示す．妊娠初期にMTXに曝露された28妊娠を後ろ向きに調査したフランスの多施設コホート研究では，MTX胎芽病と関連する大奇形の発生はなく，奇形が発生したのは内反足と眼瞼血管腫を合併した生産児1人のみであった[7]．また，北米先天奇形情報センターと欧州先天奇形情報センターの合同前向きコホート研究は，妊娠初期にMTXに曝露した188妊娠を追跡している．大

表2-1 妊娠前から妊娠初期に低用量MTXに曝露した妊娠アウトカム

	フランス多施設コホート研究	北米先天奇形情報センターと欧州先天奇形情報センターの合同前向きコホート研究			
	妊娠後曝露群 中央値：妊娠4週 （妊娠2週～妊娠11週）	妊娠前曝露群 中央値：LMPの2週前（LMP10週前～妊娠1週）	妊娠後曝露群 中央値：妊娠4週 （妊娠2週～28週）	MTX非使用リウマチ患者群	健常コントロール群
妊娠数	28	136	188	459	1,107
自然流産数（%）	4（14.2%）	12（8.8%）	39（20.7%）	44（9.6%）	79（7.1%）
人工流産数（%）	5（17.9%）	13（9.6%）	49（26.1%）	33（7.2%）	49（4.4%）
生児数（双子含む）	19	113	103	392	997
大奇形/児数	1/28（3.6%）*1	4/114（3.5%）*2	7/106（6.6%）*3	14/393（3.6%）*4	29/1,001（2.9%）*5

OR1.1（95% CI 0.3-4.2）
OR1.6（95% CI 0.4-7.3）

＊1 MTX胎芽病に関連する大奇形の発生はなし．小奇形と考える内反足と眼瞼部血腫の症例が1例．
＊2 母数は113の生産児と1人の流産児．大奇形は3人の生産児と1人の流産児に発生．
＊3 母数は101の生産児と5人の流産児または死産児．生児数103人中2人が妊娠中期の曝露で除外．大奇形は2人の生産児と5人の流産児および死産児に発生．
＊4 母数は392の生産児と1人の流産児．
＊5 母数は997の生産児と4人の流産児または死産児．
LMP：最終月経開始日 last menstrual period.

（Lewden B, et al: J Rheumatol, 31（12）: 2360-2365, 2004./Weber-Schoendorfer C, et al: Arthritis Rheumatol, 66（5）: 1101-1110, 2014 より改変）

奇形は，6.6％（7人）に確認されたが，103人の生産児のみに限ると2人だけであり，5人は流産児または死産児であった．自然流産の確率が高く，人工流産した胎児全体ではどれだけの奇形発生があったのかはわからない[8]．MTX内服中に妊娠が判明した場合は，内服中止をただちに指示する．安易に人工妊娠中絶を勧めるのではなく，MTXの正確な曝露時期を確認し，精密胎児超音波検査でフォローし，薬剤曝露の胎児への影響の可能性について患者・家族に客観的に情報提供すべきである．最終的な決断は患者・家族に任せるしかない．

LEFは，薬剤性間質性肺炎の発生が日本では内服者の1.2％と多かったために，処方数は諸外国と比較して少ないと予想される[9]．LEFは，腸肝循環をするので身体からの排出が遅く，薬剤を中止してから薬剤の検出がされなくなるまでには約2年間を要する．2年間の休薬期間をおかずに妊娠してしまった45妊娠について調査した研究では，16妊娠が妊娠初期に曝露し，29人が妊娠前にLEFを中止したがコレスチラミンによる薬剤排出を行っていなかった．妊娠初期に曝露した16人全員が生産児を得て，2人に奇形があった．一方で，妊娠前曝露群の29人中27人が生産児を得て，奇形はなかった[10]．LEF内服中，または，中止後2年以内に妊娠が判明した場合には，コレスチラミンによる薬剤排出の促進を行い，精密胎児超音波検査でフォローすべきと思われる．安易に人工妊娠中絶を勧めるべきではないが，最終的な決断は患者・家族に委ねることとなる．

RAの妊孕性への影響

子どもをもつことは，重大なライフイベントである．RAは男性と比較して約2.5倍の頻度で女性が罹患し，40～50代に発症のピークがある[11]．また，RAは早期閉経と関連する[11,12]．先進国では晩婚化と出産年齢の高齢化のために，未経産かつ妊娠可能期

表2-2 RAとSLEの家族サイズへの影響因子の比較

		RA	SLE
妊娠の試みの遅れ		あり	あり
使用している薬剤のため		あり	あり
卵巣機能の低下		なし	あり ただしシクロホスファミドを使用後の場合
疾患活動性		あり	あり
患者・家族・かかりつけ医の心理社会的な要素		あり	あり
妊娠合併症	妊娠高血圧／妊娠高血圧腎症	ほぼなし	20％
	早産	健常者と比較してオッズ比1.5	40％
	帝王切開	増加	増加
	低出生体重児	増加	増加
	胎児死亡	増加なし	17％

(Bermas BL, et al: Fertil Res Pract, 1: 13, 2015 より改変)

間の短いRA患者を診療する機会がさらに増えると予想される．

また，RA患者の家族構成人数が少ないことが知られている．疾患コントロールのために妊娠を試みるのが遅れた，催奇形性および胎児毒性のある薬剤を使っているために妊娠をあきらめた，患者・家族・かかりつけ医の意向や心理社会的な要素が家族サイズに関わっている．さらに，RAによる妊孕性低下が家族サイズに影響していると考えられている（表2-2）[13]．

妊娠とRAの影響を検証するためにオランダで大規模な前向きコホート研究（Pregnancy-induced Amelioration of Rheumatoid Arthritis；the PARA study）が実施された．妊娠を実際に試みている245人のRA患者を前向きに2年間追跡し，妊娠成立の有無と妊孕性の低下につながるリスク因子を研究した．16%が妊娠できず，26%が妊娠までに12ヵ月以上を要した．世界保健機関は「避妊をしていないのに12ヵ月以上にわたって妊娠に至れない状態」を不妊症と定義している．一般人口では，妊娠成立までの期間（time to pregnancy；TTP）が12ヵ月以上かかるのは9～20%であり，RA患者の42.4%のTTPが12ヵ月以上を要していたことから，RA患者の妊孕性が低いことが確認された．妊孕性の低下と強い関連があったのは，高い疾患活動性，NSAIDsの使用，7.5 mg/日以上のPSL使用であった（図2-1）．特にDAS（Disease Activity Score）28が5.1以上の高疾患活動性であるとTTPが12ヵ月以上になるのが67%，一方で2.6未満であると30%にとどまっていた[14]．

NSAIDs使用では，排卵と着床に必要なプロスタグランジンの産生抑制が妊孕性の

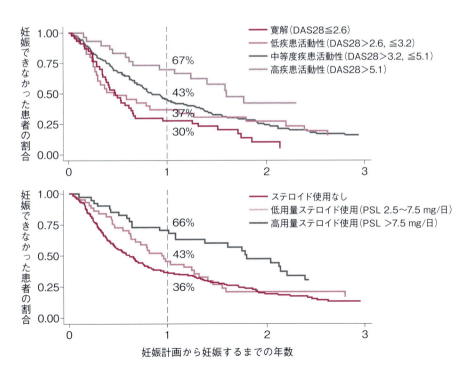

図2-1　RA疾患活動性とステロイド使用の妊孕性への影響
（Brouwer J, et al: Ann Rheum Dis, 74(10): 1836-1841, 2015より改変）

低下につながっていると考えられている．NSAIDs は排卵を抑制してしまい，黄体化未破裂症候群（luteinized unruputured follicle syndrome；LUFS）を起こすと考えられている．選択的 COX-2 阻害薬のほうが非選択的 NSAIDs よりも LUFS を誘発しやすい [15, 16]．PSL 7.5 mg/日以上の使用は，視床下部-下垂体-副腎軸の一時的な抑制，または，卵巣機能や子宮内膜への直接的な影響を通して TTP の延長に関与しているようである．RA による卵巣機能そのものの低下があるかどうかは重要な関心事である．抗ミュラー管ホルモンは，発育途中の卵胞から分泌されるホルモンであり，卵子がどの程度残っているか，つまり卵巣機能予備能を評価する検査値である．72 人の RA 患者と 409 人の健常人の抗ミュラー管ホルモン数値に有意な差がないことが報告されている [17]．また，動物実験とがん治療の領域で MTX への曝露が将来の妊孕性低下につながると懸念されている．しかし，RA 治療に使用した低用量 MTX がその中止後も将来の妊孕性低下につながることは示されなかった [14]．妊娠を希望する RA 患者を診察する医師は，RA 患者の妊孕性低下とそのさまざまな原因について理解を深める必要がある．

（三好雄二）

文献

1) Trussell J: Contraceptive failure in the United States. Contraception, 83(5): 397-404, 2011.
2) Østensen M, von Esebeck M, Villiger PM: Therapy with immunosuppressive drugs and biological agents and use of contraception in patients with rheumatic disease. J Rheumatol, 34(6): 1266-1269, 2007.
3) Østensen M: Contraception and pregnancy counselling in rheumatoid arthritis. Curr Opin Rheumatol, 26(3): 302-307, 2014.
4) Pladevall-Vila M, Delclos GL, Varas C, et al: Controversy of oral contraceptives and risk of rheumatoid arthritis: meta-analysis of conflicting studies and review of conflicting meta-analyses with special emphasis on analysis of heterogeneity. Am J Epidemiol, 144(1): 1-14, 1996.
5) Camacho EM, Lunt M, Farragher TM, et al: The relationship between oral contraceptive use and functional outcome in women with recent-onset inflammatory polyarthritis: results from the Norfolk Arthritis Register. Arthritis Rheum, 63(8): 2183-2191, 2011.
6) Feldkamp M, Carey JC: Clinical teratology counseling and consultation case report: low dose methotrexate exposure in the early weeks of pregnancy. Teratology, 47(6): 533-539, 1993.
7) Lewden B, Vial T, Elefant E, et al: Low dose methotrexate in the first trimester of pregnancy: results of a French collaborative study. J Rheumatol, 31(12): 2360-2365, 2004.
8) Weber-Schoendorfer C, Chambers C, Wacker E, et al: Pregnancy outcome after methotrexate treatment for rheumatic disease prior to or during early pregnancy: a prospective multicenter cohort study. Arthritis Rheumatol, 66(5): 1101-1110, 2014.
9) Sawada T, Inokuma S, Sato T, et al: Leflunomide-induced interstitial lung disease: prevalence and risk factors in Japanese patients with rheumatoid arthritis. Rheumatology (Oxford), 48(9): 1069-1072, 2009.
10) Cassina M, Johnson DL, Robinson LK, et al: Pregnancy outcome in women exposed to leflunomide before or during pregnancy. Arthritis Rheum, 64(7): 2085-2094, 2012.
11) Doran MF, Pond GR, Crowson CS, et al: Trends in incidence and mortality in rheumatoid arthritis in Rochester, Minnesota, over a forty-year period. Arthritis Rheum, 46(3): 625-631, 2002.
12) Del Junco DJ, Annegers JF, Coulam CB, et al: The relationship between rheumatoid arthritis and reproductive function. Br J Rheumatol, 28 Suppl 1: 33; discussion42-45, 1989.
13) Bermas BL, Sammaritano LR: Fertility and pregnancy in rheumatoid arthritis and systemic lupus erythematosus. Fertil Res Pract, 1: 13, 2015.
14) Brouwer J, Hazes JM, Laven JS, et al: Fertility in women with rheumatoid arthritis: influence of disease activity and medication. Ann Rheum Dis, 74(10): 1836-1841, 2015.
15) Mendonca LL, Khamashta MA, Nelson-Piercy C, et al: Non-steroidal anti-inflammatory drugs as a possible cause for reversible infertility. Rheumatology (Oxford), 39(8): 880-882, 2000.
16) Østensen M, Förger F: Management of RA medications in pregnant patients. Nat Rev Rheumatol, 5(7): 382-390, 2009.
17) Brouwer J, Laven JS, Hazes JM, et al: Levels of serum anti-Mullerian hormone, a marker for ovarian reserve, in women with rheumatoid arthritis. Arthritis Care Res (Hoboken), 65(9): 1534-1538, 2013.

3 妊娠中および出産後に考慮すべきこと

Key Points

- 妊娠中のRAの疾患活動性は，DAS28-CRP3で評価する．
- 妊娠中は40〜70％の患者が改善し，寛解に至るのは16〜27％であった．しかし，50％以上の患者は妊娠後期にも中〜高疾患活動性のRAを患っている．
- リウマトイド因子または抗CCP抗体が陽性，妊娠初期でのTNF阻害薬の中止は妊娠中の関節炎再燃のリスク因子である．
- RAは，妊娠高血圧腎症，早産，低出生体重児，帝王切開割合と鉗子や吸引分娩割合の上昇リスクである．これらの妊娠合併症リスクは，妊娠中の高疾患活動性とPSL使用に関連している．
- 産褥期の関節炎の悪化は産後1ヵ月の早い時期から39〜62％にみられる．

妊娠中のRA疾患活動性指標

　日常診療で使用しているRAの複合疾患活動性指標には，圧痛関節数，腫脹関節痛数，ESR，CRP，患者全般VAS，医師VASが組み込まれている．妊娠自体がこれら項目に影響するので，妊娠中のRA疾患活動性をどのように測定するかを検討しなくてはいけない．健常人ではESRの平均が妊娠初期の10 mm/時から妊娠後期には33 mm/時まで上昇し，HAQ（Health Assessment Questionnaire）や全般評価VASも妊娠後期にかけて有意に上昇した．CRPへの妊娠の影響は少なかった．妊娠中のRA疾患活動性指標として，圧痛関節数，腫脹関節数，CRPで計算するDAS28-CRP3（以下の式）が推奨されている[1,2]．2.6未満が寛解，2.6以上3.2未満が低疾患活動性，3.2以上5.1未満が中疾患活動性，5.1以上が高疾患活動性である．

$$DAS28\text{-}CRP3 = \{0.56 \times \sqrt{(圧痛関節数)} + 0.28 \times \sqrt{(腫脹関節数)} + 0.36 \times \ln(CRP+1)\} \times 1.10 + 1.15$$

妊娠のRAへの影響

　1938年にHenchがRA患者の34妊娠の観察研究において，妊娠中に90％が改善を示し，出産後には90％が関節炎の悪化を起こしたと報告した．以来，妊娠中はRAが改善し，産褥期には悪化するという考えが浸透した．1950〜1989年の間の研究でも，妊娠中に54〜95％が改善し，出産後に60〜100％が悪化すると報告している[3]．1999年と2008年に2つの前向きコホート研究が報告された．イギリスのBarrettらは，140人のRA患者を妊娠後期から産褥6ヵ月まで追跡し，妊娠初期と比べて65％が改善し，16％が関節炎なく，治療薬も必要のない寛解状態であったと報告した．出産後に62％が関節腫脹の悪化，77％が関節痛の悪化を訴えた[4]．De Manらは，2002〜2008年まで妊娠前から産褥期までの全経過のRA疾患活動性をDAS28-CRP3で評価した．妊娠

初期に中疾患活動性以上であった 52 人の RA 患者を追跡し，妊娠後期までに 48％が EULAR response criteria で moderate 〜 good 以上の改善を示し，27％が寛解となった．しかし，50％以上の患者は妊娠後期にも中〜高疾患活動性の RA を患っていた．産褥期には中止していた抗リウマチ薬を再開したにもかかわらず，39％が関節炎の悪化を訴えた[2]．以前の報告よりも妊娠中に寛解状態となる RA 患者は少なく，中〜高疾患活動性を 50％以上の患者が患っていた．

　妊娠中の疾患活動性の変化を予測する因子を検討するのが次のステップである．抗 CCP 抗体，リウマトイド因子の両者が陰性の場合，妊娠中の疾患活動性の改善割合は 75％で，どちらかが陽性であると 39％であった[5]．妊娠後期の低疾患活動性の予測指標として妊娠初期の低疾患活動性，抗 CCP 抗体やリウマトイド因子が陰性，妊娠初期の PSL 不使用が検出された[6]．妊娠中の疾患活動性の改善を見込んで妊娠初期に薬剤の減量を行うことが多い．しかし，中〜高疾患活動性で PSL を使用している，または，抗 CCP 抗体やリウマトイド因子が陽性の妊婦では，妊娠後期に向けて疾患活動性が低下する見込みが少ないので，抗リウマチ薬の減量は試みないほうがよいと思われる．

　今までに言及してきた妊娠の RA に対する影響は，妊娠判明時に SASP，PSL，NSAIDs などの経口抗リウマチ薬のみを使用していた RA 患者で検証されてきた．「Treat to Target」アプローチでタイトコントロールを目指して，TNF 阻害薬の使用が増えている．長期的な安全性データが少ないために，妊娠判明時に TNF 阻害薬を中止するのが一般的な対応となってきた．スイスで 75 人の RA 患者の疾患活動性が妊娠前後で前向きに追跡された．15 人が妊娠前に TNF 阻害薬を使用しており，妊娠判明時に中止された．66％（10 人）が妊娠中に関節炎を再燃し，そのうち 40％（6 人）は中止後早い時期の再燃であった．妊娠判明時に TNF 阻害薬以外の抗リウマチ薬を使用していた RA 患者と比較して，TNF 阻害薬を妊娠判明時に中止した場合，再燃のリスク比は 3 倍であった[7]．その他のコホート研究でも妊娠初期の TNF 阻害薬の中止は，妊娠中のフレアにつながり，TNF 阻害薬を使用していなかった患者と比べてオッズ比 10.0 であった[8]．

　近年の前向き研究では，妊娠中は 40 〜 70％の患者が改善し，寛解に至るのは 16 〜 27％であった．さらに，TNF 阻害薬使用者が妊娠判明時に中止すると，大部分の患者が妊娠中に再燃することがわかってきた．妊娠中は，免疫反応が低下し，RA の疾患活動性が十分に改善し，寛解状態となるというのは過去の迷信である．妊娠中に低疾患活動性以下のコントロールを得るには，熟慮した治療計画が必要である．

 ## RA の妊娠合併症への影響

　RA 患者の流産率は 17％であり，一般集団と同等であった[9]．1,999 人の初産 RA 患者と 870,380 人の健常人コントロールを後ろ向きに組み入れしたコホート研究では，妊娠高血圧腎症は健常人で 3.4％であり，RA 患者では 5.0％に軽度上昇を示した．胎児死亡，先天奇形では，健常人と有意な差はなかった[10]．妊娠 37 週前の出産を早産とした場合，RA 患者と健常人で比較したコホート研究では，早産割合は RA 患者が 9.2％，健常人が 6.2％であった[10]．PSL の使用は早産のリスクであり，妊娠中の高い疾患活動

性は妊娠週数とは独立した低出生体重児のリスクであった[11]．帝王切開の割合は健常人が16.5％，RA患者は26.0％であった[10]．帝王切開の割合は高疾患活動性の患者で2倍高くなった．帝王切開の主な適応は，骨盤位と分娩停止であった．鉗子や吸引分娩は17％であり，健常人の10％と比較して高い傾向であった[11]．

　出生時の低体重は，将来の動脈硬化やメタボリック症候群と関連することが知られている[12]．特に出生後1年間で急速に体重のキャッチアップがある場合には，このリスクがより顕著となる．RAの母親から生まれた167人の乳児を追跡した研究では，28％の乳児が1年間での急速なキャッチアップを示し，母親の妊娠中の高疾患活動性と関連していた[13]．しかし，7年後のフォローアップでは，血圧や体重，身長などに有意な差は認められなかった[14]．

　RAは，環境因子と遺伝的因子が発症に関わる自己免疫疾患である．子どもに病気を遺伝させてしまうのではないかと心配する女性は多いだろう．デンマークで行われた後ろ向きコホート研究では，RAの母親から生まれた児はRAをもっていない母親から生まれた児と比べてRA，甲状腺疾患，てんかんの罹患リスクが2.89倍，2.19倍，1.61倍であることが報告された[15]．日本でのRAの有病割合は，全人口の0.6～1.0％と推測されている[16]．RA患者の児が一生涯でRAに罹患する割合は，2～3％程度と予測される．

　RAは，妊娠高血圧腎症，早産，低出生体重児，帝王切開割合と鉗子や吸引分娩割合の上昇リスクである．これらの妊娠合併症リスクは，妊娠中の高疾患活動性とPSLの使用に関連している．しかし，これらのリスクの大きさは全身性エリテマトーデスと比較して小さく，個々の患者で妊娠を絶対的に許可できないほどの臨床的なインパクトはない．妊娠中の疾患活動性のコントロール改善とPSLの使用を減らすことが，RA患者の妊娠合併症のリスクをさらに減らす方法であろう．

出産後に考慮すべきこと（出産後のRAへの影響）

　RAを改善させていた妊娠中のホルモンレベルや免疫反応の変化が，出産とともに妊娠前のベースラインに戻るために関節炎が再燃すると考えられている．産褥期の関節炎の悪化は産後1ヵ月の早い時期から39～62％にみられている[2,4]．興味深いことに流産後にも33％の患者が関節炎の悪化を経験している[9]．妊娠後の関節炎の悪化が授乳による高いプロラクチンレベルが原因ともいわれている．プロラクチンは，pro-inflammatoryサイトカインとしての効果があり，B細胞や抗原提示細胞の増加，免疫グロブリンの産生作用がある．授乳しているRA患者の関節腫脹と関節痛が，授乳していないRA患者と比較して，産褥6ヵ月で有意に悪化していると報告されている[17]．しかし，この結果は，授乳行動による関節への負担が関節炎の悪化につながっている可能性もあり，注意して解釈する必要がある．6ヵ月間～1年間の母乳栄養は，児の感染症リスクの減少，成長・発達への好影響，糖尿病やアレルギー疾患などのリスク減少だけでなく，授乳した母親の将来の卵巣癌や乳癌リスクの低下をもたらす[18]．産褥後の関節炎悪化を心配して，母乳栄養を安易に中止すべきではない．

　イギリスの症例対照研究で産褥期，特に第1子出産後にRAを発症しやすいことが報

告されている．妊娠・産褥期以外の時期と比較して，妊娠中，出産直後〜3ヵ月，出産後3ヵ月〜1年では，RAの発症リスクが0.3倍，5.6倍，2.6倍であった[19]．

妊娠中の関節炎改善のメカニズム

　妊娠は，RAが改善する唯一の生理学的状況である．そのメカニズムの研究が関節炎の病態生理および治療につながると期待されている．妊娠中のホルモンレベルの変化およびTh2や制御性T細胞が優位となる免疫学的な変化が理由と考えられている．想定されている代表的なメカニズムについて紹介する．

　妊娠はコルチゾール，エストロゲン，プロゲステロン濃度の変化と関連している．コルチゾール濃度が妊娠後期に向けて上昇することが知られている．しかし，コルチゾール濃度と疾患活動性に相関はみられなかった．RAは女性に多く発症し，エストロゲンやプロゲステロンは免疫系に効果をもつことから性ホルモンと妊娠中の疾患活動性の関連が示唆されてきたが，これらのホルモンと妊娠中の疾患活動性の関連を調べた研究はないようである[3]．

　抗CCP抗体またはリウマトイド因子が陽性のRA患者は，陰性の患者と比べて，妊娠中の疾患活動性が改善しないことが知られている[5]．自己抗体は，診断のバイオマーカーだけでなく，関節炎の病態に関わっている．また，蛋白質もしくは脂質へ糖鎖が付加する反応をグリコシル化と呼ぶが，RAでは，免疫グロブリンのFc領域のグリコシル化が注目されており，グリコシル化されていないIgGが多いRA患者の疾患活動性が高いことが知られている[20]．妊娠中は妊娠後期に向けてIgGのグリコシル化が増加し，疾患活動性が改善する[21]．主な抗CCP抗体はIgGであるが，抗CCP抗体の妊娠中のグリコシル化がIgG全体と比較して低く，このことが抗CCP抗体陽性者の妊娠中の疾患活動性が改善しにくい要因と考えられている[22]．

　異物である胎児に対して免疫寛容を得るために，妊娠中は免疫反応が抑制される．胎児と母親の遺伝的な差があるほどに免疫反応は抑えられ，自己免疫疾患も同様に抑えられると考えられている．遺伝的に異なる細胞が体内に存続し続ける現象をマイクロキメリズムという．妊娠中の母体で検出される胎児由来のDNAが増加するとともに関節炎が改善し，産後に胎児由来のDNAが消失するとともに関節炎が悪化する．また，HLAの不一致が大きいほどに妊娠中の関節炎が改善することが報告されている[23,24]．

　妊娠中は，Th1からTh2優位に免疫系がシフトし，制御性T細胞が増加する[25]．RAは，Th1優位の自己免疫疾患であり，妊娠中の免疫系のシフトが関節炎の改善につながると考えられる．Th1からTh2への免疫系のシフトという考え方は，Th17が中心的な免疫系である強直性脊椎炎では妊娠中の疾患活動性は横ばいであり，Th2が中心的な免疫系である全身性エリテマトーデスでは妊娠中に増悪しやすいという事実と一貫しており，臨床医には受け入れやすいと思われる．また，IL-1受容体アンタゴニストや可溶性TNF受容体などの抗炎症性サイトカインの増加が，妊娠中のRAの改善に関係しているとも考えられている[26]．

（三好雄二）

文献

1) de Man YA, Hazes JM, van de Geijn FE, et al: Measuring disease activity and functionality during pregnancy in patients with rheumatoid arthritis. Arthritis Rheum, 57(5): 716-722, 2007.
2) de Man YA, Dolhain RJ, van de Geijn FE, et al: Disease activity of rheumatoid arthritis during pregnancy: results from a nationwide prospective study. Arthritis Rheum, 59(9): 1241-1248, 2008.
3) Ince-Askan H, Dolhain RJ: Pregnancy and rheumatoid arthritis. Best Pract Res Clin Rheumatol, 29(4-5): 580-596, 2015.
4) Barrett JH, Brennan P, Fiddler M, et al: Does rheumatoid arthritis remit during pregnancy and relapse postpartum? Results from a nationwide study in the United Kingdom performed prospectively from late pregnancy. Arthritis Rheum, 42(6): 1219-1227, 1999.
5) de Man YA, Bakker-Jonges LE, Goorbergh CM, et al: Women with rheumatoid arthritis negative for anti-cyclic citrullinated peptide and rheumatoid factor are more likely to improve during pregnancy, whereas in autoantibody-positive women autoantibody levels are not influenced by pregnancy. Ann Rheum Dis, 69(2): 420-423, 2010.
6) Ince-Askan H, Hazes JM, Dolhain RJ: Identifying clinical factors associated with low disease activity and remission of rheumatoid arthritis during pregnancy. Arthritis Care Res (Hoboken), 69(9): 1297-1303, 2017.
7) van den Brandt S, Zbinden A, Baeten D, et al: Risk factors for flare and treatment of disease flares during pregnancy in rheumatoid arthritis and axial spondyloarthritis patients. Arthritis Res Ther, 19(1): 64, 2017.
8) Fischer-Betz R, Sander O, Specker C, et al: SAT0169 High Risk of Flares During Pregnancy in Women with Rheumatoid Arthritis Who Discontinue Treatment with TNF-Inhibitors at Conception. Ann Rheum Dis, 74(Suppl 2): 715, 2015.
9) Brouwer J, Laven JS, Hazes JM, et al: Brief Report: Miscarriages in Female Rheumatoid Arthritis Patients: Associations With Serologic Findings, Disease Activity, and Antirheumatic Drug Treatment. Arthritis Rheumatol, 67(7): 1738-1743, 2015.
10) Nørgaard M, Larsson H, Pedersen L, et al: Rheumatoid arthritis and birth outcomes: a Danish and Swedish nationwide prevalence study. J Intern Med, 268(4): 329-337, 2010.
11) de Man YA, Hazes JM, van der Heide H, et al: Association of higher rheumatoid arthritis disease activity during pregnancy with lower birth weight: results of a national prospective study. Arthritis Rheum, 60(11): 3196-3206, 2009.
12) Leunissen RW, Kerkhof GF, Stijnen T, et al: Timing and tempo of first-year rapid growth in relation to cardiovascular and metabolic risk profile in early adulthood. JAMA, 301(21): 2234-2242, 2009.
13) de Steenwinkel FD, Hokken-Koelega AC, de Ridder MA, et al: Rheumatoid arthritis during pregnancy and postnatal catch-up growth in the offspring. Arthritis Rheumatol, 66(7): 1705-1711, 2014.
14) de Steenwinkel FD, Hokken-Koelega AC, Hazes JM, et al: The influence of foetal prednisone exposure on the cortisol levels in the offspring. Clin Endocrinol (Oxf), 80(6): 804-810, 2014.
15) Jølving LR, Nielsen J, Kesmodel US, et al: Children Born by Women With Rheumatoid Arthritis and Increased Susceptibility for Chronic Diseases: A Nationwide Cohort Study. Arthritis Care Res (Hoboken), 70(8): 1192-1197, 2018.
16) Yamanaka H, Sugiyama N, Inoue E, et al: Estimates of the prevalence of and current treatment practices for rheumatoid arthritis in Japan using reimbursement data from health insurance societies and the IORRA cohort (I). Mod Rheumatol, 24(1): 33-40, 2014.
17) Barrett JH, Brennan P, Fiddler M, et al: Breast-feeding and postpartum relapse in women with rheumatoid and inflammatory arthritis. Arthritis Rheum, 43(5): 1010-1015, 2000.
18) Section on Breastfeeding: Breastfeeding and the use of human milk. Pediatrics, 129(3): e827-841, 2012.
19) Lansink M, de Boer A, Dijkmans BA, et al: The onset of rheumatoid arthritis in relation to pregnancy and childbirth. Clin Exp Rheumatol, 11(2): 171-174, 1993.
20) van Zeben D, Rook GA, Hazes JM, et al: Early agalactosylation of IgG is associated with a more progressive disease course in patients with rheumatoid arthritis: results of a follow-up study. Br J Rheumatol, 33(1): 36-43, 1994.
21) Bondt A, Selman MH, Deelder AM, et al: Association between galactosylation of immunoglobulin G and improvement of rheumatoid arthritis during pregnancy is independent of sialylation. J Proteome Res, 12(10): 4522-4531, 2013.
22) Bondt A, Hafkenscheid L, Falck D, et al: FRI0083 Reduced increase of ACPA IGG-FC galactosylation during pregnancy in comparison to total IGG: an explanation why autoantibody positive RA-patients improve less during pregnancy? Ann Rheum Dis, 76(Suppl 2): 509, 2017.
23) Yan Z, Lambert NC, Ostensen M, et al: Prospective study of fetal DNA in serum and disease activity during pregnancy in women with inflammatory arthritis. Arthritis Rheum, 54(7): 2069-2073, 2006.
24) Nelson JL, Hughes KA, Smith AG, et al: Maternal-fetal disparity in HLA class II alloantigens and the pregnancy-induced amelioration of rheumatoid arthritis. N Engl J Med, 329(7): 466-471, 1993.
25) Simon AK, Hollander GA, McMichael A: Evolution of the immune system in humans from infancy to old age. Proc Biol Sci, 282(1821): 20143085, 2015.
26) Østensen M, Förger F, Nelson JL, et al: Pregnancy in patients with rheumatic disease: anti-inflammatory cytokines increase in pregnancy and decrease post partum. Ann Rheum Dis, 64(6): 839-844, 2005.

4 妊娠可能女性に対する治療計画

Key Points

【妊娠中の抗リウマチ薬】
- 15％の流産率と3％の奇形率がベースラインリスクである．妊娠中に特定の薬剤が使用できるかどうかは，このベースラインリスクを上回るかどうかがポイントである．
- 妊娠中に避けるべき薬剤は，MTX，LEF，ABT，TCZである．
- 妊娠中に使用可能な薬剤は，非選択的NSAIDs，PSL，SASP，TNF阻害薬である．
- 妊娠32週以降のNSAIDs使用は早期の動脈管閉鎖，羊水過少，分娩遷延のリスクである．
- CZPの胎児への胎盤移行は非常に少ない．

【授乳中の抗リウマチ薬】
- LactMedには，授乳中の薬剤使用について詳細なガイダンスとエキスパートオピニオンが示されている．
- PSL，SASP，TNF阻害薬は授乳中に使用可能な薬剤である．
- MTX，LEFは授乳中は避けるべきである．
- ABT，TCZは代替薬がない場合，授乳中に使用を考慮される薬剤である．

　妊娠を計画し始めた時点で，医師は患者のみではなく，患者とその子どもの2人の将来の健康を考えて治療計画を立てることとなる．将来の子どもへの悪影響を過度に心配して，有効な治療薬を中止してしまうとRAが再燃し，高疾患活動性が持続して，さらに妊娠できないという悪循環にはまり込んでしまう．30代前半の3割が中〜高疾患活動性で，前後の世代と比較して疾患コントロールが悪い（NinJa[1]の未発表の2015年度解析結果より引用）．妊娠に向けての薬剤中止が原因ではないかと推測される．晩婚化と初産の高齢化が進む日本では，RA患者の家族計画に費やせる時間は短くなっている．妊娠前・妊娠中・出産後を通して低疾患活動性以下を目指してRAをコントロールすることが，順調な家族計画につながると考えられる．

妊娠中の抗リウマチ薬

❶ 総論

　EULARが2016年に「妊娠前・妊娠中・授乳中の抗リウマチ薬使用における考慮すべきポイント」を発表した[2]．このEULARの推奨を基にして，各薬剤の使用方法と注意点について記載する．15％の流産率と3％の奇形率がベースラインリスクと一般的にいわれている．妊娠中に特定の薬剤が使用できるかどうかは，このベースラインリスクを上回るかどうかがポイントである．また，多くの抗リウマチ薬は，妊娠中の危険性が明らかで使用中止を勧められているのではなく，安全性に関するデータが不足しているために使用ができない状況である．妊娠中の薬剤使用とその妊娠結果に関する症例報告

では，妊娠全体の母数がわからず，さらに長年使用されている抗リウマチ薬であると新規性が少なくなり，報告数が少なくなってしまう．症例報告の集積，市販後調査，各国の薬剤と催奇形性に関するデータベースを合わせることによって，各薬剤の流産率と奇形率への影響，安全性および注意点を検討することができる．

❷ 妊娠中に避けるべき薬剤

MTX は，催奇形性と流産を引き起こすことが知られており，妊娠計画前に中止すべきである．妊娠計画の 3 ヵ月前からの中止を一般的には推奨されているが，近年の観察研究からするとより短い期間でも十分なようである（表 2-1 参照）[3, 4]．実際に『関節リウマチ治療におけるメトトレキサート（MTX）診療ガイドライン 2016 年改訂版』では MTX 中止から 1 月経周期後と短縮された．

LEF は，動物実験で催奇形性が示されているが，ヒトでの影響に関してはっきりしていない．妊娠初期の曝露後にコレスチラミンでの薬剤排出を行った場合には，奇形率が有意には上昇しなかったという報告がある[5]．しかし，LEF は妊娠計画前に中止すべきであり，腸肝循環するために長期間，体内に残留するので，中止とともにコレスチラミンによる薬剤排出（クエストラン®粉末 44.4% 9 g/回を水約 100 mL に懸濁し，1 日 3 回内服を 11 日間）を行うべきである[6]．

妊娠時に ABT に曝露した 151 妊娠のケースシリーズの報告がある．40 の自然流産と 19 の人工妊娠中絶があり，86 人の生産児を得た．7 人に先天性奇形があり，口唇口蓋裂，大動脈奇形，髄膜瘤，幽門狭窄，頭蓋骨奇形，21 トリソミー，心室中隔欠損と動脈奇形であった[7]．MTX の併用が多くあり，このケースシリーズの解釈には注意が必要である．データが限定的であり，ABT は半減期の 5 倍である妊娠 14 週前に中止すべきである[8]．TCZ の妊娠時曝露のデータも非常に限られており，同様に半減期の 5 倍である妊娠 3 ヵ月前の中止を推奨されている[8]．一方で妊娠初期の Fc 受容体を介した抗体製剤の胎盤移行は少ないので，理論的には，ABT，TCZ による妊娠初期の曝露が胎児へ影響する可能性は低いと予想される．

❸ 妊娠中の NSAIDs

NSAIDs は排卵と着床を妨げ，妊娠するまでの期間を延長する．妊娠初期〜中期の使用では，奇形率を有意に上昇させることはなかったが，自然流産を増やす可能性がある[9]．NSAIDs に曝露した 5,267 妊娠の結果を報告したイスラエルの研究では，非選択的 NSAIDs では奇形率の上昇がなかったが，COX-2 選択的 NSAIDs の使用は筋骨格系の奇形をオッズ比 3.4 で上昇させる可能性が示された[10]．妊娠後期での使用は，早期の動脈管閉鎖，羊水過少，分娩遷延につながる危険がある．妊娠前の NSAIDs 使用は可能な限り避け，妊娠中は妊娠 32 週までの使用にとどめるべきである．COX-2 選択的阻害薬の使用は避ける[9]．妊娠中の NSAIDs 使用は，プロトンポンプ阻害薬との併用が可能である[11, 12]．

❹ 妊娠中のグルココルチコイド

PSL は，胎盤で 11β-ヒドロキシステロイドデヒドロゲナーゼによって代謝され，胎児への移行は母体の 10% 以下である．しかし，デキサメタゾンやベタメタゾンは，代謝されずに胎盤を通過してしまうため，胎児側の適応がない限り使用すべきではない．

妊娠初期のPSL使用は，大奇形率を上昇させることはないが，口唇口蓋裂のリスクを上昇させる可能性がある．口唇口蓋裂に関するリスクの大きさは報告によって幅があり，リスク上昇がなかったと報告する研究もある[9]．症例対照研究のメタ解析によると口唇口蓋裂を発症した胎児の妊娠初期PSL曝露のオッズ比が3.4であった[13]．口唇口蓋裂の発生は，人種によって異なり，日本人では1,000人中1.4人の発症と報告されている[14]．つまり，700人中1人のリスクが，妊娠初期のPSL使用によって，200人に1人の発症まで上昇する可能性がある．妊娠中期～後期のPSL使用は，妊娠糖尿病，妊娠高血圧症，前期破水，低出生体重児のリスクとなる[15]．妊娠中のPSL使用は可能な限り，低用量にとどめるべきである．

❺ 妊娠中のサラゾスルファピリジン（SASP）

SASPの妊娠中の使用に関するデータは，炎症性腸疾患患者の妊娠データに基づいている．妊娠期間中のSASPの使用は奇形率や流産率を上昇させることはなかった[16]．高用量のSASP使用で新生児に再生不良性貧血や好中球減少が発症したとする症例報告がある[17,18]．SASPは葉酸拮抗薬であり，妊娠前から妊娠全経過中に葉酸（フォリアミン® 5 mg/日）の併用内服が勧められている[19]．SASPは，妊娠の全経過で使用可能であるが，葉酸を併用し，2 g/日以上の高用量使用は避けるべきである．

❻ 妊娠中のTNF阻害薬

TNF阻害薬の中でセルトリズマブペゴル（CZP）以外はFc領域のある融合蛋白である（図2-2）．分子量が大きく，濃度勾配による拡散では，胎盤を通過して胎児に十分量が移行することはない．胎盤に存在するFc受容体を介して，能動輸送される．母体IgGの胎児移行は，妊娠13週から始まり，妊娠30週を過ぎた頃には，胎児の血清中IgG濃度が母体のIgG濃度を超えて，出産時には約3倍の濃度となる．胎児に移行するIgGサブクラスはIgG1が主である．出生後は，母体から移行した免疫グロブリンは，6ヵ月程度で消退するが，成人と比較して半減期は長い．Fc領域をもつTNF阻害薬は，通常のIgGと同様にFc受容体を介して胎児に移行する[20]．理論的には，器官形成期の

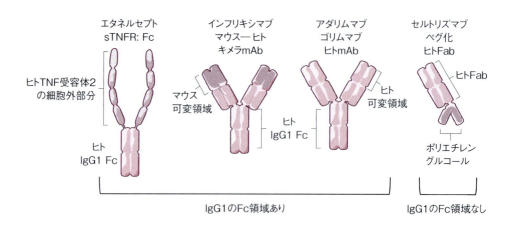

図2-2　TNF阻害薬の構造

（Solovic I, et al: Eur Respir J, 36(5): 1185-1206, 2010）

妊娠初期（妊娠5〜10週）に胎児への移行はなく，薬剤副作用の出現はないと予想される．一方で，妊娠後期の曝露では，胎児への移行が顕著となり，出生後の免疫形成，特に乳児期の感染症罹患やワクチンへの反応性に影響を与えるのではないかと懸念される．

　FDAに自発的に報告されたTNF阻害薬の妊娠関連副作用を，2009年にCaterらがまとめて報告した．エタネルセプト（ETN），またはインフリキシマブ（IFX）に母胎内で曝露した41人の児の先天奇形がVACTERL連合に一致する傾向があると報告した．VACTERL連合とは，V=椎体異常，A=肛門奇形，C=心奇形，TE=気管食道瘻，R=橈骨奇形および腎奇形，L=四肢奇形の7徴候のうち，少なくとも3徴候以上をもつ奇形症候群である．Caterらの報告でVACTERL連合に合致する児は1人であった．この報告は，奇形発生数のみ取り扱っており，TNF阻害薬の曝露者全体数が不明なためにリスクの解釈が困難である点，コントロール群が設定されていないために一般人口との比較検討が困難な点，報告された奇形は心奇形がほとんどで，心奇形は一般的な先天奇形である点について複数の専門家が報告の方法論の問題点を指摘している[21]．

　European Network of Teratologyから495人のTNF阻害薬に妊娠初期に曝露した妊婦と1,532人の健常妊婦で妊娠アウトカムについて比較検討した前向き研究が発表された．この研究では，TNF阻害薬に曝露した出生児で奇形率が5%，健常妊婦では1.5%であり，オッズ比2.2（95% CI 1.0-4.8）と奇形率の上昇を示した[22]．この結果は解釈が難しいと考えられている．一般的な催奇形薬剤では，一定の奇形の特徴を示すが，この研究では一貫した奇形の傾向がなかった．また，健常妊婦からの出生児の奇形率が予想よりも低く，比較対象として不適切かもしれなかった．

　2016年のシステマティックレビューで，TNF阻害薬に妊娠初期に曝露した妊娠アウトカムが統合された（表2-3）．TNF阻害薬に曝露した2,492妊娠において，流産率は11.7%，奇形率は3.6%であり，ベースラインリスクよりも上回ることはないと結論された[2]．器官形成期である妊娠初期にTNF阻害薬に偶発的に曝露したRA患者の情報集積が行われた．妊娠初期のTNF阻害薬の使用は，流産率および奇形率をベースラインリスク以上には上げないと考えられている[2]．

　TNF阻害薬を全妊娠期間で使用した場合に，乳幼児の感染リスクやワクチンへの反応がどのような影響を受けるかは炎症性腸疾患の患者で研究されている．炎症性腸疾患の患者は，妊娠そのもので病勢が改善することはなく，TNF阻害薬の中止で高率に再燃してしまうために，妊娠中の使用を余儀なくされるからである．Fc領域をもつIFXとアダリムマブ（ADA）は妊娠後期に向けて胎盤からの移行が多くなった．出産時の新生児血中濃度は，母体と比較してIFXは160〜197%，ADAは121〜153%と高値を示していた（表2-3）[23,24]．IFX，ADAともに最終投与から出産までの期間が短いほどに新生児の血中濃度は有意に上昇していた．IFX，ADAともに最終投与が妊娠30週未満であると，出産時の母体と新生児の薬剤血中濃度が有意に低かった[23]．CZPは，Fc領域をもたず，炎症性腸疾患患者では12人中4人の新生児で検出されず，炎症性関節炎の患者では14人中13人の新生児で検出されなかった．検出されても母体濃度と比較して0.09〜3.6%と低値であった[24,25]．ETNの出産時の新生児血中濃度を調べた研究は少ないが，症例報告では3.6〜7.4%と低値であった[26,27]．

乳児のIFXとADAの半減期は，各々33日と26日であり，成人の半減期と比較して3.7倍と2倍に延長していた．ADAは9ヵ月ですべての乳児で検出されなくなったが，IFXは12ヵ月を超えて検出される乳児がいた[23]．母体のクローン病治療のためにIFXを全妊娠経過で使用していた妊婦から生まれた乳児が，3ヵ月時にBCGを接種し，その後に播種性BCG感染症を発症し，4.5ヵ月時に死亡したという症例が報告された[28]．専門家らは生ワクチンの接種を少なくとも生後6ヵ月以上は避けるか，乳児の血清からTNF阻害薬が検出されなくなってからの接種を推奨している[29]．日本国内では，ロタウイルスワクチンとBCGが乳児期の生ワクチンである．

PIANOレジストリは，炎症性腸疾患女性の妊娠経過と児の感染症リスクや成長発達を前向きに追跡した研究である．2019年2月の時点では，中間結果のみの報告であるが，797人の妊娠経過と児の追跡が終了している．妊娠中の薬剤使用ごとにグループ分けしており，薬剤不使用が337人，アザチオプリン使用が265人，TNF阻害薬使用が102人，アザチオプリンとTNF阻害薬の併用が59人であった．出産後1年間の感染症リスクは併用群で相対リスク1.50（95% CI 1.08-2.09）と上昇していたが，単剤群の乳児期の感染症リスクの有意な上昇はなかった．胎内でのTNF阻害薬曝露は乳児の成長発達の異常を増やすこともなかった[30]．他の研究でも母親が妊娠中にアザチオプリンとTNF阻害薬を併用していた場合，乳児期感染症の相対リスクが2.7倍になると報告している[23]．妊娠中の免疫抑制薬への曝露が乳児期感染症リスクにどれほど影響するかは，今後の研究が待たれるが，TNF阻害薬の単剤治療が乳児期感染症を増やすというデータはないようである．

妊娠中は，胎児を受け入れるために制御性T細胞の増加やTh1細胞の減少などの

表2-3 TNF阻害薬の各製剤曝露後の妊娠アウトカムと乳児への薬剤移行

薬剤	全妊娠数	流産数/妊娠数	奇形数/出生数	投与可能期間	出産時の新生児血中薬剤濃度と母体濃度の比 [23,24]	乳児血中からの消失時期
インフリキシマブ	1,161	64/676 (9.5%)	20/756 (2.6%)	妊娠20週まで．必要時は妊娠全期間	197%（最終曝露在胎30週）[23] 160%（最終曝露から35日で出生）[23]	4ヵ月[23]
アダリムマブ	524	23/191 (12.0%)	24/350 (6.9%)	妊娠20週まで．必要時は妊娠全期間	121%（最終曝露在胎35週）[23] 153%（最終曝露から38日で出生）[24]	7.3ヵ月[23]
ゴリムマブ	50	13/47 (27.7%)	0/26	データが少なく推奨なし	データなし	データなし
エタネルセプト	332	12/74 (16.2%)	9/251 (3.6%)	妊娠30～32週まで．必要時は全妊娠期間	3.6%[26]，7.4%[27]	3ヵ月[26]，41日[27]
セルトリズマブペゴル	362	52/339 (15.3%)	12/267 (4.5%)	全妊娠期間	3.6%（最終曝露から19日で出生）[24] 14人中13人で未検出．1人は0.09%[25]	出産後の検出なし[25]
全TNF阻害薬	2,492	265/2,258 (11.7%)	75/2,110 (3.6%)	—	—	—

免疫反応が抑制される方向にシフトする．妊娠後期に向けて重篤な感染症に罹患しやすい状況となる[31]．特に妊娠中の免疫抑制薬の使用は，重症感染症リスクを高める心配がある．ステロイド，経口の抗リウマチ薬，TNF阻害薬を使用している炎症性腸疾患，乾癬性関節炎，脊椎関節炎，RAの妊婦3,471人の入院を要する重症感染症罹患率を調査した研究がある．粗罹患率は，ステロイド群で3.4/100人年，非生物学的製剤群で2.2/100人年，TNF阻害薬群で1.5/100人年であった．重症感染症の調整オッズ比は，TNF阻害薬とステロイドの比較で0.91（95% CI 0.36-2.26），TNF阻害薬と非生物学的製剤では1.36（95% CI 0.47-3.93）であった．ステロイドのみが用量依存的に重症感染症リスクと関連していた．TNF阻害薬の妊娠中の感染症リスクは他の免疫抑制薬と同等であり，PSLの中等量以上の使用が感染症リスクを増加させる結果であった[32]．

授乳中の抗リウマチ薬

❶ 総 論

　出産後に授乳を継続するかはRAの疾患活動性，母親の希望，母乳栄養のメリット，特定の抗リウマチ薬の必要性に応じて個別対応が必要である．産褥6ヵ月での疾患活動性は授乳している女性のほうが非授乳女性よりも高かったとする報告がある[33]．LactMed（http://toxnet.nlm.nih.gov/newtoxnet/lactmed.htm）はNIHが運営するサイトである．授乳中の各薬剤使用について詳細なガイダンスとエキスパートオピニオンが示されている．毎月アップデートされ有用な情報源である．授乳時の薬剤リスクを表2-4に一覧にした[34]．各薬剤の詳細と注意に関して追記した．

❷ 授乳中の低リスクな薬剤

　PSLは，産褥期の再燃に適切な選択肢の一つである．10〜80 mg/日のPSLを内服している授乳婦6人の研究では，母乳中のPSL濃度は，母体血中の5〜25％であった．血中濃度と母乳中の濃度はパラレルな関係にあり，ピークは内服後1時間で，その後は速やかに減少した．PSL 80 mg/日を母親が内服していたとしても，乳児のコルチゾー

表2-4　授乳中の各抗リウマチ薬のリスク

リスク	薬 剤	備 考
低リスク	NSAIDs	長時間作用型NSAIDsは避ける 腸肝循環する薬剤，インドメタシンは，特に黄疸のある乳児や低出生体重児では避ける
	プレドニゾロン	20 mg/日以上の場合は，内服後4時間以上あけてから授乳する
	サラゾスルファピリジン	乳児の下痢に注意する
	TNF阻害薬	母乳への移行はIgAが主でIgG1の移行は少ない．IgGは乳児の消化管で消化される
高リスク	メトトレキサート	授乳中は避けるべきである
	レフルノミド	授乳中は避けるべきである
リスク不明	アバタセプト	理論的には使用可能であるがデータがない
	トシリズマブ	理論的には使用可能であるがデータが少ない

（Sammaritano LR, et al: Curr Opin Rheumatol, 26（3）: 354-360, 2014 より改変）

ル産生に影響を与えるだけの吸収はないと考えられた[35]．授乳婦が 20 mg/日以上の PSL を内服する場合には，内服後 4 時間は授乳を避けることが一般的な推奨である[34]．

　NSAIDs は弱酸性で蛋白結合率が高いので母乳への移行が少ない．帝王切開後の鎮痛のためにイブプロフェン 400 mg を 6 時間ごとに内服した褥婦の母乳からは検出されなかった[36]．短時間作用型の NSAIDs 使用が勧められる．LactMed（2019 年 2 月 7 日閲覧）では，イブプロフェン，インドメタシン，ジクロフェナク，セレコキシブの使用が授乳中に可能で，特にイブプロフェンの使用が勧められている．日常診療で頻用されるロキソプロフェンは国内で開発された薬剤であり，LactMed に記載はないが，ロキソプロフェン内服後の授乳婦 4 人の母乳中からロキソプロフェンが検出されなかったとする報告がある[37]．短時間作用型 NSAIDs でもあり，ロキソプロフェンの使用は可能と思われる．

　SASP の代謝産物は母乳中に検出されるが，乳児の薬剤血中濃度が上昇することはなかった[38]．潰瘍性大腸炎のために SASP を内服していた授乳婦の 3.5 ヵ月の乳児が血性下痢を起こし，薬剤との関連が示唆される症例が 1 例のみ報告されている[39]．SASP は，低出生体重児や乳児に黄疸がある場合に使用を避ける[34]．

　TNF 阻害薬の分子量は大きく，受動的な拡散のみで母乳中に移行することはない．母乳中に能動輸送を介して分泌される免疫グロブリンは IgA がメインで，IgG の分泌は少ない．分泌型 IgA は新生児の消化管で分解されないように保護されているが，IgG は通常の蛋白と同じように分解される．IFX，ADA，ETN の母乳の含有量は非常に少なく，乳児が授乳を継続しても，妊娠中に胎盤移行した IFX，ADA，ETN は乳児血清から検出されなくなった[2]．CZP は Fc 領域をもたないために他の TNF 阻害薬と異なる薬物動態を示す可能性があったが，CZP を使用している授乳婦 17 人の母乳を調べたところ，4 人では検出されず，検出されても非常に低値であった．乳児の薬剤摂取量（母乳中濃度×哺乳量÷乳児の体重）を母親への薬剤投与量（投与量÷母親の体重）で除した数値が relative infant dose（RID）であり，RID が 10％未満であれば，薬剤投与中であっても授乳して問題ないと考えられている．CZP の RID は 0.15％と低値であった[40]．ゴリムマブ（GLM）の授乳中のデータはないが，理論的には，安全に授乳できると考えられている[2]．

❸ 授乳中の高リスクな薬剤

　MTX の母乳中への分泌は少ないが，新生児の組織に蓄積する可能性がある．胆管細胞癌に対して MTX を 22.5 mg/日で使用していた 25 歳女性の母乳には，母体血中濃度の 8％が含まれていた[41]．授乳中に MTX を RA 患者に使用した症例報告がある．34 歳の女性が 4 回目の出産後に SASP とヒドロキシクロロキン，さらに PSL 10 mg/日の使用でも高疾患活動性が持続するために，出産後 5 ヵ月時点で MTX 25 mg/週の皮下注射を開始した．注射後 24 時間以内に母乳中と母親の血液中の MTX 濃度を複数回測定した．母乳中の MTX は検出感度の下限ぎりぎりであり，RID は 1％未満と予測された．その後，9 ヵ月間，MTX を継続しながら授乳も継続した症例であった[42]．RA で使用される低用量 MTX では，母乳中の薬剤濃度が十分に低い可能性が残るが，安全性データの不足と理論的な危険性のために授乳中の MTX 使用は避けるべきである．

LEFの半減期は非常に長く，母乳中の濃度に関するデータがない．安全性データの不足と長い半減期による乳児への薬剤移行の可能性を考慮すると授乳中は避けるべきである．

❹ 授乳中のリスク不明な薬剤

アバタセプト（ABT）とトシリズマブ（TCZ）は，分子量の大きい生物学的製剤であり，母乳中への分泌も少なく，乳児の消化管での分解が期待される薬剤である．しかし，客観的な母乳中の薬剤濃度などに関してデータが乏しい．TCZは，市販後調査データから2人のRAの授乳婦が授乳中に使用し，特に問題が起きなかったことが報告されている[43]．また，トシリズマブ使用中の母親の母乳中濃度は，母親の血液中濃度の1/500～1/1,000である[44]．ABT，TCZともに母親の治療で必要不可欠な場合，必ずしも授乳継続が禁忌になるわけではない．

（三好雄二）

文献

1) Saeki Y, Matsui T, Saisho K, et al: Current treatments of rheumatoid arthritis: from the 'NinJa' registry. Expert Rev Clin Immunol, 8(5): 455-465, 2012.
2) Götestam Skorpen C, Hoeltzenbein M, Tincani A, et al: The EULAR points to consider for use of antirheumatic drugs before pregnancy, and during pregnancy and lactation. Ann Rheum Dis, 75(5): 795-810, 2016.
3) Visser K, Katchamart W, Loza E, et al: Multinational evidence-based recommendations for the use of methotrexate in rheumatic disorders with a focus on rheumatoid arthritis: integrating systematic literature research and expert opinion of a broad international panel of rheumatologists in the 3E Initiative. Ann Rheum Dis, 68(7): 1086-1093, 2009.
4) Weber-Schoendorfer C, Chambers C, Wacker E, et al: Pregnancy outcome after methotrexate treatment for rheumatic disease prior to or during early pregnancy: a prospective multicenter cohort study. Arthritis Rheumatol, 66(5): 1101-1110, 2014.
5) Cassina M, Johnson DL, Robinson LK, et al: Pregnancy outcome in women exposed to leflunomide before or during pregnancy. Arthritis Rheum, 64(7): 2085-2094, 2012.
6) Osiri M: Pharmacotherapy: Is there a place for leflunomide in the treatment of RA? Nat Rev Rheumatol, 6(7): 387-389, 2010.
7) Kumar M, Ray L, Vemuri S, et al: Pregnancy outcomes following exposure to abatacept during pregnancy. Semin Arthritis Rheum, 45(3): 351-356, 2015.
8) Hyrich KL, Verstappen SM: Biologic therapies and pregnancy: the story so far. Rheumatology (Oxford), 53(8): 1377-1385, 2014.
9) Bermas BL: Non-steroidal anti inflammatory drugs, glucocorticoids and disease modifying anti-rheumatic drugs for the management of rheumatoid arthritis before and during pregnancy. Curr Opin Rheumatol, 26(3): 334-340, 2014.
10) Daniel S, Matok I, Gorodischer R, et al: Major malformations following exposure to nonsteroidal antiinflammatory drugs during the first trimester of pregnancy. J Rheumatol, 39(11): 2163-2169, 2012.
11) Matok I, Levy A, Wiznitzer A, et al: The safety of fetal exposure to proton-pump inhibitors during pregnancy. Dig Dis Sci, 57(3): 699-705, 2012.
12) Pasternak B, Hviid A: Use of proton-pump inhibitors in early pregnancy and the risk of birth defects. N Engl J Med, 363(22): 2114-2123, 2010.
13) Park-Wyllie L, Mazzotta P, Pastuszak A, et al: Birth defects after maternal exposure to corticosteroids: prospective cohort study and meta-analysis of epidemiological studies. Teratology, 62(6): 385-392, 2000.
14) Natsume N, Kawai T, Kohama G, et al: Incidence of cleft lip or palate in 303738 Japanese babies born between 1994 and 1995. Br J Oral Maxillofac Surg, 38(6): 605-607, 2000.
15) Østensen M, Khamashta M, Lockshin M, et al: Anti-inflammatory and immunosuppressive drugs and reproduction. Arthritis Res Ther, 8(3): 209, 2006.
16) Østensen M, Forger F: Management of RA medications in pregnant patients. Nat Rev Rheumatol, 5(7): 382-390, 2009.
17) Zwi LJ, Becroft DM: Intrauterine aplastic anemia and fetal hydrops: a case report. Pediatr pathol, 5(2): 199-205, 1986.
18) Levi S, Liberman M, Levi AJ, et al: Reversible congenital neutropenia associated with maternal sulphasalazine therapy. Eur J Pediatr, 148(2): 174-175, 1988.

19) Hernández-Díaz S, Werler MM, Walker AM, et al: Folic acid antagonists during pregnancy and the risk of birth defects. N Engl J Med, 343(22): 1608-1614, 2000.
20) Hazes JM, Coulie PG, Geenen V, et al: Rheumatoid arthritis and pregnancy: evolution of disease activity and pathophysiological considerations for drug use. Rheumatology (Oxford), 50(11): 1955-1968, 2011.
21) Djokanovic N, Klieger-Grossmann C, Pupco A, et al: Safety of infliximab use during pregnancy. Reprod Toxicol, 32(1): 93-97, 2011.
22) Weber-Schoendorfer C, Oppermann M, Wacker E, et al: Pregnancy outcome after TNF-α inhibitor therapy during the first trimester: a prospective multicentre cohort study. Br J Clin Pharmacol, 80(4): 727-739, 2015.
23) Julsgaard M, Christensen LA, Gibson PR, et al: Concentrations of Adalimumab and Infliximab in Mothers and Newborns, and Effects on Infection. Gastroenterology, 151(1): 110-119, 2016.
24) Mahadevan U, Wolf DC, Dubinsky M, et al: Placental transfer of anti-tumor necrosis factor agents in pregnant patients with inflammatory bowel disease. Clin Gastroenterol Hepatol, 11(3): 286-292; quiz e24, 2013.
25) Mariette X, Flynn A, Förger F, et al: OP0017 Lack of placental transfer of certolizumab pegol during pregnancy: results from crib, a prospective, postmarketing, multicenter, pharmacokinetic study. Ann Rheum Dis, 76(Suppl 2): 57-58, 2017.
26) Murashima A, Watanabe N, Ozawa N, et al: Etanercept during pregnancy and lactation in a patient with rheumatoid arthritis: drug levels in maternal serum, cord blood, breast milk and the infant's serum. Ann Rheum Dis, 68(11): 1793-1794, 2009.
27) Berthelsen BG, Fjeldsoe-Nielsen H, Nielsen CT, et al: Etanercept concentrations in maternal serum, umbilical cord serum, breast milk and child serum during breastfeeding. Rheumatology (Oxford), 49(11): 2225-2227, 2010.
28) Cheent K, Nolan J, Shariq S, et al: Case Report: Fatal case of disseminated BCG infection in an infant born to a mother taking infliximab for Crohn's disease. J Crohns Colitis, 4(5): 603-605, 2010.
29) Nguyen GC, Seow CH, Maxwell C, et al: The Toronto Consensus Statements for the Management of Inflammatory Bowel Disease in Pregnancy. Gastroenterology, 150(3): 734-757.e1, 2016.
30) Mahadevan U, Martin CF, Sandler RS, et al: 865 PIANO: A 1000 Patient Prospective Registry of Pregnancy Outcomes in Women With IBD Exposed to Immunomodulators and Biologic Therapy. Gastroenterology, 142(5): S-149, 2012.
31) Kourtis AP, Read JS, Jamieson DJ: Pregnancy and infection. N Engl J Med, 370(23): 2211-2218, 2014.
32) Desai RJ, Bateman BT, Huybrechts KF, et al: Risk of serious infections associated with use of immunosuppressive agents in pregnant women with autoimmune inflammatory conditions: cohort study. BMJ, 356: j895, 2017.
33) Barrett JH, Brennan P, Fiddler M, et al: Breast-feeding and postpartum relapse in women with rheumatoid and inflammatory arthritis. Arthritis Rheum, 43(5): 1010-1015, 2000.
34) Sammaritano LR, Bermas BL: Rheumatoid arthritis medications and lactation. Curr Opin Rheumatol, 26(3): 354-360, 2014.
35) Ost L, Wettrell G, Bjorkhem I, et al: Prednisolone excretion in human milk. J Pediatr, 106(6): 1008-1011, 1985.
36) Townsend RJ, Benedetti TJ, Erickson SH, et al: Excretion of ibuprofen into breast milk. Am J Obstet Gynecol, 149(2): 184-186, 1984.
37) Komori K, Yamazaki Y, Komae R, et al: Mammary Transfer of Loxoprofen (Loxonin®) in Humans. Iryo Yakugaku (Japanese Journal of Pharmaceutical Health Care and Sciences), 40(3): 186-192, 2014.
38) Esbjörner E, Jarnerot G, Wranne L: Sulphasalazine and sulphapyridine serum levels in children to mothers treated with sulphasalazine during pregnancy and lactation. Acta paediatr Scand, 76(1): 137-142, 1987.
39) Branski D, Kerem E, Gross-Kieselstein E, et al: Bloody diarrhea--a possible complication of sulfasalazine transferred through human breast milk. J pediatr Gastroenterol Nutr, 5(2): 316-317, 1986.
40) Thorp J, Clowse MEB, Förger F, et al: 692: Evaluating transfer of certolizumab pegol into breast milk: results from a prospective, postmarketing, multicenter pharmacokinetic study. Am J Obstet Gynecol, 216(1): S405-S406, 2017.
41) Johns DG, Rutherford LD, Leighton PC, et al: Secretion of methotrexate into human milk. Am J Obstet Gynecol, 112(7): 978-980, 1972.
42) Thorne JC, Nadarajah T, Moretti M, et al: Methotrexate use in a breastfeeding patient with rheumatoid arthritis. J Rheumatol, 41(11): 2332, 2014.
43) Nakajima K, Watanabe O, Mochizuki M, et al: Pregnancy outcomes after exposure to tocilizumab: A retrospective analysis of 61 patients in Japan. Mod Rheumatol, 26(5): 667-671, 2016.
44) Saito J, Yakuwa N, Takai C, et al: Tocilizumab concentrations in maternal serum and breast milk during breastfeeding and a safety assessment in infants: a case study. Rheumatology (Oxford), 57(8): 1499-1501, 2018.

5 実際のマネジメント

Key Points

- 具体的な抗リウマチ薬の使い方・ストラテジーの効果を比較検討した研究はいまだにない．妊娠を希望する患者を目の前にして，科学的に検証された最適と思われる薬剤の選択方法はわかっていない．
- 妊娠を希望する女性であっても，妊娠前・妊娠中・出産後のすべての時期で寛解から低疾患活動性を目標とした Treat to Target アプローチを実践することで，母親の疾病負担を減らすのみならず，生まれてくる児の健康を守れることを意識すべきである．
- 妊娠を希望する RA 患者の薬剤選択は，今までの知見を基にして，各診療医が個別に判断するしかない状況である．

総論（詳細は前述の項目を参照）

　妊娠という生理状況では，免疫反応が低下するために RA が改善すると 1938 年に Hench が初めて報告した．実際に多くの研究者が RA の活動性が妊娠中は 75〜90％の患者で低下し，出産後に 90％の患者が妊娠前のベースラインに戻ると報告した．リウマチ科医は妊娠中は RA は寛解すると信じるようになり，妊娠を希望する女性患者に対するアプローチは，妊娠前からの抗リウマチ薬の中止が基本となった．妊娠前に SASP や TNF 阻害薬を使用していたとしても，妊娠判明とともに中止される傾向である．2000 年代前半に妊娠前後の抗リウマチ薬の処方パターンを調査したオランダの研究では，すべての薬剤を中止する患者が妊娠後期に向けて増え，妊娠前に使用していた SASP は妊娠後期に向けて減量され，PSL の使用は一定であった（表 2-5）．産褥期に入ると，MTX と生物学製剤を再開する患者が増えた[1]．同時期の北米の調査では，3 人に 1 人が妊娠前からステロイドを使用し，妊娠後期に向けて増加していた．北米では，オランダの処方パターンと異なり，妊娠前後での SASP の使用は少なく，代わりに TNF 阻害薬の使用者が 6 人に 1 人であった．生物学的製剤は，妊娠とともに使用者数が減っていき，妊娠判明とともに生物学的製剤は中止するというアプローチに則っていることがわかる[2]．妊娠中の抗リウマチ薬の使用方法は地域差が大きいことがわかる．

　近年の研究では，妊娠を希望する世代の女性の疾患活動性コントロールが他の世代よりも悪いことが示唆されている．また，高疾患活動性，NSAIDs および 7.5 mg/日以上の PSL の使用は，妊娠するまでの期間を延ばし，妊娠を希望する RA 患者のうち 40％もの患者が 1 年経過しても妊娠できない状況であることがわかってきた．妊娠中の疾患活動性改善に関しても，現代の複合的疾患活動性指標を利用して前向きに研究を行うと，40〜67％の患者しか妊娠による疾患活動性の改善が得られず，寛解に至るのはたったの 16％であった．妊娠中の 50％以上の患者が妊娠後期になっても中〜高疾患活動性であった．妊娠中の関節炎の悪化は，妊娠判明時の TNF 阻害薬の中止と強く関連して

表 2-5　2000 年代前半の北米と欧州の妊娠経過中の関節リウマチ患者への薬剤処方パターン

	2002〜2008 年北米の健康保険データ関節リウマチの 281 妊娠			2002〜2006 年のオランダの妊娠希望している関節リウマチ患者のコホートデータ 84 妊娠				
	妊娠前(%)	妊娠前期(%)	妊娠後期(%)	妊娠前(%)	妊娠前期(%)	妊娠後期(%)	産褥 6 週(%)	産褥 26 週(%)
NSAIDs	13.2	7.1	5.7	N.A.	N.A.	N.A.	N.A.	N.A.
ステロイド	32.7	33.1	33.8	39	36	35	35	31
サラゾスルファピリジン	5.3	3.9	0.4	41	31	33	32	37
アザチオプリン	0.4	0.4	0.4	N.A.	N.A.	N.A.	N.A.	N.A.
シクロスポリン	0.4	0.0	0.0	N.A.	N.A.	N.A.	N.A.	N.A.
ヒドロキシクロロキン	10.7	6.8	4.3	5	2	2	2	4
メトトレキサート	6.8	2.1	1.1	0.0	0.0	0.0	24	40
レフルノミド	1.4	0.0	1.1	0.0	0.0	0.0	0.0	1.0
生物学的製剤	16.7	9.3	6.8	0.0	0.0	0.0	5	11
アダリムマブ	3.6	1.8	1.1	N.A.	N.A.	N.A.	N.A.	N.A.
インフリキシマブ	3.2	1.1	1.4	N.A.	N.A.	N.A.	N.A.	N.A.
エタネルセプト	9.9	6.8	4.0	N.A.	N.A.	N.A.	N.A.	N.A.
薬剤なし	N.A.	N.A.	N.A.	17	26	35	32	15

N.A.＝データなし

(Kuriya B, et al: Arthritis Care Res (Hoboken), 63 (5): 721-728, 2011./de Man YA, et al: Arthritis Rheum, 59 (9): 1241-1248, 2008 より改変)

いることもわかった．妊娠中の高疾患活動性は，母親の QOL を下げるだけでなく，早産，低出生体重児，緊急帝王切開の割合を増加させた．妊娠中の PSL 使用は，用量依存的に妊娠中の重症感染症や早産，低出生体重児と関連していた．一方で，抗リウマチ薬の胎児や乳児への影響について知見が増えたことによって，2016 年に EULAR から妊娠前・妊娠中・授乳中の抗リウマチ薬の使用に関する指針が発表された．特筆すべきは，TNF 阻害薬のうち，IFX と ADA は妊娠 20 週まで，ETN は妊娠 30〜32 週まで，CZP は妊娠全期間で使用が可能であることを打ち出したことである．

　妊娠と RA に関わる多くの臨床的に役立つ基礎的研究と観察研究が，最近の数年間で発表されてきた．しかし，具体的な抗リウマチ薬の使い方・ストラテジーの効果を比較検討した研究はいまだにない．妊娠を希望する患者を目の前にして，科学的に検証された最適と思われる薬剤の選択方法はわかっていない．妊娠を希望する RA 患者の薬剤選択は，今までの知見を基にして，各診療医が個別に判断するしかない状況である．図 2-3 に筆者が考える妊娠前・妊娠中・出産後の薬剤アプローチを示した．

　現代のリウマチ科医は，妊娠を希望する女性であっても，妊娠前・妊娠中・出産後のすべての時期で寛解から低疾患活動性を目標とした Treat to Target アプローチを実践することで，母親の疾病負担を減らすのみならず，生まれてくる児の健康を守れることを意識すべきである．適切な薬剤選択には，妊娠プロセス，妊娠と授乳期の薬物動態，各薬剤の児への臨床的な影響について十分な理解が重要である．

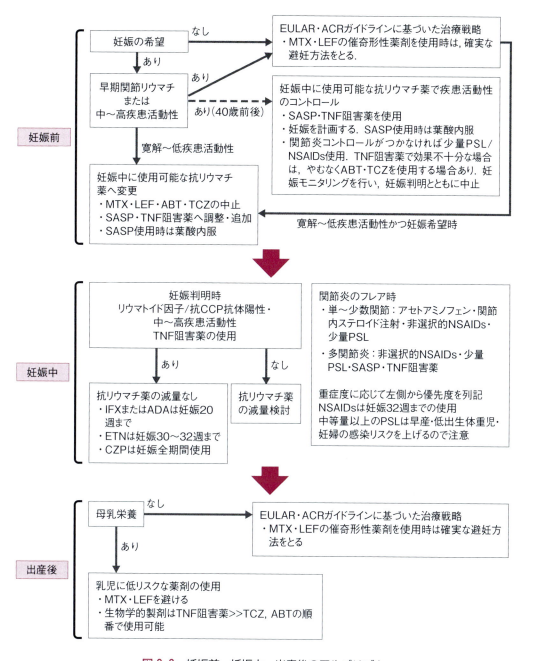

図 2-3　妊娠前・妊娠中・出産後のアルゴリズム

妊娠前

　妊娠前の目標は，将来の関節ダメージを防ぎながら，妊孕性を改善させるために寛解〜低疾患活動性へ持ち込むことである．妊娠可能年齢の女性で妊娠の希望がなければ，将来の妊娠のためにも，EULAR・ACR のガイドラインに沿った治療戦略で寛解〜低疾患活動性を目指す．MTX などの催奇形性薬剤を使用する場合は，経口避妊薬な

どの確実な避妊方法を話し合うべきである．妊娠を希望する患者で発症して早期であれば，「window of opportunity」を考えると，妊娠はしばらく延期して，ガイドラインに基づいた治療で疾患活動性をタイトにコントロールすべきである．中〜高疾患活動性の患者も同様である．40歳前後の患者で，妊娠可能期間が限られている場合には，妊娠を計画しながら妊娠中に使用可能な抗リウマチ薬のみで疾患活動性のコントロールを試みる．生物学的製剤が開発されてから疾患活動性のコントロールが飛躍的に向上した．特に生物学的製剤は，MTXとの併用が単剤治療よりも効果が上がる．妊娠中に使用可能なTNF阻害薬であるADA，ETN，CZPの単剤治療は，MTX以上の効果がないことに注意すべきである[3]．ADAとIFXは，経口抗リウマチ薬の併用がないと免疫原性が高く，二次無効や投与時アレルギー反応が増加するので注意が必要である．寛解〜低疾患活動性になったら，妊娠中に使用可能な抗リウマチ薬へ変更する．MTX，LEF，ABT，TCZは中止し，SASP，TNF阻害薬へ調整変更する．この際に抗リウマチ薬をどのように調整，変更すべきかの指針はない．MTXとTNF阻害薬の併用者がMTXを中止した場合，中止後12ヵ月間で4人中3人は再燃なく過ごすことができた[4]．一方で，MTXとETNで寛解していた患者が両方を一度に中止すると半年間で7割が再燃した．そして，MTXで寛解していた患者がMTXを中止すると半年間で約4割が再燃した[5]．妊娠を計画して，抗リウマチ薬の変更を行う場合，TNF阻害薬とMTXの併用者では，TNF阻害薬を継続すべきであり，MTXのみの患者は，中止してから半年以内に妊娠できるように家族計画することを強く勧めるべきである．MTXを中止してから家族計画を始めるのは，中止後1ヵ月を過ぎていればベースラインリスク以上の流産および奇形率にはならないようである[6]．SASPは，葉酸拮抗薬なので葉酸を併用する．

妊娠中

リウマトイド因子または抗CCP抗体が陽性の患者は，妊娠中の疾患活動性の改善が少ないことが知られている．妊娠初期で中〜高疾患活動性の患者は妊娠後期にも疾患活動性が高く維持される可能性があることも知られている．そして，TNF阻害薬を使用していた患者が妊娠判明とともに中止すると，中止後早い時期に関節炎がフレアすることがわかっている．よって，リウマトイド因子または抗CCP抗体陽性者，中〜高疾患活動性の患者，TNF阻害薬使用者は，妊娠判明時に抗リウマチ薬の減量を行わずに経過をみたほうがよい．一方で，これらのリスク因子がない場合は，抗リウマチ薬の減量を検討できると思われる．TNF阻害薬は，妊娠後期に向けて胎児への胎盤移行が増えるため，IFXとADAは妊娠20週まで，ETNは妊娠30〜32週までの使用が推奨されている．CZPは妊娠全期間での使用が推奨されている[7]．TNF阻害薬を使用した場合，出産後の乳児の生ワクチン接種は少なくとも6ヵ月以上避けるべきである．DAS28-CRP3の値がベースラインよりも0.6以上悪化した場合，関節炎のフレアと考える[8]．2〜3個までの関節炎悪化であれば，関節内ステロイド注射やNSAIDsの追加を考える．全身性の多関節の悪化であれば，少量PSL，SASP，ETNやCZPの追加を検討する．中程度以上のPSLの妊娠中使用は，早産，低出生体重児，妊婦の感染リスクを上げる

ので，必要最低限にとどめるべきである[9, 10]．セレコキシブは奇形率を上昇させる懸念があり，非選択的COX阻害薬を使用する[6]．NSAIDsは動脈管の早期閉鎖のリスクがあるので妊娠32週までの使用にとどめる．

出産後

　出産後は多くの患者が関節炎の再燃を経験する．抗リウマチ薬を速やかに再開，または追加すべきである．授乳を継続するかどうかがポイントである．母乳栄養は，児のみならず，母親にも将来の健康に関わるメリットをもたらすので，安易に中止を勧めるべきではない．母親の希望，疾患活動性の状況，必要とする抗リウマチ薬の種類による．授乳婦のほうが，出産6ヵ月後の関節炎がより悪化していたというデータがあるが，授乳による関節への負担などの交絡因子があり，関節炎の改善を見込んでの積極的な授乳の中止は勧められない．授乳中は乳児に低リスクな薬剤を使用する．MTXとLEFは避ける．生物学的製剤は，分子量が大きく，乳児の消化管で消化されるため，理論的にはすべての製剤で授乳中の使用が可能である．授乳中の薬剤の使用制限は，危険であるというデータに基づき制限されている薬剤は少なく，安全であるというデータが不足しているためである薬剤が多い．生物学的製剤を必要とする場合は，GLM以外のTNF阻害薬を使用する．TNF阻害薬以外の使用時は，使用報告のあるTCZの使用を検討する．授乳中の薬剤使用はエキスパート間でも意見の不一致が妊娠中の薬剤使用よりも多い．LactMedは非常に有用で信頼できるサイトである．授乳婦に抗リウマチ薬を処方する際には，LactMedで一つずつ確認を行うことを勧めたい．

（三好雄二）

文献

1) de Man YA, Dolhain RJ, van de Geijn FE, et al: Disease activity of rheumatoid arthritis during pregnancy: results from a nationwide prospective study. Arthritis Rheum, 59(9): 1241-1248, 2008.
2) Kuriya B, Hernandez-Diaz S, Liu J, et al: Patterns of medication use during pregnancy in rheumatoid arthritis. Arthritis Care Res (Hoboken), 63(5): 721-728, 2011.
3) Choy E, Aletaha D, Behrens F, et al: Monotherapy with biologic disease-modifying anti-rheumatic drugs in rheumatoid arthritis. Rheumatology (Oxford), 56(5): 689-697, 2017.
4) Manders SH, van de Laar MA, Rongen-van Dartel SA, et al: Tapering and discontinuation of methotrexate in patients with RA treated with TNF inhibitors: data from the DREAM registry. RMD Open, 1(1): e000147, 2015.
5) Emery P, Hammoudeh M, FitzGerald O, et al: Sustained remission with etanercept tapering in early rheumatoid arthritis. N Engl J Med, 371(19): 1781-1792, 2014.
6) Weber-Schoendorfer C, Chambers C, Wacker E, et al: Pregnancy outcome after methotrexate treatment for rheumatic disease prior to or during early pregnancy: a prospective multicenter cohort study. Arthritis Rheumatol, 66(5): 1101-1110, 2014.
7) Götestam Skorpen C, Hoeltzenbein M, Tincani A, et al: The EULAR points to consider for use of antirheumatic drugs before pregnancy, and during pregnancy and lactation. Ann Rheum Dis, 75(5): 795-810, 2016.
8) van den Brandt S, Zbinden A, Baeten D, et al: Risk factors for flare and treatment of disease flares during pregnancy in rheumatoid arthritis and axial spondyloarthritis patients. Arthritis Res Ther, 19(1): 64, 2017.
9) Desai RJ, Bateman BT, Huybrechts KF, et al: Risk of serious infections associated with use of immunosuppressive agents in pregnant women with autoimmune inflammatory conditions: cohort study. BMJ, 356: j895, 2017.
10) de Man YA, Hazes JM, van der Heide H, et al: Association of higher rheumatoid arthritis disease activity during pregnancy with lower birth weight: results of a national prospective study. Arthritis Rheum, 60(11): 3196-3206, 2009.

2 全身性エリテマトーデス

1 症例

> **Key Points**
> ・症例は9年前に全身性エリテマトーデス（SLE）と診断され，今回初めての妊娠を経験した女性である．
> ・妊娠成立とともにループス腎炎が増悪し，妊娠初期にSLEに対する治療強化が必要となった．妊娠29週より妊娠高血圧症候群（HDP）の徴候と思われる尿蛋白増加があり，徐々に腎機能も悪化した．妊娠30週にはHELLP症候群が疑われ，緊急帝王切開にて分娩に至った．
> ・SLEは妊娠中に増悪しやすく，妊娠を計画したときから慎重に経過をみる必要がある．

　9年前，蝶形紅斑と関節痛で全身性エリテマトーデス（systemic lupus erythematosus；SLE）を発症し，プレドニゾロン5 mgで治療をした．6年前には，両下腿浮腫と尿蛋白を認め，ループス腎炎の診断で，ステロイドパルスとシクロホスファミド点滴療法（6コース）を行い，その後，プレドニゾロン，ミコフェノール酸モフェチル，ヒドロキシクロロキンによる維持療法に移行した．2年前，結婚とともに転居し，近医クリニックへ転医した．SLEの活動性は抑えられた状態と判断され，ミコフェノール酸モフェチル，ヒドロキシクロロキンは中止，プレドニゾロン15 mg/日単剤による治療に切り替えられた．1年前，旅行後に発熱をきたし，プレドニゾロン20 mg/日に一時的に増量したが，6ヵ月前には17.5 mg/日となっていた．今回，自然妊娠成立後，妊娠10週時点で腎機能悪化と尿蛋白増加を認めており，筆者の施設に転医となった．

　受診時，クレアチニン1.06 mg/dL，尿蛋白1.60 g/日，尿沈渣異常（顆粒円柱・上皮円柱），抗DNA抗体高値であり，補体は妊娠前よりも低下傾向だった（表2-6）．これらの所見からループス腎炎の増悪が強く疑われたため，妊娠12週からプレドニゾロン50 mg/日（1 mg/kg/日）へ増量した．ステロイド増量後は速やかに腎機能・尿所見の改善を認め，妊娠15週時点で，クレアチニン0.8 mg/dL，尿蛋白0.7 g/日となっていた．タクロリムスを追加した上で，妊娠16週からプレドニゾロン40 mg/日に漸減した．妊娠18週にはプレドニゾロン35 mg/日，妊娠20週には30 mg/日，妊娠22週には25 mg/日と減量を進めた．妊娠23週時，卵膜剥離による不正性器出血があり，妊娠24週頃からはステロイド精神病と考えられる精神不安定さを認めるようになり，床上安静と抗精神病薬の調整によって管理を継続した．妊娠29週に入ると，再度尿蛋白の増加，腎機能の軽

表 2-6　妊娠 10 週：初診時の検査所見

WBC	10.92 × 10³/μL	CH50	37.8 U/mL	尿蛋白	3+
Hb	11.1 g/dL	C3	75 mg/dL	尿潜血	3+
Plt	24.7 × 10⁴/μL	C4	25 mg/dL	UTP/Cre	1.6 g/g・Cre
BUN	20.7 mg/dL	抗核抗体	160 倍	赤血球	5〜9 /HPF
Cr	1.06 mg/dL	抗 DNA 抗体	95 IU/mL	白血球	30〜49 /HPF
eGFR	52.8 mL/min/1.73 m²	SS-A/RO 抗体	4 倍	扁平上皮	5〜9 /HPF
Na	141 mEq/L	SS-B/LA 抗体	陰性	尿路上皮	<1 /HPF
K	4.3 mEq/L	抗リン脂質抗体	陰性	腎尿細管上皮	1〜4 /HPF
Cl	116 mEq/L			硝子円柱	3+
				顆粒円柱	3+
				上皮円柱	2+

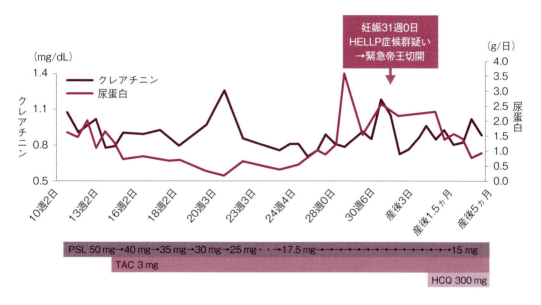

図 2-4　臨床経過
PSL：プレドニゾロン，TAC：タクロリムス，HCQ：ヒドロキシクロロキン

度悪化をきたしたが，尿沈査異常はなく，補体価も変化なく，抗 DNA 抗体は妊娠初期よりも著明に改善を認めていた．血圧に関しては，妊娠初期からカルシウム拮抗薬とメチルドパを併用して管理していたため，明らかな上昇はなかった．以上の所見から，尿蛋白の上昇および腎機能の悪化は，プレドニゾロン漸減に伴うループス腎炎の再増悪よりも，妊娠高血圧症候群（hypertensive disorders of pregnancy；HDP）の徴候をみている可能性を考え，慎重な経過観察を続けた．妊娠 31 週には，上腹部痛と肝胆道系酵素の上昇，血小板減少が出現し，HELLP 症候群が疑われたため，緊急帝王切開にて分娩となった．

新生児は週数よりやや小さめだったが，健康だった．術後は十分な補液を行って尿量を確保し，血圧に関してはメチルドパを中止してカルシウム拮抗薬単剤に切り替え治療を継続した．産後は速やかに腎機能および尿蛋白の低下，肝逸脱酵素の低下，血小板の回復を認めた．産後 5 ヵ月時点でクレアチニン 0.8〜0.9 mg/dL，尿蛋白 0.9 g/日となっている（図 2-4）．

（三島就子）

妊娠を希望する患者へ説明すること

> **Key Points**
> ・近年では全身性エリテマトーデス（SLE）合併妊娠で良好な出産を経験できる症例も少なくない．
> ・必ず担当医と病状の共有をし，計画妊娠を行う．必要に応じて薬剤整理を行う．
> ・妊娠成立時に病態が安定していない場合，産科合併症のリスクが高くなる．
> ・約半数の患者は妊娠中に軽微な再燃を経験しうる．産後も再燃の可能性があり注意を要する．

　全身性エリテマトーデス（systemic lupus erythematosus；SLE）は妊娠可能な若年女性に発症することが多く，治療薬や重篤な合併症によりその後の妊娠や妊娠転帰自体に影響を与える場合があり，かつては挙児困難と考えられていた．近年では病気そのものの管理や治療薬の検討により，適切なタイミングでの妊娠・出産管理を行うことで，SLE妊娠の約8割で母児ともに良好な転帰を迎えることが可能であったという報告もなされている[1]．一方で，SLE合併妊娠では，程度はさまざまであるが産科合併症をきたしうる．具体的には，SLE患者では早産，緊急帝王切開，胎児発育不全，妊娠高血圧症候群（hypertensive disorders of pregnancy；HDP），子癇などの合併症が非SLE患者に比べて2～4倍増加したとの報告がある（早産から順に20.8% vs 8.1%，36.6% vs 25.0%，5.6% vs 1.5%，22.5% vs 7.6%，0.5% vs 0.09%）[2]．これらを踏まえても，妊娠前から患者と医師間で十分に病態の共有を行い，妊娠成立後には産科にも情報共有を行い密に連携を図る必要がある．

　患者から妊娠希望を確認した際，特に説明することが推奨される点を以下に述べる．

偶発的な妊娠は避け，計画妊娠を行うことが大切である

　後述の項目とも関連するが，妊娠自体でSLEの病態が悪化し母児ともに命に関わる危険があること，また妊娠前からの使用が推奨される薬や，使用を中止すべき薬があることなどから，事前に担当医・患者間で意思を共有すべきである．積極的に妊娠を希望する場合には，飲酒・喫煙などに関する一般的なプレコンセプションケアについて指導することはもとより，SLEの疾患活動性，使用中の治療薬，妊娠が許可しにくい臓器障害の有無，一般内科的な合併症などについて検討する必要がある．患者のみならず，必要に応じてパートナーにも情報共有とともに理解と協力を呼びかける．

SLEの病勢が落ち着いていない時点で妊娠した場合，産科合併症が増える

　SLEの活動性が落ち着いていることが，安全な妊娠・出産を迎える上では大切と考えられる．アメリカのコホート研究において，妊娠第1・2三半期での高疾患活動性群は低疾患活動性群と比して児の周産期死亡率や流産率が各々3倍増加したとの報告があ

る（20％ vs 7％，29％ vs 9％）[3]．また活動性のループス腎炎が妊娠初期に認められる場合，早産，低出生体重児，HDPなどのリスクになるともいわれている[4]．

産科合併症（早産，流産，胎児発育不全，HDPなど）のリスク因子としては，特に活動性ループス腎炎（0.5 g/日以上の蛋白尿），妊娠前6ヵ月以内でSLEの疾患活動性が高いこと（血清補体価の低下，抗ds-DNA抗体上昇），ループスアンチコアグラント陽性などがあげられる．

妊娠中あるいは産後にSLEが再燃する可能性がある

約40〜50％程度の患者で，SLEの再燃徴候を認めるといわれているが，そのほとんどは軽度から中等度の活動性にとどまるとされている．頻度の高い再燃徴候としては，皮膚症状（25〜90％），関節炎（20％），血小板減少（10〜40％）などである．一方で15〜30％程度の患者で重症の再燃を経験しうる[5]．症状の程度によって妊娠中であってもステロイドを増量あるいは新規の治療薬を導入する必要が出てくる．また，重症再燃の場合は妊娠継続自体が非常にハイリスクで困難となる場合があり，その際には患者・家族と十分な情報共有と説明を行い方針決定していくこととなる．

SLEが再燃しうる時期については，妊娠中・産後のいつでもその可能性がある．産後数ヵ月経過していても再燃の可能性があることに注意する．

再燃のリスクとしては，妊娠成立前の6ヵ月以内にSLEの活動性が高いことがあげられる．過去のコホート研究からの報告では，妊娠前に活動性の高いSLE患者では7.25倍（58％ vs 8％，$p<0.001$）も妊娠中の再燃率が上昇したとの結果が示されている[3]．

妊娠あるいは授乳中でも使用が推奨される薬剤，妊娠前に使用を中止すべき薬剤がある

患者が妊娠を希望するときには，内服中の薬剤を見直し必要に応じて開始あるいは中止・変更する必要がある．具体的にSLE患者で処方される主な薬剤について，妊娠・授乳中に比較的安全に使用可能と判断されるもの，また中止すべきものを表2-7に示す．すべての薬剤に関して安全性が証明されているわけではなく，リスク・ベネフィットを考慮して選択する．中止すべきタイミングは薬剤により異なるが，ミコフェノール酸モフェチル，メトトレキサートは催奇形性の問題から妊娠前に一定の休薬期間が必要なため，内服している場合は，妊娠に向けて休薬することが推奨されている[6]．一方でアンジオテンシン変換酵素阻害薬およびアンジオテンシンⅡ受容体拮抗薬は，腎保護の観点から十分説明と同意の上，妊娠判明時まで継続使用可能とされている（胎児毒性は明らかであるため妊娠判明確認後は速やかに代替薬に変更する）[7]．

ステロイドに関しては妊娠初期での使用で大奇形のリスクは増加させないものの，口唇口蓋裂の発症頻度が2〜3倍程度上昇することは説明しておく必要があるだろう[5,8]（ちなみに日本では一般人口で約500人中1人の割合で出生するといわれている[9]）．

妊娠中に使用が推奨される薬剤として，ヒドロキシクロロキンと低用量アスピリンがあり，ヨーロッパリウマチ学会（European League Against Rheumatism；EULAR）から次のような推奨が出ている[10]．

表 2-7　主な薬剤とその使用に対する総合評価

	一般名	妊娠	授乳
副腎皮質ステロイド	プレドニゾロン	○	○
	メチルプレドニゾロン	○	○
	ベタメタゾン	○	○
免疫抑制薬	アザチオプリン	○	○
	ミコフェノール酸モフェチル	×	×
	メトトレキサート	×	×
	シクロホスファミド水和物	△*1	×
	シクロスポリン	○	○
	タクロリムス水和物	○	○
降圧薬	ニフェジピン	△*2	○
	アムロジピンベシル酸塩	△	○
	ニカルジピン塩酸塩	△	○
	カプトプリル	×*3	○
	エナラプリルマレイン酸塩	×*3	○
	ロサルタンカリウム	×*3	○
	カンデサルタンシレキセチル	×*3	○
	ラベタロール塩酸塩	△	○
	ヒドララジン塩酸塩	△	○
	メチルドパ	○	○
	トリクロルメチアジド	△	△
	フロセミド	△	○
	スピロノラクトン	△	○

○：疫学的な情報が豊富または多くの使用経験が報告されており安全に使用可能と考えられる薬
△：疫学情報が少なく安全性・危険性を推定する必要のある薬
×：使用を避けるべき薬
*1：妊娠中期以降に母体の重篤な病勢に対し必要な場合に限る
*2：妊娠20週以前は禁忌
*3：妊娠中期以降は禁忌

（伊藤真也，村島温子 編：薬物治療コンサルテーション 妊娠と授乳 改版2版，南山堂，2014より改変）

❶ ヒドロキシクロロキン（hydroxychloroquine；HCQ）

世界的にSLEおよび皮膚エリテマトーデスに対する標準的な薬剤として位置づけられており，2015年7月から日本でも使用可能となった．EULARでは妊娠前からの使用および妊娠経過中のHCQ使用を推奨している．その根拠として，HCQに妊娠経過中のSLE再燃予防効果が認められたこと，また抗SS-A抗体陽性妊娠において新生児の先天性心ブロックの発症頻度を減らしたことなどがあげられる．HCQの詳細に関しては別項（p.144「ヒドロキシクロロキンの適正使用」）を参照されたい．

❷ 低用量アスピリン（low dose aspirin；LDA）

非膠原病患者での重症HDPに対して予防効果があることがすでに示されており，日本妊娠高血圧学会での診療指針においても「妊娠16週未満から開始した場合にのみHDPに対する抑制効果を認めた」[11]との記載がある．

EULARでは，特に腎炎を伴うSLE患者やループスアンチコアグラント陽性SLE患

者においてはHDPのリスクが高いため,妊娠前あるいは少なくとも妊娠16週以前からの低用量アスピリン投与が推奨されている[10](ループスアンチコアグラント陽性例に関しては次項で述べる).

LDAの中止時期に関しては,添付文書上は分娩時出血などのリスクから妊娠28週頃とあるが,現実的には休薬によるリスク・ベネフィットを十分考慮して,妊娠36週(予定帝王切開の2週間前)まで[10],あるいはよりハイリスクな場合は産科・麻酔科の合意の下で出産まで継続することも検討される.

(大西香絵,綿貫 聡)

文献

1) Buyon JP, Kim MY, Guerra MM, et al: Predictors of pregnancy outcome in a prospective, multiethnic cohort of lupus patients. Ann Intern Med, 163(3): 153-163, 2015.
2) Clowse ME, Jamison M, Myers E, et al: A national study of the complications of lupus in pregnancy. Am J Obstet Gynecol, 199(2): 127.e1-6, 2008.
3) Clowse ME, Magder LS, Witter F, et al: The impact of increased lupus activity on obstetric outcomes. Arthritis Rheum, 52(2): 514-521, 2005.
4) Barnabe C, Faris PD, Quan H, et al: Canadian pregnancy outcomes in rheumatoid arthritis and systemic lupus erythematosus. Int J Rheumatol, 2011: 345727, 2011.
5) Clowse ME: Lupus activity in pregnancy. Rheum Dis Clin North Am, 33(2): 237-252, 2007.
6) Götestam Skorpen C, Hoeltzenbein M, Tincani A, et al: The EULAR points to consider for use for antirheumatic drugs before pregnancy, and during pregnancy and lactation. Ann Rheum Dis, 75(5): 795-810, 2016.
7) 日本腎臓学会学術委員会 腎疾患者の妊娠:診療の手引き改訂委員会 編:腎疾患者の妊娠診療ガイドライン2017,診断と治療社,2017.
8) Park-Wyllie L, Mazzotta P, Pastuszak A, et al: Birth defects after maternal exposure to corticosteroids: prospective cohort study and meta-analysis of epidemiological studies. Teratology, 62(6): 385-392, 2000.
9) 口唇裂・口蓋裂診療ガイドライン策定WG委員:口唇裂・口蓋裂診療ガイドライン,日本口腔外科学会,2008.
10) Andreoli L, Bertsias GK, Agmon-Levin N, et al: EULAR recommendations for women's health and the management of family planning, assisted reproduction, pregnancy and menopause in patients with systemic lupus erythematosus and/or antiphospholipid syndrome. Ann Rheum Dis, 76(3): 476-485, 2017.
11) 日本妊娠高血圧学会:妊娠高血圧症候群の診療指針2015 -Best Practice Guide-,メジカルビュー社,2015.

3 妊娠前に評価すべき項目

Key Points

- 妊娠が許容できる状況とは，①妊娠前6ヵ月以上，②プレドニゾロン（PSL）15 mg/日以下のステロイド量でSLEが寛解状態であることである．腎炎合併時は蛋白尿<0.5 g/日であることが理想である．
- 妊娠希望時には，合併症検索と病状評価を行う．
- 高度の肺高血圧症，拘束性肺障害，腎機能障害，心不全などを認める場合や，治療抵抗性のHDP，HELLP症候群の既往がある場合では，妊娠自体が勧められないことがある．
- 抗リン脂質抗体，抗SS-A抗体などの抗体の確認や甲状腺機能，糖尿病，血圧の評価を行う．

　SLE患者においては，妊娠自体で病態の悪化をきたしうること，また母児の転帰不良に関わる危険性がある．前項で述べたように産科合併症のリスク因子が検討されており，良好な妊娠・出産転帰のために，まず挙児希望の段階から配偶者を含めて患者・医師間での病状の共有と治療方針の確認，また妊娠成立後は特に内科担当医と産科医での情報共有と協力体制が大切となってくる．

　表2-8に，SLE女性が挙児を希望した場合のカウンセリングの要点を示す．

　安全な妊娠・出産を迎えるため，SLEの病勢が安定していることが重要である．理想的には，少なくとも妊娠成立前に6ヵ月以上，PSL15 mg/日（PSL 0.3 mg/kg/日）以下のステロイド量でSLEが寛解状態であることが推奨される（ループス腎炎の寛解状態とは，正常範囲の腎機能・血清補体価正常・蛋白尿<0.5 g/日，赤血球尿<5/HPFといわれている[1]が，一方で腎炎非合併のSLEにおける厳密な「寛解状態」には明確な定義はいまだなく，症状や血液検査などから患者ごとに個別に判断しているのが現状である[2]）．

　なお，妊娠自体が勧められない場合もある．具体的には表2-9にあげるような状態である．いずれの項目も母体・胎児の予後に関連するものであり，妊娠許可は厳しく，仮に妊娠したとしても人工中絶を考慮せざるを得ない状況と認識される．

　妊娠前あるいは遅くとも妊娠判明時に可及的に確認すべき項目は表2-10の通りである．併存するリスクによっては新規に予防薬を投じる必要があり，良好な妊娠転帰を迎えることを目的として，病勢評価や合併症予測を行う必要がある．

　以下に各項目の詳細を述べる．

臓器合併症・リスク評価

❶ 抗リン脂質抗体

　全身の動静脈に血栓形成をきたしうる抗リン脂質抗体症候群（antiphospholipid antibody syndrome；APS）はSLEに合併しない一次性APSとSLEに随伴する二次性APSがある．APS患者1,000人におけるコホート研究において，SLE随伴の二次性

表 2-8 SLE 女性患者の健康および補助生殖，妊娠の管理に関する推奨事項

	推 奨	LoA 平 均（標準偏差）	LoA 中央値（4 分位）
1	妊娠前カウンセリングとリスクの層別化	10 (0.2)	10 (0)
1.1	SLE 女性では，母親および胎児の不良アウトカムの主なリスク因子は活動性の SLE（1/A）であり，特に活動性腎炎（1/A），ループス腎炎の既往（2/B），抗リン脂質抗体の存在（1/A）である．		
1.1.1	血圧のモニタリング・安全な薬剤による疾患活動性のコントロール（HCQ，2/B）・ステロイド使用を最小限にすることが不可欠である．		
1.2	抗リン脂質抗体症候群（原発性あるいは SLE 合併）の女性のリスクは，高リスクのリン脂質抗体（ループスアンチコアグラント・複数陽性・中高力価）（1/A），SLE 合併（2/B），血栓の既往（2/B），以前の妊娠の不良アウトカム（2/B）である．		
1.2.1	血圧のモニタリング（3/C）・抗血小板薬 and/or 抗凝固薬の使用が基本である．		
2	避 妊	9.9 (0.4)	10 (0)
2.1	SLE 女性には，疾患活動性と血栓リスク（特にリン脂質抗体）に基づき，有効な避妊方法（経口避妊薬・IUD）の使用についてカウンセリングを行う．IUD は婦人科的な禁忌がなければすべての SLE・抗リン脂質抗体症候群の患者で適応である（1/A）．		
2.2	安定期・非活動性の SLE で抗リン脂質抗体が陰性の場合，経口避妊薬を検討してよい（1/A）．		
3	妊孕性低下のリスク	9.8 (0.4)	10 (0)
	挙児希望のある SLE 女性には，妊孕性の問題，特に加齢とシクロホスファミドの使用による不良なアウトカムについてカウンセリングすべきである（1/A）．シクロホスファミドは卵巣機能障害のリスクと勘案して使用する．		
4	妊孕性の保持	9.5 (0.7)	10 (1)
	妊孕性を保持する方法として，GnRH アナログ（偽閉経療法）はすべての閉経前の女性でシクロホスファミド投与を行う女性で検討すべきである（2/B）．		
5	生殖補助医療	9.6 (0.6)	10 (0)
5.1	生殖補助医療で，排卵誘発剤や体外受精は安定期・非活動性の SLE 患者で安全に実施できる（3/C）．		
5.2	抗リン脂質抗体（症候群）を有する患者は抗凝固療法（妊娠中の推奨量）and/or 低用量アスピリンを受けるべきである（3/D）．		
6	SLE 合併妊娠での母親の疾患活動性のバイオマーカー	9.9 (0.3)	10 (0)
	SLE の妊婦では，特に腎機能（2/B），血清学的マーカー（C3，C4，抗 ds-DNA 抗体）（2/B）を含む，疾患活動性の評価（1/A）が産科的合併症や再燃のモニタリングのために推奨される．		
7	妊娠のモニタリング	9.7 (0.5)	10 (1)
7.1	SLE・抗リン脂質抗体症候群の女性では，特に妊娠第 3 三半期（28 週以降）に胎盤機能不全や胎児発育不全を調べるために，超音波ドプラー検査や生体パラメータを用いた追加の胎児評価を行うべきである（3/D）．		
7.2	胎児心エコーモニタリングが胎児不整脈や心筋炎が疑われる症例，特に抗 SSA/SSB 抗体陽性の妊婦で推奨される（2/C）．		
8	妊娠中の SLE 再燃の予防と治療の薬剤	9.7 (0.7)	10 (0)
8.1	HCQ（1/B），経口ステロイド，アザチオプリン，シクロスポリン，タクロリムス（すべて 3/C）が妊娠中の SLE 再燃の予防と治療に使用できる．		
8.2	中等度から重度の再燃は，ステロイドパルス療法，大量ガンマグロブリン療法，血漿交換を含む追加治療戦略が検討される（すべて 3/C）．		
8.3	ミコフェノール酸モフェチル，シクロホスファミド，レフロノミド，メトトレキサートは避けるべきである．		
9	妊娠中の補助療法	9.8 (0.4)	10 (0)
9.1	HCQ は SLE 女性の受胎前から妊娠中の全経過で推奨される（2/B）．		
9.2	妊娠高血圧腎症のリスク（特にループス腎炎の合併や抗リン脂質抗体陽性）を有する SLE 女性では低用量アスピリンの使用が推奨される（2/C）．抗リン脂質抗体症候群（SLE 合併あるいは原発性）では，低用量アスピリンとヘパリンの併用が合併症リスクを減らすため推奨される（1/A）．		
9.3	カルシウム・ビタミン D・葉酸は一般と同じく推奨（-/D）される．		

(Andreoli L, et al: Ann Rheum Dis, 76(3): 476-485, 2017)

表 2-9 SLE 患者において妊娠を避けるべき状況

妊娠自体が許容しにくい場合
・重症肺高血圧症（sPAP ＞ 50 mmHg）
・高度な拘束性肺障害（FVC ＜ 1L）
・高度な腎機能障害（特に Cr 4〜5 mg/dL[*1]）
・重症心不全
・治療抵抗性の重症妊娠高血圧症・HELLP 症候群の既往
妊娠の延期を考慮すべき場合
・過去 6 ヵ月以内に重篤な再燃歴がある
・活動性のループス腎炎がある
・過去 6 ヵ月以内に脳血管障害イベントがある

sPAP：systolic pulmonary artery pressure（収縮期肺動脈圧）
FVC：forced vital capacity（努力性肺活量）
Cr：creatinine（クレアチニン）
＊1：Soh MC, et al: Rheumatology (Oxford), 54(4): 572-587, 2015

（Lateef A, et al: Best Pract Res Clin Rheumatol, 27(3): 435-447, 2013 より抜粋，一部改変）

表 2-10 妊娠前あるいは判明時の評価項目

評価内容	検査項目
臓器合併症・リスク評価	抗リン脂質抗体（LA，抗 CL-β_2GPI 抗体，抗 CL-IgG 抗体）
	抗 SS-A 抗体，抗 SS-B 抗体，抗 U1-RNP 抗体
	腎機能，尿検査（尿蛋白/Cr 比，可能であれば蓄尿検査）
	血圧
	心臓超音波（肺高血圧症の程度）
	血糖，HbA1c，75g 経口ブドウ糖負荷試験（糖代謝異常の評価）
	甲状腺機能（fT3，fT4，TSH，抗 TPO 抗体，抗 Tg 抗体）
	25OH-Vitamin D（妊娠前なら骨密度検査）
SLE の病勢評価	抗 ds-DNA 抗体，血清補体価，血小板数

LA：lupus anticoagulant（ループスアンチコアグラント）
抗 CL-β_2GPI 抗体：抗β_2GPI-dependent anticardiolipin antibody（抗カルジオリピンβ_2グリコプロテインI複合体抗体）
抗 CL-IgG 抗体：抗 cardioliping-IgG 抗体（抗カルジオリピン IgG 抗体）
fT3：free T3（遊離 T3）
fT4：free T4（遊離 T4）
TSH：thyroid stimulating hormone（甲状腺刺激ホルモン）
抗 TPO 抗体：抗 thyroid peroxidase 抗体（抗甲状腺ペルオキシダーゼ抗体）
抗 Tg 抗体：抗 thyroglobulin 抗体（抗サイログロブリン抗体）
抗 ds-DNA 抗体：抗 double-stranded DNA 抗体（抗二本鎖 DNA 抗体）

APS と診断されたのは 36.2％であったとの報告がある[3]．また SLE 患者では約 30％にループスアンチコアグラント（lupus anticoagulant；LA），約 20％に抗β_2GPI 抗体が検出されている[4]．

APS として臨床症状があり診断がなされている患者の妊娠管理については別項を参照されたい．

ここでは APS の臨床症状を有さない SLE 患者における妊娠管理について述べたい．

近年，研究班から APS 合併妊娠の診療ガイドラインが発行された．これによると，APS としての血栓症状既往のない SLE 患者においては，「LA 陽性，あるいは LA 陽性に加えて抗 CL 抗体（抗 CL-β_2GP I 抗体または抗 CL-IgG 抗体）高値の場合は，産科的 APS の発症予防目的に LDA，あるいは LDA ＋ヘパリン（予防量 1 万単位 / 日前後）による治療を行うことが容認される」[5] とある．抗リン脂質抗体陽性 SLE 患者では，妊娠合併症（胎児死亡，早産，妊娠高血圧症など）が抗体陰性 SLE 患者に比して多くみられること（43.8% vs 15.4%）[6]，抗リン脂質抗体のうち特に LA 陽性は妊娠 12 週以降での強い予後不良因子となりうることが報告されている[7]．これにより，SLE 患者が妊娠判明した際には，血栓症状の既往がなくてもそれまで測定していなければただちに抗リン脂質抗体を確認し，陽性が判明した場合は速やかに APS 妊娠に準ずる予防策を講じる必要があると考えられる．

❷ 抗 SS-A 抗体，抗 SS-B 抗体，抗 U1-RNP 抗体

SLE において疾患特異的な自己抗体として抗 Sm 抗体は既知のごとくである．一方で，SLE に非特異的な自己抗体として抗 SS-A 抗体，抗 SS-B 抗体，抗 U1-RNP 抗体が知られており，各々 40％，10 〜 15％，30 〜 40％で陽性となりうる[8]．母体の抗 SS-A 抗体は胎盤を通過して胎児の心筋障害をきたしうることが知られており，高度な障害をきたした場合は最終的に恒久的なペースメーカーの埋め込みを要する状況となる．抗 SS-A 抗体・抗 SS-B 抗体は新生児ループス（皮疹，肝機能障害，血小板減少，心疾患など）のリスク因子[9] となり，特に抗 SS-A 抗体陽性患者のうち約 1％で胎児に重篤な先天性心疾患を生じうるため[10]，SLE 患者の妊娠時には測定することが推奨される．抗 SS-A 抗体は高値であるほど胎児に完全房室ブロックの発症頻度が増加しうる[11]．母体でこれらの抗体が陽性の場合には，妊娠 16 〜 26 週に 1 〜 2 週間隔で管理に習熟した医療機関で胎児心エコー検査を実施し，児の不整脈発現に注意を払う必要がある．

なお，抗 SS-A 抗体・抗 SS-B 抗体ともに陰性であったにもかかわらず胎児に房室ブロックをきたし，その中で抗 U1-RNP 抗体陽性がリスクであったとする報告も散見されるため，フォローに注意を要すると考えられる[12]．通常，抗 U1-RNP 抗体陽性 SLE 妊娠例では皮疹を主とした新生児ループスを認めると認識されている．

❸ 腎機能，尿検査

SLE 患者においてはステロイド長期使用，腎炎の存在などから HDP などの産科合併症のリスクが高くなることはすでに述べた通りである．ループス腎炎例では尿蛋白 0.5 g/ 日以下が維持されている場合，腎炎合併のない SLE 患者と妊娠中の合併症に差はなかったとの報告[13] もあり，寛解状態が妊娠成立の 6 ヵ月以上前から維持されていることが，合併症出現のリスクを下げると考えられる．このため蛋白尿の程度については妊娠経過中の合併症を推し量るためにも評価を行う必要があると考えられる．

腎機能障害がある場合，HDP の合併率が上昇し胎児予後が不良となる．『腎疾患患者の妊娠診療ガイドライン 2017』によると，「GFR 区分 G3，G4，G5（30 〜 59，15 〜 29，＜ 15）は，腎機能障害が重症になるほど妊娠合併症のリスクが高く，腎機能低下，透析導入の可能性もある」と記されている[14]．胎児の転帰不良だけでなく患者自身の腎予後も不良となりうるため，妊娠前の評価は大切である．

❹ 血 圧

　妊娠時の血圧管理目標は収縮期血圧 155 〜 160 mmHg，拡張期血圧 90 〜 100 mg とされている [14]．『妊娠高血圧症候群の診療指針 2015』では，特に腎障害などの臓器障害を伴わない軽症高血圧（140 〜 160/90 〜 110 mmHg）の場合は降圧薬による妊娠予後や HDP 発症率に有意差がなかったこと，また逆に児体重の減少などのデメリットがみられたことから積極的な降圧薬の投与は推奨されていない．一方で，母児合併症の観点から，臓器障害を伴う軽症高血圧や重症高血圧（160/110 mmHg 以上）では積極的に降圧薬の使用を考慮し，前者は 120 〜 140/80 〜 90 mmHg を，後者は 140 〜 160/90 〜 110 mmHg を目標としている．妊娠前に高血圧を認めた場合，妊娠判明時の妊娠初期・中期の段階では通常血圧は下がる傾向にある．このため臓器障害のない軽症高血圧合併妊娠では，妊娠初期から降圧薬を減量あるいは中止することも検討される [15]．

　ループス腎炎による腎障害合併 SLE 患者では，腎保護の観点からアンジオテンシン変換酵素阻害薬およびアンジオテンシンⅡ受容体拮抗薬を使用していることが多いが，妊娠中期以降は明らかな胎児毒性があるため妊娠判明時からは使用を控えるべきである．妊娠後はカルシウム拮抗薬や αβ 遮断薬（ラベタロール）などでの血圧管理を行うことが推奨される．

❺ 心臓超音波

　SLE 患者でも肺高血圧症を合併しうる．SLE 患者の 15 〜 60％で抗 U1-RNP 抗体が検出され [16]，抗 U1-RNP 抗体陽性は肺高血圧症合併のリスクと指摘されている（OR 3.68，95％ CI：2.04-6.63，$p < 0.0001$）[17]．混合性組織結合病（mixed connective tissue disease；MCTD）を疑うレイノー現象・手指腫脹・筋症状などを認める場合はもとより，肺障害を伴わない労作時呼吸苦を認める場合は，APS 検索とともに肺高血圧症の有無を確認することが実臨床では検討され，その一環として抗 U1-RNP 抗体の有無も確認すべきだろう．抗 U1-RNP 抗体が陽性と判明している SLE 患者では，リスク評価として肺高血圧症がないか妊娠前に精査を行うことが考慮される．心臓超音波の結果などから肺高血圧症の存在が疑われた場合には，右心カテーテル検査まで行う．収縮期肺動脈圧 50 mmHg 以上の高度な肺高血圧症を認める場合は，母児ともにリスクが高くなるため妊娠自体を避けることが推奨される（表 2-9 参照）．

❻ 血糖，HbA1c，75g ブドウ糖負荷試験（OGTT）など

　妊娠中に PSL 20 mg/ 日以上使用している場合，糖代謝異常を合併しやすい [18]．糖代謝異常妊娠では，母児合併症のリスクが高くなり，母体合併症としては HDP，流産，早産などの産科合併症，児合併症としては胎児死亡，先天奇形，巨大児などのリスクが高くなるといわれている．妊娠初期の器官形成期における高血糖が先天奇形の一因となり，妊娠経過中の高血糖状態が巨大児や新生児低血糖の原因となるため，妊娠前から，また妊娠中も厳格な血糖コントロールを継続し合併症のリスクを減らすことが求められる [19]．なお妊娠時に血糖値，75gOGTT などにより糖代謝異常を指摘された場合には，空腹時血糖 70 〜 100 mg/dL，食後 2 時間血糖 120 mg/dL 未満，HbA1c 6.2％未満を目標に血糖管理を行うことを日本糖尿病学会・日本産科婦人科学会は推奨している．

❼ 甲状腺機能（fT$_3$，fT$_4$，TSH，抗 TPO 抗体，抗 Tg 抗体など）

　甲状腺機能異常は妊娠において流産や早産などのリスク因子となる．一方でSLE患者は無症候性を含めて甲状腺機能異常を合併する確率が健常人と比べて高いことが知られている[20]．無症候性甲状腺機能低下症であってもHDP発症と関連がある（OR 1.7, 95% CI：1.1-2.6）[21]ことなども含め，SLE患者では妊娠前に甲状腺機能を測定することが考慮される．

❽ 25OH-Vitamin D，骨密度検査

　EULARの推奨では，治療のためにステロイドやヘパリンを使用しているSLE/APS患者においては，その骨量への有害効果を評価するため，妊娠第1三半期に25OH-Vitamin Dを測定し，低値の場合には積極的にカルシウムやビタミンD補充を考慮するとある[22]．特に長期間ステロイドなどの投与がなされている場合は妊娠を考える前から積極的に骨保護を行い，骨密度検査を行っておくとよいだろう．

SLEの病勢評価

　既述の通り（前項参照），妊娠に伴う母児合併症のリスク低減のため，妊娠の6ヵ月以上前からの病態安定を維持する必要がある．そのための評価として，尿検査（尿蛋白／Cr比，尿沈渣），血清Cr，血清補体価（C3/C4），抗ds-DNA抗体，血小板数などを，妊娠を計画する前または妊娠判明時に評価しておく必要がある．妊娠判明時に高疾患活動性であった場合は，治療の強化も含め，患者・家族に対して非常にリスクが高いことを十分に説明した上で，妊娠継続について意思決定がなされるべきである．

（大西香絵，綿貫　聡）

文献

1) Bălănescu A, Donisan T, Bălănescu D: An ever-challenging relationship: lupus and pregnancy. Rheumatologia, 55(1): 29-37, 2017.
2) von Vollenhoven RF, Mosca M, Bertsias G, et al: Treat-to-target in systemic lupus erythematosus: recommendations form an international task force. Ann Rheum Dis, 73(6): 958-967, 2014.
3) Cervera R, Piette JC, Font J, et al: Antiphospholipid syndrome: clinical and immunologic manifestations and patterns of disease expression in a cohort of 1,000 patients. Arthritis Rheum, 46(4): 1019-1027, 2002.
4) Love PE, Santoro SA: Antiphospholipid antibodies: anticardiolipin and the lupus anticoagulant in systemic lupus erythematosus (SLE) and in non-SLE disorders. Prevalence and clinical significances. Ann Intern Med, 112 (9): 682-698, 1990.
5) 「抗リン脂質抗体症候群合併妊娠の治療及び予後に関する研究」研究班：抗リン脂質抗体症候群合併妊娠の診療ガイドライン，pp.42-44，南山堂，2016．
6) Buyon JP, Kim MY, Guerra MM, et al: Predictors of pregnancy outcome in a prospective, multiethnic cohort of lupus patients. Ann Intern Med, 163(3): 153-163, 2015.
7) Yelnik CM, Laskin CA, Porter TF, et al: Lupus anticoagulant is the main predictor of adverse pregnancy outcomes in aPL-positive patients: validation of PROMISSE study results. Lupus Sci Med, 3(1): e000131, 2016.
8) Peng SL, Craft JE: Anti-nuclear Antibodies. Kelly ＆ Firestein's Textbook of Rheumatology 10th ed, Firestein GS, et al eds, pp.817-830, Elsevier, 2016.
9) Buyon JP, Winchester RJ, Slade SG, et al: Identification of mothers at risk for congenital heart block and other neonatal lupus syndromes in their children. Comparison of enzyme-linked immunosorbent assay and immunoblot for measurement of anti-SS-A/Ro and anti-SS-B/La antibodies. Arthritis Rheum, 36(9): 1263-1273, 1993.
10) Buyon JP, Hiebert R, Copel J, et al: Autoimmune-associated congenital heart block: demographics, mortality, morbidity and reccurence rates obtained from a national neonatal lupus registry. J Am Coll Cardiol, 31(7): 1658-1666, 1998.
11) Jaeggi E, Laskin C, Hamilton R, et al: The importance of the level of maternal anti-Ro/SSA antibodies as a

prognostic marker of the development of cardiac neonatal lupus erythematosus a prospective study of 186 antibody-exposed fetuses and infants. J Am Coll Cardiol, 55(24): 2778-2784, 2010.
12) Acherman RJ, Friedman DM, Buyon JP, et al: Doppler fetal mechanical PR interval prolongation with positive maternal anti-RNP but negative SSA/Ro and SSB/La auto-antibodies. Prenat Diagn, 30(8): 797-799, 2010.
13) Wagner SJ, Craici I, Reed D, et al: Maternal and foetal outcomes in pregnant patients with active lupus nephritis. Lupus, 18(4): 342-347, 2009.
14) 日本腎臓学会学術委員会 腎疾患患者の妊娠：診療の手引き改訂委員会 編：腎疾患患者の妊娠診療ガイドライン 2017，診断と治療社，2017.
15) 日本妊娠高血圧学会：妊娠高血圧症候群の診療指針 2015 -Best Practice Guide-，メジカルビュー社，2015.
16) Phan TG, Wong RC, Adelstein S: Autoantibodies to extractable nuclear antigens: making detection and interpretation more meaningful. Clin Diagn Lab Immunol, 9(1): 1-7, 2002.
17) Wang J, Qian J, Wang Y, et al: Serological biomarkers as risk factors of SLE-associated pulmonary arterial hypertension: a systematic review and meta-analysis. Lupus, 26(13): 1390-1400, 2017.
18) Chakravarty EF, Colón I, Langen ES, et al: Factors that predict prematurity and preeclampsia in pregnancies that are complicated by systemic lupus erythematosus. Am J Obstet Gynecol, 192(6): 1897-1904, 2005.
19) 日本糖尿病学会：糖尿病診療ガイドライン 2016，pp.367-390，南江堂，2016.
20) Stagnaro-Green A, Akhter E, Yim C, et al: Thyroid disease in pregnant women with systemic lupus erythematosus: increased preterm delivery. Lupus, 20(7): 690-699, 2011.
21) van den Boogaard E, Vissenberg R, Land JA, et al: Significance of (sub)clinical thyroid dysfunction and thyroid autoimmunity before conception and in early pregnancy: a systemic review. Hum Reprod Update, 17(5): 605-619, 2011.
22) Andreoli L, Bertsias GK, Agmon-Levin N, et al: EULAR recommendations for women's health and the management of family planning, assisted reproduction, pregnancy and menopause in patients with systemic lupus erythematosus and/or antiphospholipid syndrome. Ann Rheum Dis, 76 (3): 476-485, 2017.

妊娠中の病態増悪時の対応

> **Key Points**
> ・全身性エリテマトーデス（SLE）は妊娠中どのタイミングでも増悪する可能性がある．
> ・SLE 合併妊娠は，早産，妊娠高血圧症候群，胎児発育不全などのリスクがあり，SLE の活動性が高い状態での妊娠や，ループス腎炎，抗リン脂質抗体症候群（APS）の合併はリスクをさらに高める．
> ・妊娠すると補体価は生理的に上昇し，クレアチニンは低下する．妊娠による生理的変化によって数値が改善したようにみえるが，油断せず厳重にフォローする．

SLE が妊娠に及ぼす影響

　SLE は妊娠可能年齢の女性に発症しうる自己免疫疾患の代表であり，皮膚や関節のほか，腎臓，中枢神経系，肺など全身の臓器に炎症を起こす疾患である．SLE に罹患した女性の妊娠では，SLE のない女性の妊娠に比べて，早産，妊娠高血圧症候群（hypertensive disorders of pregnancy；HDP），HELLP 症候群のリスクがあり，SLE の活動性が高い状態での妊娠や，ループス腎炎の既往または活動性のある腎炎が併存すると，より一層リスクが高くなる[1]．また，児に関しては，流死産，胎児発育不全，新生児死亡のリスクがあるほか，早産に伴う心身の未熟性も懸念される[2]．それゆえ，妊娠前に SLE の活動性を十分に抑え，6 ヵ月はその状態を維持することが必要である．

妊娠中の SLE 増悪の特徴

　SLE は妊娠期間中どのタイミングでも増悪する可能性があり，報告によって差はあるが 13.5 〜 65％に増悪するといわれている[3,4]．妊娠中に増悪しやすい部位として，皮膚，腎臓，関節があり，血小板減少などの血球異常も認めやすい．

妊娠による母体の生理的変化

　妊娠中の SLE の活動性を評価する上で，妊娠による母体の生理的変化を 3 つ理解しておく必要がある．第一に，妊娠が成立すると，循環血液量が増加し，腎血流量もそれに追随して増加するため，妊娠中はクレアチニンが 0.5 〜 0.6 mg/dL 程度まで低下し，糸球体濾過量（GFR）は 30 〜 50％上昇する[5]．妊娠前に腎機能障害がある症例でも妊娠成立後はクレアチニンの低下や GFR の上昇を認め，腎機能障害が改善したようにみえる．しかし，妊娠週数が進むにつれて腎機能が悪化する可能性があるため，油断せずに慎重なフォローが必要である．また，GFR の増加を反映して，尿蛋白量は非妊娠時よりも若干増加するため，妊娠中は尿蛋白＜ 0.3 g/ 日が生理的範囲とされる．第二に，妊娠後期にかけて貧血や血小板減少を認めることがある．妊娠中の循環血液量増加に合わせて赤血球量が増加するが，赤血球量の増加は循環血液量の増加に見合うほどではなく，血色素量（hemoglobin；Hb）やヘマトクリット（hematocrit；Hct）は低くなる．妊娠中は Hb

表2-11 妊娠中にみられる母体の生理的変化

貧血	循環血液量の増加に見合うほどの赤血球量の増加がないため，Hb，Hctともに非妊娠時よりも低下する．妊娠中はHb 11〜12 g/dL，Hct 33〜35％が正常
血小板減少	妊娠後期にかけて10％程度低下
腎機能	腎血流量が増加するため，クレアチニンは0.5〜0.6 mg/dL程度となり，GFRは30〜50％増加する
尿蛋白	GFRの増加を反映して，尿蛋白量も非妊娠時より増加する．妊娠中は，尿蛋白＜0.3 g/日まで許容される
補体価	エストロゲンの作用により肝臓での合成が亢進するため，10〜50％上昇する
自己抗体	抗ds-DNA抗体は妊娠による影響を受けない

11〜12 g/dL，Hct 33〜35％が正常である[6]．また，妊娠中は血液の希釈と血小板クリアランスの亢進により，血小板は非妊娠時よりも10％程度減少する．全妊婦のうち7〜12％は15万/μL以下となり，1％は10万/μL以下に達する[7]．血小板減少の多くは妊娠性血小板減少症（gestational thrombocytopenia；GT）であり，分娩後に自然回復するのが特徴であるが，ほかにも免疫性血小板減少症（immune thrombocytopenia；広義のITP），APS，HDP，HELLP症候群など，さまざまな原因で血小板減少をきたす．第三に，SLEの活動性を反映する補体価については，妊娠中はエストロゲンの作用によって肝臓での合成が亢進し，10〜50％上昇する．したがって，妊娠中の補体価が基準範囲内にあっても，SLEのない妊婦に比べると低めと判断する．また，妊娠経過中に25％程度低下したときはSLEの増悪を疑う[8]．抗ds-DNA抗体は妊娠による影響は受けない（表2-11）．

以上のように，妊娠によって母体にさまざまな生理的変化が起こることを念頭に置きながら，妊娠中のSLEの活動性を慎重に判断する．

SLEの増悪と鑑別が難しい妊娠中に発症しうる疾患

❶ ループス腎炎の増悪 vs 妊娠高血圧症候群（HDP）

妊娠時に高血圧を認めるものをHDPといい，妊娠20週以降にはじめて高血圧と尿蛋白0.3 g/日以上がみられる場合，妊娠高血圧腎症（preeclampsia；PE）という．また妊娠前から高血圧や尿蛋白を認めている場合は，それぞれ高血圧合併妊娠，腎疾患合併妊娠と表現し，妊娠20週以降に新たに尿蛋白や高血圧が加わった場合，加重型妊娠高血圧腎症（superimposed preeclampsia）と診断する．

ループス腎炎とHDPは，ともに尿蛋白や血圧上昇を認め，身体所見においては両下腿を中心とした全身性浮腫，血液検査ではクレアチニンの上昇を伴うことがあり，両者の鑑別は非常に難しい．表2-12にループス腎炎の増悪とHDPにおける臨床徴候の違いを示す．HDPは妊娠20週以降に高血圧をきたすものと定義されるが，高血圧合併妊娠や腎疾患合併妊娠，APSなどが背景にあると，妊娠20週以前に血圧上昇を認める症例をまれに経験する．尿沈渣については，ループス腎炎の組織型によっては異常をきたさず，尿蛋白のみ検出されることがあるため注意する．また，両者が混在している場合はますます判断が難しい．補体価の低下や抗ds-DNA抗体の上昇などSLEの活動性を

表 2-12 ループス腎炎の増悪 vs 妊娠高血圧症候群（HDP）

	ループス腎炎	妊娠高血圧症候群（HDP）
高血圧	妊娠週数に関係なく，腎炎の増悪とともに血圧上昇をきたす可能性がある	定義上は妊娠 20 週以降に出現する高血圧を指すが，高血圧合併妊娠や腎疾患合併妊娠，APS などでは妊娠 20 週以前に血圧上昇をきたしてくることもある
尿蛋白	上昇あり	上昇あり
尿沈渣	異常あり ただし，ループス腎炎の組織型によっては尿沈査異常をきたさないことがある	異常なし
尿酸	上昇なし	上昇あり
尿中カルシウム	低下しない	低下する
抗 ds-DNA 抗体	上昇あり	上昇なし
補体価	25% 以上低下する	変化なし

HDP では尿中カルシウムの排泄が 195 mg/24 時間未満になることが示されている[9,10]．

（Stojam G, et al: Expert Rev Clin Immunol, 8(5): 439-453, 2012 より改変）

示唆する明らかな所見があればループス腎炎の増悪を疑い，病状に見合った適切な治療強化を検討する．

❷ SLE と関連する血小板減少 vs 妊娠と関連する血小板減少

血小板減少は SLE 合併妊娠の経過中に比較的多く遭遇する現象である．妊娠と関連する血小板減少には，GT，HDP，HELLP 症候群，急性妊娠脂肪肝（acute fatty liver of pregnancy；AFLP）がある．また，SLE と関連する血小板減少として，ITP，APS，血栓性血小板減少性紫斑病（thrombotic thrombocytopenic purpura；TTP），血球貪食症候群がある．その他，血小板減少をきたす要因として，薬剤，播種性血管内凝固症候群（disseminated intravascular coagulation；DIC），感染症などがある．表 2-13 にそれぞれの特徴を示す．ITP と GT は多くの点で共通しており，両者の鑑別は非常に難しい．SLE の増悪を疑う所見が血小板減少以外に明らかなときは，ITP と判断できる．ITP は妊娠中どのタイミングでも出現する可能性があり，自然軽快しない．一方，GT は妊娠中期半ごろから出現し，産後速やかに回復する．また GT の場合，血小板が 5 万/μL 以下に低下することはほとんどない[11]．SLE に関連する血小板減少において，劇症型抗リン脂質抗体症候群（catastrophic antiphospholipid syndrome；CAPS）と TTP に注意する．CAPS は，抗リン脂質抗体陽性例に認める予後不良な疾患で，微小血栓により短期間で多臓器不全をきたす．TTP は血小板減少のほかに，微小血管症性溶血性貧血（microangiopathic hemolytic anemia；MAHA），腎機能障害，発熱，動揺する精神神経障害の 5 徴候を認め，ADAMTS13 活性は著減し，抗 ADAMTS13 抗体（活性中和抗体）が検出される．妊娠と関連する血小板減少の代表である HDP は，約半数で血小板減少をきたすことがあり，5 万/μL 以下となることはまれである[11]．HELLP 症候群は HDP の一型で，MAHA，肝酵素上昇，血小板減少を認める．妊娠帰結が唯一の治療となり，産後 48〜72 時間以内に改善を認める．AFLP は妊娠後期に発症し，妊娠が続く限り肝不全が進行し，母児ともに予後不良な転帰となりうる疾患である．発症早期は血小板減少を伴うことは少なく，肝不全の進行や DIC の発症とともに低下する．AT-Ⅲ

表2-13 SLEと関連する血小板減少 vs 妊娠と関連する血小板減少

	SLEと関連する血小板減少			妊娠と関連する血小板減少		
	ITP	CAPS	TTP	GT	HDP/HELLP	AFLP
発熱	×	○	◎	×	×	◎
黄疸	×	○	○	×	○	◎
肝酵素上昇	×	○	◎	×	◎	◎
腎機能障害	×	○	○	×	◎	○
高血圧	×	○	○	×	◎	◎
DIC	×	○	×	×	○	◎
MAHA	×	◎	◎	×	◎	◎
血小板減少	○	○	○	○	○	×〜○
備考		抗リン脂質抗体陽性で短期間で複数の臓器に機能不全をきたす	ADAMTS13活性の著減(<10%),抗ADAMTS13抗体(インヒビター)の出現			発症早期は血小板減少なく,肝不全の進行とともに低下する.AT-Ⅲの低下,低血糖が特徴

(Stojam G, et al: Expert Rev Clin Immunol, 8(5): 439-453, 2012./Cline DB, et al: Hematology Am Soc Hematol Educ Program, 2017(1): 144-151, 2017)

の減少はAFLPの早期マーカーとして有用である.

SLE増悪時の管理方法

　妊娠中のSLEを管理するための治療薬として,ステロイド,ヒドロキシクロロキン(HCQ),アザチオプリン(AZA),シクロスポリン(CYA),タクロリムス(TAC)がある.ステロイドはSLEの診療におけるキードラッグであり,妊娠中も使用できる.ステロイドにはさまざまな種類があるが,プレドニゾロンは胎盤で不活化されて児に移行しないため,妊娠中のSLE管理において推奨される.ベタメタゾンやデキサメタゾンは胎盤通過性があるため,早産が予測される児の肺成熟を促す際や,児の房室ブロックに対する治療の際に用いられる.ステロイドの影響で妊娠中は血圧上昇や耐糖能異常をきたしやすくなるため,慎重にフォローする.HCQは妊娠中のSLE増悪リスクを抑える可能性が示されており[12],妊娠前から内服している症例では妊娠成立後も継続することが望ましい.HCQを内服していない症例では,妊娠中の軽微なSLEの増悪に対してHCQの追加を第一に検討する.AZA,CYA,TACは,ステロイド単独ではコントロールが不十分なSLEに対して妊娠中の使用が認められる[13].

　また,妊娠中のSLEの増悪に対して治療強化が必要な場合は,中等量以上へのステロイドの増量やステロイドパルス療法,大量免疫グロブリン療法(intravenous immunoglobulin;IVIg),血漿交換を行うことがある.

　ほかにSLEの治療で用いられる薬剤として,ミコフェノール酸モフェチル(MMF),ミゾリビン(MZR),シクロホスファミド(CPA)がある.MMFは臓器移植後の妊娠で経験が蓄積されており,先天異常・流産率ともに高いことが示されているため,妊娠

中の使用は回避する．添付文書では投与中止後6週間以上避妊するように推奨されている．MZRは催奇形性を疑う症例報告や，妊娠初期の動物実験でヒトよりも少ない投与量で先天異常が発生したと報告されており，妊娠前の中止がベストである．CPAは妊娠初期の使用で流産や児の先天異常をきたし，第2三半期以降の使用により胎児発育不全や児の造血障害をきたす可能性がある[14]．しかし，ループス腎炎や神経精神ループスなどSLEにおける重篤な病状に対して効果を示す薬剤であり，母体が致死的病状にあり，治療が優先されるときには妊娠中でも選択しうる．

（三島就子）

文献

1) Andreoli L, Bertsias GK, Agmon-Levin N, et al: EULAR recommendations for women's health and the management of family planning, assisted reproduction, pregnancy and menopause in patients with systemic lupus erythematosus and/or antiphospholipid syndrome. Ann Rheum Dis, 76(3): 476-485, 2017.
2) Stojan G, Baer AN: Flares of systemic lupus erythematosus during pregnancy and the puerperium: prevention, diagnosis and management. Expert Rev Clin Immunol, 8(5): 439-453, 2012.
3) Petri M, Howard D, Repke J: Frequency of lupus flare in pregnancy. Arthritis Rheum, 34(12): 1538-1545, 1991.
4) Molad Y, Borkowski T, Monselise A, et al: Maternal and fetal outcome of lupus pregnancy: a prospective study of 29 pregnancies. Lupus, 14(2): 145-151, 2005.
5) Vincenzo B: Maternal-fetal evidence based guidelines Third edition, pp.150-151, CRC Press, 2017.
6) Vincenzo B: Maternal-fetal evidence based guidelines Third edition, pp.131-132, CRC Press, 2017.
7) Yan M, Malinowski AK, Shehata N: Thrombocytopenic syndromes in pregnancy. Obstet Med, 9(1): 15-20, 2016.
8) Buyon JP, Kalunian KC, Ramsey-Goldman R, et al: Assessing disease activity in SLE patients during pregnancy. Lupus, 8(8): 677-684, 1999.
9) Taufield PA, Ales KL, Resnick LM, et al: Hypocalciuria in preeclampsia. N Engl J Med, 316(12): 715-718, 1987.
10) 吉田篤博，両角國男，菅沼辰登ほか：妊娠中毒症患者における尿中カルシウム排泄量の検討．日本腎臓学会誌，16(4)：327-334，1989．
11) Cines DB, Levine LD: Thrombocytopenia in pregnancy. Hematology Am Soc Hematol Educ Program, 2017(1): 144-151, 2017.
12) Levy RA, Vilela VS, Cataldo MJ, et al: Hydroxychloroquine (HCQ) in lupus pregnancy: double-blind and placebo-controlled study. Lupus, 10(6): 401-404, 2001.
13) 日本産婦人科学会／日本産婦人科医会 編集・監修：産婦人科診療ガイドライン―産科編2014，p.66，2014．
14) Briggs GG, Freeman RK: Drugs in Pregnancy and Lactation: A reference guide to fetal and neonatal risk, 10th Edition, pp.335-339, Wolters Kluwer, 2014.

5 ヒドロキシクロロキンの適正使用

> **Key Points**
> ・SLE 合併妊娠において，受胎前から妊娠の全経過を通じてヒドロキシクロロキン（HCQ）を内服することが推奨される．
> ・HCQ の催奇形性と胎児毒性は否定的である．
> ・乳汁に微量分泌されるが臨床的に影響のないレベルであり授乳も許容される．
> ・眼科の検査はルーチン検査 4 項目（視力・眼底・眼圧・細隙灯検査）に SD-OCT，視野検査，色覚検査の 3 項目を加えた 7 項目を投与開始前および少なくとも年に 1 回は実施する．

SLE の治療薬としての HCQ

　全身性エリテマトーデス（systemic lupus erythematosus；SLE）の治療薬として，2015 年にヒドロキシクロロキン（hydroxychloroquine；HCQ）とミコフェノール酸モフェチル，2017 年にベリムマブが国内で承認された．HCQ は海外では半世紀以上前から SLE および皮膚エリテマトーデス（cutaneous lupus erythematosus；CLE），関節リウマチ（日本では未承認）に使用されており，特に SLE での有用性が再評価され脚光を浴びている．HCQ は古い薬剤であり臨床試験の数はきわめて少ないが，1991 年にカナダで SLE の再燃予防効果が証明され[1]，2017 年に日本で CLE と SLE の皮膚病変に対する有効性が報告された[2]．複数の大規模な SLE のコホート研究の結果などより，臓器合併症の抑制効果，また血糖や脂質を下げる効果，血栓症を抑制する効果，感染症のリスクを減らす効果，生命予後を改善する効果などが報告されており，最近はすべての SLE 患者で HCQ の使用が推奨されるようになった[3-6]．しかし，長期使用に際して網膜毒性に注意が必要である．

SLE 合併妊娠における HCQ の有効性と安全性

　SLE 合併妊娠は，母児ともに有害事象を呈するリスクが高い．最近のアメリカ多施設での前向き研究（$n=385$）で，軽症から中等症の SLE 合併妊娠でも母児の不良の妊娠転帰が 19%（胎児死亡 4%，新生児死亡 1%，早産 9%，低出生体重児 10%，重度の再燃：第 2 期 2.5%，第 3 期 3.0%）と高かった[7]．

　HCQ の使用を中止した場合，SLE の活動性および再燃が増えることが 1 件のランダム化比較試験[8]と複数の観察研究[9,10]で示されており，また妊娠中の使用に関する安全性が高いことから，SLE 合併妊娠において，受胎前から妊娠の全経過を通じて HCQ を内服することが EULAR では推奨されている[11]（p.133 **表 2-8** 参照）．

　HCQ は胎盤通過性がある薬剤であるが，催奇形性と胎児毒性は否定的である．催奇形性については，妊娠初期に HCQ を使用した群での先天異常の発生率は対照に比べて上昇はないとする観察研究が複数ある[9,12,13]．胎児毒性に関して，1960 年代に同じ 4 ア

ミノキノリン類のクロロキン（CQ）の胎児毒性として耳毒性と網膜毒性が報告されたが，その後の HCQ で検討された結果，胎児毒性は否定的と判断された．早産や胎児発育不全のリスク増大も否定的で[14]，それらのリスクを減少したという後ろ向きの観察研究もある[15]．2009 年[16] および 2017 年[14] のメタアナリシス，2016 年の EULAR の指針[17] およびイギリス[18] のガイドライン，2015 年の日本の簡易ガイドラインでも催奇形性や胎児毒性は否定的としている．

母乳にもごく微量（0.06～0.2 mg/kg）含まれるため日本の添付文書では授乳は控えることとなっているが，児への影響はないレベルと考えられ[19]，上述した EULAR の指針[17]，イギリス[18] のガイドラインの見解と同様に，日本の簡易ガイドラインでも授乳は許容されると判断している．

前児で先天性房室ブロックを合併した抗 SS-A 抗体陽性の妊婦において，先天性房室ブロックの再発は 16% と約 10 倍に上昇するが，HCQ は再発リスクを軽減する効果が海外の観察研究で報告されており[20]，臨床試験がアメリカで進行中である（p.160 **MEMO** 参照）．また，抗リン脂質抗体症候群合併妊娠で，最近の 2 件の後ろ向き観察研究で有用性が示唆され注目されている[21,22]．

用 量

HCQ は脂肪組織に分布しないため理想体重で用量は決定する．理想体重 1 kg 当たり 6.5 mg を超えない量（最大 400 mg）を 1 日 1 回で投与する（表 2-14）．

薬理作用

HCQ の薬理作用は多彩であり，その分子メカニズムについては十分明らかではない．その機序として弱塩基性の HCQ はエンドソームに取り込まれ，エンドソームの pH 上昇を通じて抗原提示を阻害することが以前よりいわれている．

SLE 患者では，核酸（DNA，RNA）に対する自己抗体が産生され，これら自己抗体と核酸による免疫複合体がエンドソームにおいて Toll 様受容体である TLR-7 や TLR-9 により認識され，Ⅰ型インターフェロンが産生される．HCQ は，これら TLR-7，TLR-9 を阻害することにより効果を発現していることが近年判明した[4]．抗 SS-A 抗体合併妊娠で房室ブロックが発症する機序は，胎児心筋細胞の生理的なアポトーシスが抗 SS-A 抗体により障害され，TLR-7 依存性の炎症が生じることが一因であるが，HCQ により

表 2-14 性別・身長とヒドロキシクロロキンの用量の対応表

理想体重	性別・身長と理想体重の対応表		1 日量
	女 性	男 性	
31 kg 以上 46 kg 未満	136 cm 以上 154 cm 未満	134 cm 以上 151 cm 未満	1 錠（200 mg）
46 kg 以上 62 kg 未満	154 cm 以上 173 cm 未満	151 cm 以上 169 cm 未満	1 錠と 2 錠を 1 日おき（300 mg）
62 kg 以上	173 cm 以上	169 cm 以上	2 錠（400 mg）

阻害できる可能性がある[23]．抗リン脂質抗体症候群合併妊娠において，妊娠第1三半期では抗リン脂質抗体がトロホブラストの機能を障害するが，HCQはその機能を回復させる可能性がある[24]．

副作用

　添付文書でも「免疫調整剤」と明示されているように，免疫抑制作用がないのが最大の特徴である．

　初期の副作用としては，消化器症状が多いが，一時減量や中止・漸増などで通常継続可能である．皮膚過敏反応は1～4週間後に多く，Stevens-Johnson症候群のような重症例の報告もある．そのため過敏反応が疑われた時点で中止し，重症例ではステロイド投与なども検討する．また視調節障害による霧視も時にみられ，運転などに注意するように指導し，眼科受診を勧める．

　長期に注意が必要な副作用としては網膜症が特に重要である．その他，脱力やCK上昇を認めたときはミオパチー・ニューロミオパチーを疑い中止する．病理では自己貪食性空胞性ミオパチーを呈する．きわめてまれであるが，致死的な副作用として心筋症や伝導障害などの心毒性があり疑った時点で中止をしなければならない．高血糖を是正し糖尿病の発症リスクを低下させる意味でメリットともいえるが，糖尿病治療薬併用の有無にかかわらず低血糖が生じる可能性もあるため注意が必要である．低血糖時はすぐに糖を補充するなどの処置を行うよう指導する．皮膚の色素沈着は約7％に認め，半数は5年以内の使用であり，下腿前面は必発である (表2-15)．

●ヒドロキシクロロキン網膜症

　HCQ網膜症は長期使用時にまれにみられる重篤な副作用で，病態はCQ網膜症と同じである．近年の眼科学の進歩によりHCQ網膜症の検出感度が高くなったため，最近の報告では以前の報告より頻度が増加している[25]．眼科の検査はルーチン検査4項目（視力・眼底・眼圧・細隙灯検査）にSD-OCT，視野検査，色覚検査の3項目を加えた7項目を投与開始前および少なくとも年に1回は実施する．添付文書が規定した網膜症のリスク〔腎機能障害・肝機能障害・視力障害・高齢者・累積投与量200g（300 mg/日で2年，200 mg/日で3年）〕のうち特に腎機能低下を有する患者では，より頻回（半年に1回など）に検査を行う．特に視野検査とSD-OCTは初期の病変の発見に重要で，中心視野検査で傍中心暗点や輪状暗点，SD-OCTで局所的な網膜層における菲薄化を認める．さらに進行すると特徴的なBull's eye（標的黄斑症）と呼ばれる黄斑周囲（傍中心窩）の顆粒状変化をきたし，末期には周辺部網膜までメラニン色素の沈着を伴った網脈絡膜萎縮をきたす．HCQ網膜症は開始5年以内にはきわめてまれであり，5～10年を超えてから無症状で検査の異常で見つかることが多い．視力低下，視野欠損，あるいは色覚異常などの異常が認められた場合は投与を中止し原因を精査する．またSLE患者では網膜・黄斑病変やステロイド白内障を有していることも少なくないため，投与開始前の眼科評価はベースラインとして重要である．障害部位は傍中心窩が典型だが，アジア人ではその周辺に位置する黄斑辺縁部の障害が他の人種より高頻度であるという報告がある[26,27]．進行した病変で症状を呈して発見された場合は本薬を中止後も進行する可能性

表 2-15　臓器系統別副作用のリスト

	10%以上	1〜10%	0.1〜1%	頻度不明
血 液				骨髄抑制・溶血（G6P欠損）
心 臓				心筋症
耳			回転性めまい・耳鳴	難聴
眼		霧視	角膜変化・網膜症・黄斑症	黄斑変性症
消化管	腹痛・嘔気	下痢・嘔吐		
肝胆道			肝機能異常	劇症肝不全
免 疫				蕁麻疹・血管浮腫・気管攣縮
代謝栄養		食欲不振		低血糖
筋骨格				ミオパチー・ニューロミオパチー
神 経		頭痛	浮動性めまい	痙攣
精 神		情緒不安定	神経過敏	精神病・自殺行為
皮 膚		皮疹・瘙痒	色素沈着・毛髪退色・脱毛	水疱・中毒疹・多形紅斑・Stevens-Johnson症候群ほか

本表はカナダの添付文書を参考に日本リウマチ学会が編集した．国内治験および海外市販後全般のデータについては添付文書を参照．
（日本リウマチ学会：皮膚エリテマトーデスおよび全身性エリテマトーデスに対するヒドロキシクロロキン使用のための簡易ガイドライン，p.2, 2015）

があるが，初期の網膜症であれば本薬を中止すれば進行しない．すなわち初期病変を検査で発見し発症を防ぐスタンスが重要である．

【HCQに関する情報】
・日本皮膚科学会：ヒドロキシクロロキン適正使用の手引き，2015.
〈https://www.dermatol.or.jp/uploads/uploads/files/guideline/hcqtekiseishiyounotebiki.pdf〉
・日本リウマチ学会：皮膚エリテマトーデスおよび全身性エリテマトーデスに対するヒドロキシクロロキン使用のための簡易ガイドライン，2015.
〈http://www.ryumachi-jp.com/info/guideline_hcq.pdf〉
・近藤峰生，篠田　啓，松本惣一，横川直人，寺﨑浩子：ヒドロキシクロロキン適正使用のための手引き．日眼会誌，120（6）：419-428, 2016.

（横川直人）

文献

1) Canadian Hydroxychloroquine Study Group: A randomized study of the effect of withdrawing hydroxychloroquine sulfate in systemic lupus erythematosus. The Canadian Hydroxychloroquine Study Group. N Engl J Med, 324(3): 150-154, 1991.
2) Yokogawa N, Eto H, Tanikawa A, et al: Effects of Hydroxychloroquine in Patients With Cutaneous Lupus Erythematosus: A Multicenter, Double-Blind, Randomized, Parallel-Group Trial. Arthritis Rheumatol, 69(4): 791-799, 2017.
3) van Vollenhoven RF, Mosca M, Bertsias G, et al: Treat-to-target in systemic lupus erythematosus: recommendations from an international task force. Annals of the rheumatic diseases, 73(6): 958-967, 2014.
4) Wallace DJ, Gudsoorkar VS, Weisman MH, et al: New insights into mechanisms of therapeutic effects of

antimalarial agents in SLE. Nat Rev Rheumatol, 8(9): 522-533, 2012.
5) Ruiz-Irastorza G, Ramos-Casals M, Brito-Zeron P, et al: Clinical efficacy and side effects of antimalarials in systemic lupus erythematosus: a systematic review. Ann Rheum Dis, 69(1): 20-28, 2010.
6) Xiong W, Lahita RG: Pragmatic approaches to therapy for systemic lupus erythematosus. Nat Rev Rheumatol, 10(2): 97-107, 2014.
7) Buyon JP, Kim MY, Guerra MM, et al: Predictors of Pregnancy Outcomes in Patients With Lupus: A Cohort Study. Ann Intern Med, 163(3): 153-163, 2015.
8) Levy RA, Vilela VS, Cataldo MJ, et al: Hydroxychloroquine (HCQ) in lupus pregnancy: double-blind and placebo-controlled study. Lupus, 10(6): 401-404, 2001.
9) Clowse ME, Magder L, Witter F, et al: Hydroxychloroquine in lupus pregnancy. Arthritis Rheum, 54(11): 3640-3647, 2006.
10) Koh JH, Ko HS, Kwok SK, et al: Hydroxychloroquine and pregnancy on lupus flares in Korean patients with systemic lupus erythematosus. Lupus, 24(2): 210-217, 2015.
11) Andreoli L, Bertsias GK, Agmon-Levin N, et al: EULAR recommendations for women's health and the management of family planning, assisted reproduction, pregnancy and menopause in patients with systemic lupus erythematosus and/or antiphospholipid syndrome. Ann Rheum Dis, 76(3): 476-485, 2017.
12) Diav-Citrin O, Blyakhman S, Shechtman S, et al: Pregnancy outcome following in utero exposure to hydroxychloroquine: a prospective comparative observational study. Reprod Toxicol, 39: 58-62, 2013.
13) Costedoat-Chalumeau N, Amoura Z, Duhaut P, et al: Safety of hydroxychloroquine in pregnant patients with connective tissue diseases: a study of one hundred thirty-three cases compared with a control group. Arthritis Rheum, 48(11): 3207-3211, 2003.
14) Kaplan YC, Ozsarfati J, Nickel C, et al: Reproductive outcomes following hydroxychloroquine use for autoimmune diseases: a systematic review and meta-analysis. Br J Clin Pharmacol, 81(5): 835-848, 2016.
15) Leroux M, Desveaux C, Parcevaux M, et al: Impact of hydroxychloroquine on preterm delivery and intrauterine growth restriction in pregnant women with systemic lupus erythematosus: a descriptive cohort study. Lupus, 24(13): 1384-1391, 2015.
16) Sperber K, Hom C, Chao CP, et al: Systematic review of hydroxychloroquine use in pregnant patients with autoimmune diseases. Pediatr Rheumatol Online J, 7: 9, 2009.
17) Götestam Skorpen C, Hoeltzenbein M, Tincani A, et al: The EULAR points to consider for use of antirheumatic drugs before pregnancy, and during pregnancy and lactation. Ann Rheum Dis, 75(5): 795-810, 2016.
18) Flint J, Panchal S, Hurrell A, et al: BSR and BHPR guideline on prescribing drugs in pregnancy and breastfeeding-Part I: standard and biologic disease modifying anti-rheumatic drugs and corticosteroids. Rheumatology (Oxford), 55(9): 1693-1697, 2016.
19) Costedoat-Chalumeau N, Amoura Z, Huong DL, et al: Safety of hydroxychloroquine in pregnant patients with connective tissue diseases. Review of the literature. Autoimmun Rev, 4(2): 111-115, 2005.
20) Izmirly PM, Saxena A, Kim MY, et al: Maternal and fetal factors associated with mortality and morbidity in a multi-racial/ethnic registry of anti-SSA/Ro-associated cardiac neonatal lupus. Circulation, 124(18): 1927-1935, 2011.
21) Mekinian A, Lazzaroni MG, Kuzenko A, et al: The efficacy of hydroxychloroquine for obstetrical outcome in anti-phospholipid syndrome: Data from a European multicenter retrospective study. Autoimmun Rev, 14(6): 498-502, 2015.
22) Sciascia S, Hunt BJ, Talavera-Garcia E, et al: The impact of hydroxychloroquine treatment on pregnancy outcome in women with antiphospholipid antibodies. Am J Obstet Gynecol, 214(2): 273. e1-e8, 2016.
23) Clancy RM, Markham AJ, Buyon JP: Endosomal Toll-like receptors in clinically overt and silent autoimmunity. Immunol Rev, 269(1): 76-84, 2016.
24) Albert CR, Schlesinger WJ, Viall CA, et al: Effect of hydroxychloroquine on antiphospholipid antibody-induced changes in first trimester trophoblast function. Am J Reprod Immunol, 71(2): 154-164, 2014.
25) Melles RB, Marmor MF: The risk of toxic retinopathy in patients on long-term hydroxychloroquine therapy. JAMA Ophthalmol, 132(12): 1453-1460, 2014.
26) Marmor MF: Kellner U, Lai TY, et al: Recommendations on Screening for Chloroquine and Hydroxychloroquine Retinopathy (2016 Revision). Ophthalmology, 123(6): 1386-1394, 2016.
27) Melles RB, Marmor MF: Pericentral retinopathy and racial differences in hydroxychloroquine toxicity. Ophthalmology, 122(1): 110-116, 2015.

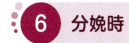

6　分娩時

> **Key Points**
> ・SLE合併妊娠は早産や帝王切開のリスクがある．
> ・周産期におけるステロイドカバーについて確立した方法はない．
> ・低用量アスピリン（LDA）やヘパリンを使用している症例では，中止時期を慎重に見極める．

SLE患者の分娩について注意すること

　SLEに罹患した女性の妊娠ではSLEのない女性の妊娠に比べて早産の可能性が高い．前期破水後に自然陣発して早産になる場合もあるが，SLEに罹患した女性の妊娠では，母体側にSLEの増悪や重症妊娠高血圧症候群の発症を認める場合，児側に重篤な胎児発育不全を認める場合は，妊娠の継続よりも妊娠帰結を選択するほうが母児ともにメリットがあると判断されて早産になるケースがある．一般的に，妊娠22週以降34週未満の早産が1週間以内に予測される状況では，児の肺成熟を促す目的で，母体にベタメタゾン12 mgを24時間ごとに2回筋注する．SLEの管理で広く用いられるプレドニゾロンは，胎盤通過性が低く，児にはほとんど到達しない．したがって，早産が予測され，ベタメタゾン筋注が必要な場合であっても，母体のSLE管理に対して必要なステロイドは，減量または中断することなく，投与を継続する．

　また，SLE合併妊娠では帝王切開での分娩となることが多い．一般的に，帝王切開は周産期における静脈血栓塞栓症（venous thromboembolism；VTE）の危険因子の一つであり，SLE合併妊娠では，抗リン脂質抗体，ステロイドといった危険因子も重なりやすく，注意が必要である．

周術期のステロイドカバー

　SLEの患者では，疾患コントロールのために，長期間ステロイドを使用している症例が多い．通常，手術や麻酔などのストレスが身体に加わると，内因性コルチゾールの分泌が増加する．しかし，ステロイドを長期的に内服していると，視床下部-下垂体-副腎皮質系が抑制されているため，ストレスに見合った十分な内因性コルチゾールが分泌されず，低血糖や血圧低下，低ナトリウム血症など副腎不全の徴候を認めることがある．したがって，副腎不全を予防するために，周術期にステロイドカバーを行うことがあるが，周産期におけるステロイドカバーについて確立した方法はない．経験上，ヒドロコルチゾン50〜100 mgを術前から8時間ごとに点滴静注し，24時間後には術前の投与量に戻している．

低用量アスピリン，ヘパリン中止のタイミング

　低用量アスピリン（low dose aspirin；LDA）は，妊娠高血圧症候群（HDP）の発症を

予防する効果が示されており，妊娠37週未満で発症したHDPの既往や，腎疾患，高血圧，抗リン脂質抗体症候群（APS），SLEの患者において，妊娠16週以内に内服を開始することが推奨されている．一方，LDAの中止時期については一定の基準が示されていない．NICEガイドラインでは妊娠28週まで[1]とされており，ASPRE trial[2]では妊娠第3三半期のアスピリン使用が，児の動脈管早期閉鎖や心室内血腫，出血リスクと関連がなかったとする過去のデータをもとに，妊娠36週までLDAを継続している．分娩時の出血リスクを鑑み，遅くとも妊娠37〜38週には中止する[3]．

SLEでは15％にループスアンチコアグラント陽性，25％に抗カルジオリピン抗体陽性，10〜19％に抗β_2GPI抗体陽性がみられる．産科的APSの発症予防を目的に，妊娠中LDAに加えてヘパリンを併用して治療を行うことがある[4]．一般的な周術期においてヘパリン使用中の場合，手術の4〜6時間前に中止することが多い．筆者の施設では，陣痛開始後は速やかにヘパリンを中止し，また帝王切開の場合は，皮下注射であれば手術前夜の投与を最後に中止，持続点滴であれば手術当日朝に中止している．産後にヘパリンを使用する症例では，出血がコントロールされていることを産科医とともに確認した後，開始するようにしている．

（三島就子）

文献

1) National Institute for Health and Care Excellence: Hypertension in pregnancy: diagnosis and management. Clinical guideline [GC107], Last update: January 2011. Available at:〈https://www.nice.org.uk/guidance/cg107〉
2) O'Gorman N, Wright D, Rolnik DL, et al: Study protocol for the randomized controlled trial: combined multimarker screening and randomized patient treatment with Aspirin for evidence-based PREeclampsia prevention（ASPRE）. BMJ Open, 6(6): e011801, 2016.
3) Vincenzo B: Matarnal-fetal Evidence Based Guidelines, 3rd Edition, pp.7-10, CRC Press, 2017.
4) 「抗リン脂質抗体症候群合併妊娠の治療及び予後に関する研究」研究班 編：抗リン脂質抗体症候群合併妊娠の診療ガイドライン，pp.36-38，南山堂，2016.

7 出産後

> **Key Points**
> ・産褥期も SLE の増悪に注意が必要である．
> ・母乳には多くのメリットがあるため，SLE の増悪や母体の治療薬による児への影響を必要以上に懸念して，授乳を控えることがないよう配慮する．

産褥期の SLE

　産褥期（出産後～産後6週）も SLE が増悪しやすい時期である．過去には，35～51％に増悪を認めたという報告[1,2]があり，慎重な経過観察が必要である．SLE が再燃しやすい部位として，関節炎や皮膚病変があげられ，妊娠中の SLE の増悪と同じ傾向にあるが，そのほか，溶血性貧血，ループス腎炎，肝炎，漿膜炎など，幅広い部位に増悪を認めている[2]．妊娠時に SLE の活動性が高い症例や，臓器不全を伴う SLE の妊娠では，産後に SLE の増悪をきたしやすい[3]．産後も月1回程度通院し，血液検査や尿検査を通じて，SLE の増悪徴候がないか慎重に経過をみる．SLE の増悪徴候を認めた場合，非妊娠時と同様に治療を行う．なお，産褥期の SLE の増悪に関して，プロラクチンの上昇が影響していることを示した報告もあるが，現在のところそれを裏付ける十分なエビデンスは得られていない[4]．

SLE における授乳

　SLE の女性は，SLE に罹患していない女性と比べると，母乳栄養を控える傾向にある．その理由として，治療薬による児への影響を懸念した人が41～54％を占めていた[5,6]．

　母体が服用した薬剤は，腸管から吸収されて血液中に移行し，その一部が乳汁中に分泌される．児は母乳を摂取することで，母乳中に含まれる薬剤が腸管を介して血液中に移行し，児に影響を及ぼす．SLE の治療で用いられる薬剤には，母乳中への移行が少なく，児への影響もほとんどないことが示されているものがある（表2-16）．

　母乳にはさまざまなメリットがある．母乳は児の消化吸収に負担が少ない成分組成となっており，母体がバランスの良い食事をとることで栄養面でも非常に恵まれた母乳を児に提供することができる．また，母乳中には母体からの感染防御因子が移行するため，児の感染症への罹患やその重症度を低下させる作用がある．さらに，母乳栄養を通じて母子関係の形成に役立ち，産後の母体の回復を促進させる効果もある．最近では，母乳栄養で育った児は，人工栄養で育った児に比べて肥満や生活習慣病の発症リスクが低いことも知られている．

　以上より，母乳を通して母児が得られる恩恵を考慮すると，産後の SLE の増悪や，母体の治療薬による児への影響を懸念して授乳を控える必要はなく，母体の状態が許す限り授乳を継続することが望まれる．

表 2-16 SLE 治療薬と授乳

一般名	授乳における要点
プレドニゾロン	・基本的には授乳可能 ・パルス療法で用いるほどの超大量ステロイドの場合，児の内因性副腎皮質ホルモンを抑制する可能性があり，その間は授乳を避ける（搾乳して破棄する）
ヒドロキシクロロキン	・ヒトでのデータは限られるが，授乳可能と考えられている
アザチオプリン	・授乳可能
タクロリムス	・授乳可能
シクロスポリン	・授乳可能 ・一般的な用量においては，母乳中への分泌にばらつきがあるものの，ほとんどの乳児では血中濃度は感度以下だった．ごく一部の症例において，母乳中の濃度が低いにもかかわらず，児の血中濃度が臨床レベルに近かったという報告があり，必要に応じて児の血液検査を行う
ミコフェノール酸モフェチル	・授乳不可 ・ヒトでの授乳に関する報告がないが，ミコフェノール酸の代謝産物であるMPAが母乳中に分泌され，児の感染症やリンパ腫のリスクを高める可能性が示唆されている
ミゾリビン	・授乳不可 ・ヒトでの授乳に関してデータがない
メトトレキサート	・授乳不可 ・母乳中にごく少量分泌され，児の組織に蓄積する可能性があるため，授乳は禁忌とされている
シクロホスファミド	・授乳不可 ・母乳中に分泌されるがその濃度は正確にはわかっていない．しかし，児の血球減少や免疫抑制作用による影響，成長阻害，発がん性などを考慮して授乳は禁忌とされている

（伊藤真也，村島温子 編：薬物治療コンサルテーション 妊娠と授乳 改訂2版，南山堂，2014./Gerald GG, et al: A reference guide to fetal and neonatal risk: Drugs in Pregnancy and Lactation 10th Edition, Wolters Kluwer, 2014 より作成）

（三島就子）

文献

1) Ruiz-Irastorza G, Lima F, Alves J, et al: Increased rate of lupus flare during pregnancy and the puerperium: a prospective study of 78 pregnancies. Br J Rheumatol, 35(2): 133-138, 1996.
2) Cortés-Hernández J, Ordi-Ros J, Paredes F, et al: Clinical predictors of fetal and maternal outcome in systemic lupus erythematosus: a prospective study of 103 pregnancies. Rheumatology (Oxford), 41(6): 643-650, 2002.
3) Andrade RM, McGwin G Jr, Alarcón GS, et al: Predictors of post-partum damage accrual in systemic lupus erythematosus: data from LUMINA, a multiethnic US cohort (XXXVIII). Rheumatology (Oxford), 45(11): 1380-1384, 2006.
4) Mok CC, Wong RW: Pregnancy in systemic lupus erythematosus. Postgrad Med J, 77(905): 157-165, 2001.
5) Acevedo M, Pretini J, Micelli M, et al: Breastfeeding initiation, duration, and reasons for weaning in patients with systemic lupus erythematosus. Rheumatol Int, 37(7): 1183-1186, 2017.
6) Noviani M, Wasserman S, Clowse ME, et al: Breastfeeding in mothers with systemic lupus erythematosus. Lupus, 25(9): 973-979, 2016.

3 抗SS-A抗体陽性妊娠（シェーグレン症候群含む）

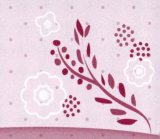

1 症例

> **Key Points**
> ・抗SS-A抗体陽性妊娠は，さまざまなパターンで受診される可能性がある．
> ・「抗SS-A抗体」は，妊娠時のスクリーニング検査項目には入っていないため，以下に述べるように，さまざまなパターンで「抗SS-A抗体陽性妊娠」への対応を迫られる可能性がある．

症例1

26歳女性，1妊0産，これまで著患を指摘されたことなし．

第1子妊娠中の妊娠16週に産科クリニックで施行された胎児心臓超音波検査において，徐脈性不整脈を指摘された．産科クリニックから，産婦人科に加えて内科と新生児科のある総合病院の受診を指示され，産婦人科の受診後に内科を受診した．

眼・口の乾燥症状なし，関節痛・皮疹なし，Raynaud現象なし，その他システムレビューで膠原病・リウマチ性疾患を疑う症候は認めなかった．

血液検査で抗SS-A抗体が高値陽性（蛍光酵素免疫測定法）であったが，リウマトイド因子・抗核抗体（蛍光抗体間接法）・抗SS-B抗体はいずれも陰性であった．γ-グロブリンは基準値内であり，補体価は妊娠中の生理的変化として説明可能な範囲で上昇していた．

再度，胎児心臓超音波検査をしたところ，徐脈の所見（胎児心拍数80 bpm）が認められ，Ⅲ度房室ブロックが強く疑われた．胎児水腫の所見は認められなかった．

● コメント

本症例は胎児の徐脈性不整脈を契機に，母親の抗SS-A抗体陽性が判明したケースである．胎児心臓超音波検査では，すでにⅢ度房室ブロックの所見が認められている．

症例2

33歳女性，1妊1産，第1子が「心疾患」のため3歳で死亡したという既往あり．

小児科医から「母親の免疫疾患によって子どもの心臓に異常が出た」「次回の妊娠でも胎児の心臓に異常が出る可能性が非常に高い」ことを指摘されているため，次の妊娠を恐れている．

● コメント

本症例ではⅢ度房室ブロックに加えて心筋症を疑わせる児の病歴があり，患者は次の妊娠における合併症の可能性を懸念している．

症例3

22歳女性，2妊1産，抗SS-A抗体陽性妊娠について産婦人科からコンサルトあり．

第1子は出生後まもなくして眼窩周囲・頭皮の皮疹を発症．当初，真菌感染症が疑われていたが，最終的に母親の抗SS-A抗体陽性が判明した．皮疹は瘢痕化することなく消失した．

現在，第2子を妊娠中．「里帰り出産」を希望しており，筆者の施設の産婦人科を受診した時点で妊娠12週であった．第1子の皮疹は第2子の妊娠経過に影響を及ぼす可能性はないので特に心配する必要はないと前医で説明されており，今後，地元の産科クリニックで妊娠経過のフォローを受け，妊娠30週相当の時点で再度来院する予定である．

● コメント

過去に「新生児ループス」を疑わせる児の病歴がある患者で，第2子における胎児房室ブロックのリスクについては現在フォローを受けている医師から十分に説明されていない．

症例4

32歳女性，多発する両側の尿路結石を契機に原発性シェーグレン症候群・尿細管アシドーシスと診断された．眼・口の乾燥症状を20代後半から自覚していたが，そのことについて医療機関を受診したことはなかった．また，1年前から全身倦怠感を感じていた．

血液検査で，軽度の白血球減少症（3,200/mm³）を認めた．抗SS-A抗体・抗SS-B抗体ともに高値陽性であり，リウマトイド因子陽性，抗核抗体はSpeckled patternで陽性，補体価はCH50, C3, C4とも軽度低下している．それ以外の血液検査所見には異常を認めなかった．尿検査では尿pH 6.0, 蛋白・潜血・病的円柱などの細胞成分は認めなかった．

2年前に結婚し，子どもはまだいない．挙児について夫婦で話し合ったことはなく，その予定も近々にはない．強い全身倦怠感に加えて，最近では性交時痛が強く，夫婦関係自体が疎遠になりつつある．

● コメント

本症例は原発性シェーグレン症候群と診断されており，外分泌腺の症状に加えて腺外症状（尿細管性アシドーシス）を併発している．全身倦怠感と外分泌腺症状が夫婦生活を困難にしており，場合によっては腺外症状に対する治療が挙児の妨げになる．

これらさまざまなパターンで受診される可能性のある「抗SS-A抗体陽性妊娠」について，次項より現在可能な治療・予防手段を時系列的に概観していく．

（萩野　昇）

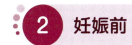 **妊娠前**

> **Key Points**
> ・「抗 SS-A 抗体陽性妊娠」において，母親のほとんどは無症状である．
> ・自己免疫性先天性心ブロック（CHB）や新生児の皮膚症状（新生児ループス）を契機に母親のの抗 SS-A 抗体陽性が判明することが多い．
> ・自己免疫性 CHB を娩出した既往は，その後の妊娠において自己免疫性 CHB のリスクを上昇させる．

　自己免疫性先天性心ブロック（congenital heart block；CHB）は，母体内で産生された Ro 抗原および La 抗原に特異的な抗体が胎盤を通過して胎児に移行し，その抗体が胎児の心伝導組織に炎症・線維化を引き起こし，房室結節を障害することによって生じる自己免疫疾患である．

　この疾患は，解剖学的異常のない胎児の心臓に発症し，通常は妊娠中に診断されるが，まれには出生後や新生児期に診断されることもある．さらに一部の乳児は，房室ブロック以外にも心内膜線維化による心筋症や弁不全など，他の心臓合併症を発症する可能性があり，それらは予後不良を示唆する．抗 SS-A/Ro 抗体（以下，抗 SS-A 抗体）陽性女性のケアに関与する医師は，これら自己免疫性 CHB を含めたリスクについて質問された際，正確な最新情報を提供しなければならない．

　わが国の『抗 SS-A 抗体陽性女性の妊娠に関する診療の手引き』[1] において「CQ3. 抗 SS-A 抗体陽性女性が妊娠した，あるいは妊娠を希望している場合の対応は？」の欄で以下のような推奨がなされている．

1. 抗 SS-A 抗体陽性女性で事前に膠原病の診断がついている場合には，妊娠前から病態ならびに病勢の評価を行い，妊娠可否に注意しながら管理するとともに，CHB のリスクについてカウンセリングを行う．
2. 膠原病合併妊娠としてのハイリスク症例では産婦人科，内科（膠原病内科），小児科が共診可能な施設で，ないしは密接に連携できる体制下で管理を行う．
3. 母体の内科的管理（薬物治療）は原則として非妊娠時と同様の基準で行う．ただし，免疫抑制薬や降圧薬の中には妊娠中には使用が推奨できない薬剤があるので，注意が必要である．
4. 産科的管理については，標準的な妊婦健診に加えて，流産・早産，胎児発育不全，妊娠高血圧症候群など膠原病に伴う合併症に注意するとともに，特に妊娠 16 週〜26 週頃には児の不整脈の発症に注意する．

　ここでは，抗 SS-A 抗体陽性が判明している妊娠希望の（あるいは妊娠初期の）患者に対するカウンセリングにおいて，現時点で伝えるべき「ファクト」を概観する．

抗 SS-A 抗体陽性の母親の症状

　抗 SS-A 抗体は全身性エリテマトーデス（systemic lupus erythematosus；SLE），原発

性シェーグレン症候群（primary Sjögren's syndrome；pSS）と関連づけられているが，胎児の自己免疫性 CHB が契機となって抗 SS-A 抗体陽性が判明した母親のほとんどがその時点では無症状である．

ある報告によると，856 人の母親のうち半数以上が抗 SS-A 抗体の「無症候性キャリア」であり，14％が不完全または分類不能型（undifferentiated）自己免疫疾患として分類されている．残りの症例は，すでに特定の自己免疫疾患と診断されており，ほとんどすべてが（原発性）SS もしくは SLE であった．関節リウマチ 5 例を含む他の自己免疫疾患と診断されたのはわずか 13 例であった．

SLE または pSS が診断される数年前から抗 SS-A 抗体は陽性化することがあり，自己免疫性 CHB が母親の膠原病の初発症状となることもある．抗 SS-A 抗体が母親自身に心疾患を起こすことはない．

すでに特定の膠原病（pSS, SLE）と診断されている場合

pSS 患者の妊娠における特有の問題として，乾燥症状（sicca syndrome）としての dry vagina がある．Dry vagina は性交渉時のストレスとなり，挙児努力の大きな妨げとなるが，診療現場で表立って話題にされることも少ない症状である．局所潤滑剤の塗布による対症療法しかないが，以前と比べて薬局での入手は容易になっている．

なお，SLE と診断されている場合については他項を参照されたい．

懸念される胎児・新生児への影響

抗 SS-A 抗体は新生児の特徴的な一過性の皮疹（新生児ループス）ならびに自己免疫性 CHB と関連づけられている．

❶ 新生児の皮膚症状（いわゆる新生児ループス neonatal lupus）

抗 SS-A 抗体陽性の母親から生まれた新生児に，成人の皮膚ループスでみられるような特徴的な皮疹が認められることがある．これを慣習的に「新生児ループス」と呼称するが，これは母体から胎盤の Fc 受容体（FcRn）を介して移行した IgG 型の抗 SS-A 抗体によるものと考えられており，一過性の皮膚症状である．通常，瘢痕は残さず治癒する．

以前に新生児ループスに罹患した新生児を出産した既往がない場合，新生児ループスのリスクは 7～16％と見積もられている．ほぼ 100％の症例で眼の周囲に特徴的な皮疹が出現する．逆に，乳児に特徴的な皮疹が認められた場合には，母親の抗 SS-A 抗体を検査する適応がある．

出生直後には皮疹が認められなかった場合でも，出生後 6 週頃までは皮疹が出現する可能性がある．紫外線曝露によって誘発されるため，発症リスクのある期間は紫外線への曝露を避けるように指導しなければならない．

❷ 自己免疫性 CHB を含む胎児・新生児の心疾患

抗 SS-A 抗体陽性患者が妊娠した場合，その胎児の約 1.7％が自己免疫性 CHB に罹患する．逆に胎児 CHB をきたした母親を検査すると，85％以上で抗 SS-A 抗体が陽性であるとされる．

母親の産科歴はこのリスクを増加させる主要な要因である．すなわち，自己免疫

CHB罹患妊娠歴のある母親は，その後の妊娠で9倍のリスク（16％）を示す．

❸ 伝えておかなければならない事実

抗SS-A抗体陽性患者の妊娠において，自己免疫性CHBに関して伝えておかなければならない（不都合な）事実は以下の3項目である．

① 以前に自己免疫性CHB罹患妊娠歴がない場合には約2％，ある場合には16％の確率でCHBが生じる．

② 超音波検査で「胎児心臓はまったく正常」と診断を受けてからわずか12時間後にはⅢ度房室ブロックが完成していることがある．すなわち「1週間に1回」の胎児心臓超音波検査を行ったとしても早期発見は困難である．

③ Ⅲ度の房室ブロックは非可逆的であり，有効な薬物治療はない．

以上に併せて，次のことを説明する．

・予防手段として完璧なものはないが，内服薬としてヒドロキシクロロキン，ビタミンDが処方されることがある．

・定期的な胎児心臓超音波検査による早期発見は困難だが，早期発見できた場合（すなわちⅠ度もしくはⅡ度の房室ブロックと診断された場合）には，デキサメタゾンによる治療で進行を抑制できる可能性がある．

説明の順序としては，なるべく「ポジティブな内容→ネガティブな内容→ポジティブな内容」となるように心がけ，十全のサポートを約束するようにする．

授乳の可否

母乳中に抗SS-A抗体が分泌されているとする報告はあるが，疫学研究で授乳による新生児の健康上のリスク（新生児ループス，CHB含めた心疾患発症）において上昇は認められなかった．

（萩野　昇）

文献
1)「自己抗体陽性女性の妊娠管理指針の作成及び新生児ループスの発症リスクの軽減に関する研究」研究班：抗SS-A抗体陽性女性の妊娠に関する診療の手引き．2013. Available at:〈https://www.ncchd.go.jp/hospital/about/section/perinatal/bosei/699ba3ce063e73aa36e1461f8196a7bada02fca6.pdf〉

妊娠中

> **Key Points**
> ・先天性胎児心ブロック（CHB）のリスクとして前児の新生児ループスが大切で，心病変は約10倍（16〜18%），皮膚病変は約5倍（10%）となる．
> ・CHBはⅢ度で発症することがほとんどで，非可逆性のため生後ペースメーカー留置を要する．Ⅰ〜Ⅱ度で発見できれば治療で改善する可能性があるため，リスクに応じて抗SS-A抗体陽性の妊婦では胎児のモニタリングを妊娠16〜18週から妊娠26週まで行う．
> ・CHBの予防にヒドロキシクロロキン（HCQ）が有用である可能性がある．

 ## 胎児心ブロックのリスク・予防

❶ 新生児ループス

　新生児ループスは母体の抗SS-A抗体が関与して，新生児に心病変，皮膚病変，血球減少，肝機能異常などを引き起こす後天性の自己免疫症候群である．1901年に先天性胎児心ブロック（CHB）の家族内発症が報告され，1954年に全身性エリテマトーデス（SLE）の母親から生まれた患児にループス様の皮疹を認めることが報告され[1]，1983年に皮疹または胎児心ブロックをきたした新生児と母親からそれぞれ抗SS-A抗体と抗SS-B抗体を認め，疾患概念が確立した[2]．胎児の心伝導系と皮膚組織はSS-A抗原を発現しており，胎盤を通過した母体由来の抗SS-A抗体の結合により臓器障害をきたすと考えられている．カナダでの抗SS-A抗体陽性の母親の124妊娠，128児の前向き研究で，新生児ループスの臓器病変の各頻度は，CHB 1.6%，皮膚ループス16%，血球減少27%，肝機能異常26%であった[3]．心外病変はいずれも一過性であり，移行抗体が消失する生後6ヵ月までに自然消失する．

❷ 新生児ループスの心病変

　抗SS-A抗体はSLEでは約40%，シェーグレン症候群では60%以上に認める自己抗体で，健常人でも約1%に認められる．2015年の系統的レビュー[4]ではCHBの合併率は1.7%（12/705），前児が合併した場合のその後の妊娠での合併率は15.8%（50/326）であった．CHB（n = 772）のうちⅢ度房室ブロックが9割を占め（Ⅱ度10%，Ⅰ度3%），発症時期は妊娠20〜24週が過半数を占めた（妊娠18〜19週：9%，妊娠20〜24週：54%，妊娠25〜29週：21%，妊娠30〜34週：7%）．CHB以外の合併症の頻度は胎児水腫：15%，心不全：8%，心内膜線維弾性症（心内膜の線維化の部位に斑状エコー）：8%，心嚢水：7%，弁膜症：2%であった．

　わが国での疫学について，研究班が全国66施設の主に膠原病内科医と産科医を対象に行った調査（1996〜2010年）では，妊娠前の抗SS-A抗体陽性の妊婦（前児CHB罹患例は除外）635人（SLE 42%，SS 39%，他）のうち，CHBの合併は16児（2.5%）に認めた[5]．一方，筆者らが日本小児循環器学会所属の184施設を対象に行った調査（2006〜

2016 年）では，抗 SS-A 抗体関連の完全房室ブロックが 112 例であった（回答率 60％）．抗 SS-A 抗体関連 112 例うち，生存 100 例（89％），生後死亡 8 例（7％），子宮内死亡 4 例（4％），ペースメーカー留置率は 79％であった．4 例で前児に新生児ループス（心病変）を認めた[6]．

❸ 胎児心ブロックのリスク

抗 SS-A 抗体陽性妊娠では約 2％に CHB を合併する．最大のリスクは前児 CHB 罹患例の場合，次の妊娠で再発するリスクは約 10 倍（16 ～ 18％）になる．また前児で皮膚病変を認めた場合，次の児で皮膚病変の再発は 30％に認めるだけでなく心病変のリスクも約 5 倍に上昇する．抗 SS-A 抗体の抗体価は低値ではリスクは少なく，高値ではリスクは上昇する[7]．わが国の検討では DID 法で 32 倍以上がリスクと考えられた[8]．抗 SS-A 抗体の抗原である Ro 抗原は 52 kD（Ro52）と 60 kD（Ro60）の 2 種類があるが，抗原の分子量によるリスクの差についてはコンセンサスが得られていない[4]．遺伝的リスクに関しては，HLA 領域を中心に，炎症やアポトーシスに関連した遺伝子の近傍の遺伝子多型が見つかっている．

❹ 胎児診断・胎児モニタリング

出生前診断には，経験と技術に加えて，十分なインフォームドコンセントができることが大前提である．特に児の徐脈を契機に母親の抗 SS-A 抗体陽性が判明することもあり（無症候性の抗 SS-A 抗体陽性の母親が約半数を占める），本人・家族への十分な配慮が不可欠である．抗 SS-A 陽性がすでに判明している妊婦では，わが国の『抗 SS-A 抗体陽性の妊娠に関する診療の手引き（2013 年 3 月）』などを参考に妊娠 16 ～ 18 週から妊娠 26 週頃まで定期的にモニタリングを行う．徐脈は胎児ドップラーでも検出可能であるが，Ⅰ度房室ブロックや心筋傷害は検出できないため可能な限り胎児心臓超音波検査を行う．正常洞調律からⅢ度房室ブロックまで 1 週間以内で至るため，モニタリングは毎週行っていても非可逆性のⅢ度房室ブロックで発見されることが多い．通常の超音波検査でもⅡ／Ⅲ度の房室ブロックや胎児水腫の診断は可能である．一方，胎児心臓超音波検査は専門施設でないと難しいが，Ⅰ度房室ブロックや心筋障害の検出も可能である．

ハイリスクの前児 CHB 罹患例では，胎児心臓超音波検査を毎週実施できることが理想的である[9]．

一方，前児 CHB 罹患がない場合のモニタリングの有用性は不明である．少なくとも超音波検査の際に心臓の観察はすべきと思われる．また，患者自身が，胎児超音波心音計（安価で入手可能だが習熟が必要）を用いて毎日心音を確認することもスクリーニングの一つとして有用かもしれない[10]．

❺ 予防

予防について，フッ化ステロイドが国内では使用されることがあるが，有効性が不明で母児への副作用のリスクがあることから海外では推奨されていない．また免疫グロブリン療法の有効性は明らかにされなかった[11,12]．

ヒドロキシクロロキン（HCQ，日本では 2015 年に SLE と皮膚エリテマトーデスに承認）は，妊娠中の使用に関して安全性が高い薬剤の一つで，最近，CHB の予防効果が複数報告されている[13]．2010 年に Izmirly らは，抗 SS-A 抗体陽性の SLE 合併妊娠でのケー

表 2-17　コホート研究でのヒドロキシクロロキン(HCQ)の使用の有無と先天性胎児心ブロックの発症率

すべて抗 SS-A 抗体陽性妊娠		HCQ 投与あり	HCQ 投与なし	p
Tunks RD, et al: Am J Obstet Gynecol, 2013	アメリカ 単施設	1/14 (7%)	7/19 (35%)	0.09
Gayed M, et al: BSR, 2014	イギリス 多施設	3/149 (2%)	4/138 (3%)	0.96
Mollerach FB, et al: ACR, 2016	アルゼンチン 単施設	1/14 (7%)	7/48 (15%)	0.50
Barasalou J, et al: Rheumatology, 2017	カナダ 単施設	1/73 (1%)	12/195 (6%)	0.20
Martínez-Sánchez N, et al: Immunol Res, 2017	スペイン 単施設	1/18 (6%)	6/22 (27%)	0.10
合　計		7/268 (2.6%)	36/422 (8.5%)	<0.01
前児心合併あり		HCQ 投与あり	HCQ 投与なし	p
Izmirly P, et al: Circulation, 2012	アメリカ・フランス・イギリス 多施設	3/40 (7.5%)	46/217 (21.2%)	0.048 0.053 GEE

> **MEMO**
>
> 筆者らは，前児で cNL を合併した妊娠 10 週までの母親を対象に妊娠期間中 HCQ 400 mg/日を投与し，CHB の発症率を調べる医師主導臨床試験（J-PATCH）を 2017 年より行っている．

スコントロール研究で，心病変合併例での HCQ 使用は 14％（7/50）であったのに対し，心病変を非合併例での HCQ 使用は 37％（56/151）と多いことが報告された（オッズ比 0.46, 95％ CI：0.18-1.18）[14]．2012 年に Izmirly らは，前児で心病変を合併した母親のその後の妊娠において，HCQ が発症リスクを 65％低下したことを報告した（p = 0.048, GEE 0.0503）[15]．以降，複数の抗 SS-A 抗体陽性の妊娠でのコホート研究で HCQ の有効性について検討されている（表 2-17）．現在アメリカで，前児で新生児ループス（心病変）を有する妊婦を対象に HCQ を投与し，次の児での発症予防効果を調べる臨床試験（Preventive Approach to Congenital Heart Block With Hydroxychloroquine：PATCH, ClinicalTrials.gov：NCT01379573）が進行中で（**MEMO**），（前児 CHB 罹患の有無にかかわらず）HCQ による予防が考慮されている[9]．

胎児心ブロックが発症した場合の対応

❶ 新生児ループスの心病変の予後

2015 年の系統的レビュー[4]では，死亡 19％（n = 188）のうち，70％が子宮内胎児死亡，25％が 1 歳未満の死亡であった．心内膜線維弾性症や拡張型心筋症が合併すると約半数が死亡する．生存例では，2/3 でペースメーカー留置が必要（うち 2/3 は生後 10 日以内）であった．なお出生 1 年後までは心機能異常を認めうるが，母由来の抗体消失に伴い心機能は正常化するため，その後の長期予後はよい．

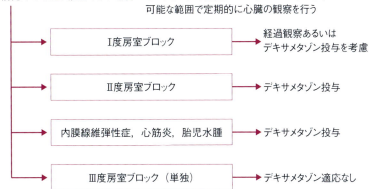

図 2-5 胎児心ブロックが発生した場合の対応
（ACR Reproductive Health in Rheumatic and Musculosleletal Diseases: Draft Clinical Guideline, ACR/ARHP Annual Meeting, 2018 を参考に作成）

❷ 胎児心ブロックが発症した場合（図 2-5）

β刺激薬は心拍数 50 ～ 55 未満の胎児，胎児心不全兆候もしくは胎児水腫のため心拍数増大が望ましい胎児に対して使用される．しかし，妊娠期間を延長できても胎児の生存についての優位性は証明されていない．

フッ化ステロイドであるデキサメタゾンやベタメタゾンは胎盤の 11β-ヒドロキシステロイドデヒドロゲナーゼの影響を受けず，胎盤通過性が高い（ベタメタゾン 30 ～ 50%，デキサメタゾン 100%）ため，高度房室ブロックへの進展抑制や合併する心筋炎，心内膜線維弾性症の治療目的で使用されている．アメリカのオープンラベルの多施設共同研究（PRIDE 研究）では完全房室ブロックの 31 例では全例（デキサメタゾン治療群 22 例，非治療群 9 例）改善は認めなかった[16]．Ⅱ度房室ブロックの 6 例は全例デキサメタゾン治療を受け，3 例は不変，2 例は正常洞調律に戻り，1 例は完全房室ブロックに進展した．Ⅰ度房室ブロックの 3 例は全員（デキサメタゾン治療群 2 例，非治療群 1 例）正常洞調律に戻った．このように完全房室ブロックは不可逆性で，Ⅰ度房室ブロックは可逆性と考えられている．Ⅱ度房室ブロックではデキサメタゾン治療に反応する可能性がある．その後の研究でも完全房室ブロック単独の場合はフッ化ステロイド投与しても心予後を改善しないことが示された[17]．妊娠中のフッ化ステロイドの投与については母児への影響として，母体の耐糖能異常，妊娠高血圧，早産や，胎児の中枢神経発達障害，胎児発育不全，羊水過少，副腎不全などの可能性があるため，専門施設において慎重に検討した上で，十分なカウンセリングのもと同意を得て投与する必要がある．母体および胎児に有意な副反応を認める場合は投与中止を検討する．

〔横川直人〕

文献

1) McCuistion CH, Schoch EP Jr.: Possible discoid lupus erythematosus in newborn infant; report of a case with subsequent development of acute systemic lupus erythematosus in mother. AMA archives of dermatology and syphilology, 70(6): 782-785, 1954.
2) Scott JS, Maddison PJ, Taylor PV, et al: Connective-tissue disease, antibodies to ribonucleoprotein, and congenital heart block. N Engl J Med, 309(4): 209-212, 1983.
3) Cimaz R, Spence DL, Hornberger L, et al: Incidence and spectrum of neonatal lupus erythematosus: a prospective study of infants born to mothers with anti-Ro autoantibodies. J Pediat, 142(6): 678-683, 2003.
4) Brito-Zerón P, Izmirly PM, Ramos-Casals M, et al: The clinical spectrum of autoimmune congenital heart block. Nat Rev Rheumatol, 11(5): 301-312, 2015.
5) Tsuboi H, Sumida T, Noma H, et al: Maternal predictive factors for fetal congenital heart block in pregnant mothers positive for anti-SS-A antibodies. Mod Rheumatology, 26(4): 569-575, 2016.
6) Yokogawa N, Sumitomo N, Miura M, et al: Neonatal lupus erythematosus. Japanese Journal of Clinical Immunology, 40(2): 124-130, 2017.〈横川直人ほか：新生児ルーブス．日本臨床免疫学会誌，40(2)：124-130，2017〉
7) Jaeggi E, Laskin C, Hamilton R, et al: The importance of the level of maternal anti-Ro/SSA antibodies as a prognostic marker of the development of cardiac neonatal lupus erythematosus a prospective study of 186 antibody-exposed fetuses and infants. J Am Coll Cardiol, 55(24): 2778-2784, 2010.
8) Anami A, Fukushima K, Takasaki Y, et al: The predictive value of anti-SS-A antibodies titration in pregnant women with fetal congenital heart block. Mod Rheumatol, 23(4): 653-358, 2013.
9) ACR Reproductive Health in Rheumatic and Musculosleletal Diseases: Draft Clinical Guideline, ACR/ARHP Annual Meeting, 2018.
10) Cuneo BF, Sonesson SE, Levasseur S, et al: Home Monitoring for Fetal Heart Rhythm During Anti-Ro Pregnancies. J Am Coll Cardiol, 72(16): 1940-1951, 2018.
11) Friedman DM, Llanos C, Izmirly PM, et al: Evaluation of fetuses in a study of intravenous immunoglobulin as preventive therapy for congenital heart block: Results of a multicenter, prospective, open-label clinical trial. Arthritis Rheum, 62(4): 1138-1146, 2010.
12) Pisoni CN, Brucato A, Ruffatti A, et al: Failure of intravenous immunoglobulin to prevent congenital heart block: Findings of a multicenter, prospective, observational study. Arthritis Rheum, 62(4): 1147-1152, 2010.
13) Götestam Skorpen C, Hoeltzenbein M, Tincani A, et al: The EULAR points to consider for use of antirheumatic drugs before pregnancy, and during pregnancy and lactation. Ann Rheum Dis, 75(5): 795-810, 2016.
14) Izmirly PM, Kim MY, Llanos C, et al: Evaluation of the risk of anti-SSA/Ro-SSB/La antibody-associated cardiac manifestations of neonatal lupus in fetuses of mothers with systemic lupus erythematosus exposed to hydroxychloroquine. Ann Rheum Dis, 69(10): 1827-1830, 2010.
15) Izmirly PM, Saxena A, Kim MY, et al: Maternal and fetal factors associated with mortality and morbidity in a multi-racial/ethnic registry of anti-SSA/Ro-associated cardiac neonatal lupus. Circulation, 124(18): 1927-1935, 2011.
16) Friedman DM, Kim MY, Copel JA, et al: Prospective evaluation of fetuses with autoimmune-associated congenital heart block followed in the PR Interval and Dexamethasone Evaluation (PRIDE) Study. Am J Cardiol, 103(8): 1102-1106, 2009.
17) Izmirly PM, Saxena A, Sahl SK, et al: Assessment of fluorinated steroids to avert progression and mortality in anti-SSA/Ro-associated cardiac injury limited to the fetal conduction system. Ann Rheum Dis, 75(6): 1161-1165, 2016.

4 出産後

> **Key Points**
> - 新生児ループスで心病変を伴う場合，その胎内死亡率や乳児死亡率はそれぞれ6％，12％と高い．しかし，その後の生命予後や心予後は比較的良好であるとする報告もある．児の予後に関しては，小児循環器内科専門医の説明を受けることを勧める．
> - 新生児ループスの皮膚症状は産後，紫外線に曝露されて以降に発症し，その発症時期は生後約6週とされている．母親と家族に十分な説明を行い，皮膚病変の発症を見逃さないようにしてもらう．
> - 新生児ループスの母体においては，出産時に無症状であっても，約半数がシェーグレン症候群やSLEなどを発症することが知られている．出産時に無症状であっても，産後の自覚症状に注意してもらうことが必要である．

児のフォローについて

❶ 心病変

　抗SS-A抗体陽性女性より出生した児の予後については，1994年9月からアメリカで行われているResearch Registry for Neonatal Lupus（RRNL）からいくつかの知見が報告されている．それによると，2018年10月までに登録された新生児ループス（NLE）682例のうち，心ブロック（CHB）と皮疹両方の症状を示したものは47例，CHBのみ433例，皮疹のみ193例，血液／肝障害のみを呈したものは9例であった[1]．

　このコホートを用いて2011年にCirculationに報告された研究では，Ⅱ度以上のCHBを指摘されたNLE児325例のうち，18例（6％）が胎内死亡に至り，39例（12％）が生後1年以内に死亡したことが報告されている．一方で，生後10年間の累積生存率は86％と比較的良好だった．生後1年以内にペースメーカー治療を必要とした症例は約50％，その大半が生後1ヵ月以内に治療を開始されていた．生後10年間のペースメーカーによる累積治療率は約70％で4例が心移植を施行されたことが報告されている[2]．

　Saxenaらは，さらに最長で17年以上の長期観察を行い，17％の症例で生後1年間に左室機能低下や何らかの循環器治療を要するものの，その後多くの症例で心機能は正常化すること，15％に小児期の上行大動脈の拡大を認めたが，成長につれてその頻度は低下することを報告した．一方で約20％が成人後も心機能低下の残存を認めており，そのリスク因子として胎児期に節外性の心病変があったこと，胎児徐脈が高度であったこと，生後のペーシング期間が長期であったことなどが推測されている[3]．

　以上のことから，抗SS-A抗体陽性の女性にその児の予後についての説明を求められたときは，過度の不安に陥らせることのないよう冷静な説明を心がけ，まずは専門の小児循環器内科医の説明を受けてもらうことを勧めることが重要である．

❷ 皮膚病変

　NLEの皮疹の特徴についても，少し古いものだがRRNLコホートからまとまった報告

がなされている．47 例の抗 SS-A/Ro 抗体，抗 SS-B/La 抗体 and/or 抗 U1-RNP 抗体陽性母体より出生した 57 例の児が，出生後に皮膚 NLE（心病変なし）と診断され観察された．

児の皮疹は紫外線の曝露後に発症しており，発症時期の中央値は生後 6 週目で，持続期間の中央値は 17 週間であった．全例で皮疹の発生部位は顔であり，眼の周囲の皮疹が最も多く（58％），続いて頭部（54％），体幹（26％），四肢（23％），頸部（9％），間擦部（7％），手掌 / 足底（5％）であった．37 例は瘢痕を残すことなく治癒したが，残りの症例には毛細血管拡張や色素沈着を含む何らかの瘢痕性皮疹が残った．その後 1 児は橋本病に，2 児は全身性若年性特発性関節炎を発症した．皮膚 NLE を出産した母より生まれた次子 20 人のうち，6 人（30％）で CHB を認めたことが報告されている[4]．

抗 SS-A 抗体陽性母体から生まれた児を観察する際は，皮疹の出現がしばしば退院以降，自宅に帰ってからになる．このことを十分に母親や家族に説明し，退院後の皮膚症状について注意して観察してもらう必要がある．この時期は乳児湿疹の好発時期でもあるため，皮疹出現時は皮疹の写真を記録するなどし，それを小児科または皮膚科専門医に診てもらい，正しい判断を仰ぐようにする．

コホート研究の結果が示すように，第 1 子が皮膚病変のみであったとしても，次子がCHB を発症する確率は決して低くない．出生した児の皮膚病変の評価をしっかり行い，次子以降の NLE 発症のリスクアセスメントを行うことが重要である．

母の産後フォローについて

抗 SS-A 抗体陽性母体の約 30％程度は，出産時には無症状である．しかし，産後 5 年間追跡すると，無症状であった母体の約半数がシェーグレン症候群や全身性エリテマトーデスを発症することも明らかとなっている[4]．これらのことから，出産時に無症状であっても，将来的に自己免疫疾患を発症するリスクは低くないことを説明し，定期検診などの自己管理をしっかり行い，症状が出現したときは速やかに専門医を受診するよう，説明しておく必要がある．

まとめ

ここでは，抗 SS-A 抗体陽性妊娠における児と母の産後フォローについて解説した．抗 SS-A 抗体陽性妊娠において臨床上最も重要なことは，母体の自覚症状の重症度と，胎児合併症のそれが必ずしも相関しない点にある．出生児の心病変を契機に母体の抗SS-A 抗体保有が初めて明らかになることもまれではない．

それまで病気と無縁，または持病があったとしても良好にコントロールされていると考えていたのに，急に胎児の疾患を指摘され，しかもそれが「自分の持つ抗体が原因である」と説明されることに対する抗 SS-A 抗体陽性女性の心理的負担を，われわれ医療者は十分に認識する必要がある．

NLE の予防法や治療法について，そして NLE 児とその母体の予後について，現時点でわかっていることは非常に少ない．まずは患者の気持ちに寄り添いながら，今わかっていることを正確に，そして冷静に説明していくことが大切である．

（金子佳代子）

文献

1) Buyon J: "A pregnancy woman is SSA/SSB positive; what do I tell her?". In: 2018 ACR/ARHP Annual Meeting, 2018.
2) Izmirly PM, Saxena A, Kim MY, et al: Maternal and fetal factors associated with mortality and morbidity in a multi-racial/ethnic registry of anti-SSA/Ro associated cardiac neonatal lupus. Circulation, 124(18): 1927-1935, 2011.
3) Saxena A, Izumi T, Bomar R, et al: Factors associated with cardiac dysfunction in a longitudinal follow-up of neonatal lupus. In: 2017 ACR/ARHP Annual Meeting, 2017.
4) Neiman AR, Lee LA, Weston WL, et al: Cutaneous manifestations of neonatal lupus without heart block: characteristics of mothers and children enrolled in a national registry. J Pediatr, 137(5): 674-680, 2000.

4 抗リン脂質抗体症候群

1 症例

> **Key Points**
> ・抗リン脂質抗体症候群（APS）の診断基準は，臨床所見と検査所見のそれぞれにおいて1つ以上の所見を認めることが必要である．
> ・また検査所見は，12週以上の間隔をあけて2回陽性を確認する．

症例1

　42歳，3妊0産（初期流産3回），41歳時に特発性血小板減少症と診断し，42歳時に抗カルジオリピン抗体（aCL）IgGの高抗体価とループスアンチコアグラント（LA）陽性を2回確認したためAPSと診断した．今回4回目の妊娠において，妊娠5週より低用量アスピリン（LDA，100 mg/日）＋未分画ヘパリン（10,000単位/日）を開始した．周産期管理目的で妊娠35週3日より入院管理とし，未分画ヘパリン静脈持続投与（10,000単位/日）に変更した．妊娠36週6日，胎児心拍モニタリングで遅発一過性徐脈を頻回に認めたため，胎児機能不全の診断で緊急帝王切開を施行し，2,760 gの男児をアプガースコア（Ap）5/9で分娩した．胎盤病理では軽度の梗塞所見を認めた．

● 解説

　臨床所見では初期流産を3回認め，検査所見では抗リン脂質抗体が陽性だったためAPSと診断した症例である．APSの診断基準では初期流産の原因検索として，中隔子宮などの子宮奇形による流産や，糖尿病や甲状腺機能亢進症のコントロール不良による流産，染色体異常による流産を否定する必要がある．中隔子宮は経腟超音波やMRIで診断し，染色体異常は流産絨毛染色体で診断する．なお，筆者の施設では分娩前に未分画ヘパリン投与を皮下注射から静脈持続投与に変更して管理している．静脈注射のほうが半減期が短く，陣痛が発来してからでもヘパリンの静脈注射を中止すれば数時間以内に速やかにヘパリンの効能は消失し，プロタミンを使用することはほとんどない．

症例2

　29歳，2妊0産（初期流産2回），20歳時に全身性エリテマトーデス（systemic lupus erythematosus；SLE）と診断され，28歳より一過性黒内障（動脈血栓症）を発症し，LAを2回陽性確認したためAPSと診断した．2回の流産内容物の絨毛病理所見は，著明

な合胞体結節の増加と絨毛間フィブリン沈着を認めた．妊娠5週よりLDA（100 mg/日）＋未分画ヘパリン（10,000単位/日）を開始した．周産期管理目的で妊娠36週1日より入院管理し，未分画ヘパリン静脈持続投与（10,000単位/日）に変更した．妊娠37週1日に血小板が8.9万/μLまで低下したため，同日より分娩誘発を開始し，妊娠37週2日に2,545 gの女児をAp 9/10で分娩した．

● 解 説

SLEを合併しており，臨床所見では動脈血栓症である黒内障の既往があり，検査所見では，抗リン脂質抗体が陽性だったためAPSと診断した．APS合併妊娠では，妊娠中の血小板低下に注意する必要がある．

症例3

35歳，3妊0産（人工妊娠中絶2回，妊娠20週で死産1回），3回目の妊娠で妊娠20週に重症胎児発育不全で死産（児体重90 g）したことから，不育症の精査でLA陽性を2回確認したためAPSと診断した．絨毛病理所見は，著明な合胞体結節の増加と絨毛間フィブリン沈着を認めた．4回目の妊娠において，妊娠5週よりLDA（100 mg/日）＋未分画ヘパリン（10,000単位/日）を開始した．妊娠38週5日に2,728 gの女児をAp 9/10で分娩した．

● 解 説

臨床所見では，妊娠10週以上の原因不明の子宮内胎児死亡を認め，検査所見では抗リン脂質抗体が陽性だったためAPSと診断した．この場合も胎児染色体異常による死産を絨毛染色体検査で否定する必要がある．

症例4

33歳，未妊，20歳よりSLEと高血圧を認め，膠原病内科で管理されていた．LAは強陽性のためAPSを疑い，妊娠5週よりLDA（100 mg/日）＋未分画ヘパリン（10,000単位/日）を開始したが，妊娠24週で重症妊娠高血圧腎症を発症し，胎児機能不全により緊急帝王切開となった．妊娠24週2日，498 gの男児をAp 4/8で娩出した．胎盤病理で梗塞所見を認めたことからAPSと診断した．

● 解 説

臨床所見を認めず，抗リン脂質抗体が高力価という検査所見からAPS疑いでLDA（100 mg/日）＋未分画ヘパリン（10,000単位/日）を投与したが，妊娠中期に重症妊娠高血圧腎症を発症し，APSと診断した．APSに対する標準的な治療を行っても，このような周産期合併症を認める症例が存在する．

症例5

28歳，2妊0産，2回の妊娠初期流産の既往があったことから不育症の精査を行った．その結果，抗核抗体1,280倍，LA陽性を2回認めたが，aCL-IgG・aCL-β_2GPⅠは陰性であった．初期流産は2回であったが，APSが強く疑われたため，3回目の妊娠では，妊娠初期よりLDA（100 mg/日）＋未分画ヘパリン（10,000単位/日）で妊娠を管理をし

た．妊娠37週より血小板が8.0万/μLまで低下したため，分娩誘発を行い妊娠37週3日で2,588 gの女児をAp 8/9で経腟分娩した．産褥はLDAとワルファリンを内服していたが，産褥5ヵ月で肺塞栓症を発症したためAPSと診断した．

● 解説

APS疑いでLDA（100 mg/日）+未分画ヘパリン（10,000単位/日）を投与し，正期産で生児を獲得したが，産褥にLDA+ワルファリンを内服していたにもかかわらず肺塞栓症を認め，APSと診断した．

APSの診断と症例のまとめ

APSの診断基準は，臨床所見と検査所見のそれぞれにおいて1つ以上所見を認めることが必要条件である（表2-18）．したがって臨床所見の中の項目を満たさない場合は，検査所見が陽性であってもAPSの診断基準を満たさない．また検査は12週以上の間隔をあけて，2回以上陽性を確認する．12週以上の間隔をあけるのは，APSとは関連しない感染症などによる非特異的抗リン脂質抗体陽性を除外する意味がある．2回流産の既往があれば不育症の精査をしてもよいが，抗リン脂質抗体が陽性だったとしてもAPSの診断基準は初期流産であれば3回以上でなければ，APSの診断はつかない．また初期流産の原因の50～70％は，胎児染色体異常であるため，流産絨毛の染色体検査を行って染色体異常が指摘された場合は，胎児側の原因による流産である可能性が高く，APSが流産の原因とは考えにくい．したがって，APSを疑う症例で流産を経験した場合は，絨毛染色体検査をすることが重要である．また症例2は動脈血栓症を発症し，症例5は静脈血栓症を発症した症例であり，APSは動脈血栓症と静脈血栓症を発症しうる唯一の症候群である．産科医は症例1や症例3を経験することが多く，内科医は症例2や症例5のように膠原病疾患や血栓症を契機に診断されるAPSを経験することが多い．APSの診断基準を満たすには，少なくとも12週間必要である．しかし，実際の診

表2-18　抗リン脂質抗体症候群の診断基準（Sydney criteria 2006）

臨床所見	血栓症	1回またはそれ以上の動脈血栓/静脈血栓/小血管の血栓症 （組織，臓器を問わない）
	妊娠の異常	①3回以上の連続した妊娠10週未満の原因不明流産 　　（本人の解剖学的，内分泌的原因，染色体異常を除く） ②1回以上の妊娠10週以降の原因不明子宮内胎児死亡 ③1回以上の妊娠34週未満の重症妊娠高血圧腎症，子癇 　　または胎盤機能不全に関連した早産
検査所見	抗カルジオリピン抗体（aCL）	IgGまたはIgMが中，高抗体価 （>40GPLまたはMPL，または>99パーセンタイル） 12週間以上の間隔をあけて，2回以上陽性 標準化されたELISAで測定
	ループスアンチコアグラント（LA）	International Society on Thrombosis and Hemostasisに従って検出 12週間以上の間隔をあけて，2回以上陽性
	抗β2glycoprotein I抗体（aβ2GPI）	IgGまたはIgM抗体価が>99パーセンタイル 12週間以上の間隔をあけて，2回以上陽性 標準化されたELISAで測定

臨床所見1つ以上，かつ検査所見が1つ以上存在した場合，抗リン脂質抗体症候群と診断する．

療でAPSを強く疑った場合は，その時点で治療を考慮してもよい．例えば，過去に妊娠18週で原因不明の死産を経験したSLE患者が妊娠し，1回目の採血でaCLとLAがいずれも強陽性であった場合，12週以上の間隔をあけて2回目の採血結果の陽性を待たずに，患者にインフォームドコンセントを行った上でLDA＋未分画ヘパリンの治療を開始する．APSの診断基準を満たすために12週間待っていた場合，前回と同様死産となる可能性があるからである．したがって，APSの「診断基準」と，臨床における「診断」に基づく治療とは切り離して考える必要があると筆者は考える．

〈藤田太輔〉

2 妊娠前

> **Key Points**
> ・APS 女性の約 70～80％は，低用量アスピリンおよびヘパリンの併用療法で良好な生児獲得率を得ることが可能である．しかし，治療抵抗性の予後不良例も 20～30％にみられるため，血栓既往の有無や既往産科合併症歴，抗リン脂質抗体のプロファイルなどを参考に，妊娠前から慎重なリスク評価を行う必要がある．
> ・流早産や死産，重篤な妊娠合併症のリスクについて十分に説明し，高度な周産期医療が可能な周産期母子医療センターで管理することが望ましい．

　APS 女性が挙児を希望して受診する際，彼女たちはすでに血栓症または何らかの妊娠合併症を経験した後にわれわれ医療者の前に現れることが多い．受診する女性の多くは，これから自分が挑戦しようとしていることに非常に不安を抱えているだろう．
　このため，挙児を希望する APS 女性への対応として最も重要なことは，どのような対策を講じれば，妊娠中の血栓症再発や流早産，死産などのリスクを最大限減らすことができるのか，またその治療が残念ながら奏効せず，早産となってしまった場合の具体的な対応についてしっかりと説明することである．リスクをきちんと説明し，共有することで患者とその家族，そして医療者が同じ方向を向いてこれからの妊娠に臨むことができる．ここでは，"すでに APS と診断されている女性"，または "APS の診断には至らないが，抗リン脂質抗体陽性の全身性エリテマトーデス（systemic lupus erythematosus；SLE）女性" に対する妊娠前からのケア（プレコンセプションケア）について解説する．

APS 患者に対するプレコンセプションケア

❶ まず，はじめに伝えるべきこと

　APS 女性の妊娠においては，低用量アスピリンと十分量のヘパリンの併用療法を行うことで，その 70～80％に良好な生児獲得率が得られることが知られている[1]．挙児希望のある APS 女性に対して説明を行う際にはまずこの事実を説明し，"適切な治療を行うことにより，流産や死産とならず生児を得られる可能性が十分にある" ことを伝え安心してもらうことが重要である．
　しかし一方で，生児が得られたとしても，正期産（妊娠 37～41 週）で，かつ週数相当に発育した元気な児が生まれる確率は 100％ではない．治療奏効例でも，妊娠 34 週以降の早産や低出生体重児が出生することはしばしば経験される．早産や低出生体重児では NICU 入院が必要となることも多く，重篤な新生児合併症やそれに伴う後遺症が残ることも少なくない．
　また，妊娠中は血栓傾向が高まるため，特に血栓症既往例では，妊娠中の母体血栓症再発のリスク自体にも注意する必要がある．したがって，APS 女性の妊娠は全例，重篤な産科合併症や早産児および低出生体重児の治療に対応できる，周産期母子医療セン

ターで管理されることが望ましい．可能なら，妊娠前から周産期センターの産科（もしくは婦人科）を受診し，内科（膠原病内科）主治医との間で事前の相談を行っておくことをお勧めする．

そして最後に，"APS合併妊娠の治療は，妊娠が判明した直後（子宮内に胎嚢が確認できた時点）から開始することが重要である"ことを伝えることも大切である．市販の妊娠判定薬を用いて早めに妊娠を確認してもらい，妊娠が確認でき次第，速やかに主治医に連絡してもらう．特に血栓症既往でワルファリンを内服している症例に関しては，胎児ワルファリン症候群（妊娠6～12週でのワルファリン曝露により発生する）を防ぐために妊娠が判明次第，速やかにヘパリンに切り替えることが必要である．血栓症既往のある症例では，予防量のヘパリン皮下投与では血栓症再発を予防できないケースも多いため，ヘパリン10,000～15,000単位/日の持続点滴を行うこともある．

❷ APS合併妊娠に対する治療薬

APS合併妊娠の標準治療として使用される薬剤は，低用量アスピリンとヘパリンである．わが国の周産期領域では，低分子ヘパリンよりも未分画ヘパリン（ヘパリンNaまたはヘパリンCa）が使用されることが多い．添付文書ではヘパリンは全妊娠期間を通じて，低用量アスピリンは妊娠28週まで有益性投与と記載されている．低用量アスピリンは，妊娠28週以降に使用すると妊娠期間延長や児の動脈管早期閉鎖，子宮収縮抑制，分娩時出血増加につながるおそれがあるため，妊娠28週以降の使用は原則禁忌と記載されているが，メタ解析の結果，低用量アスピリンの新生児のNICU入院，蘇生の有無，出血，陣痛促進，帝王切開率，母体出血のリスクはみられなかった[2]．むしろ妊娠中の血栓症予防や妊娠高血圧症候群の予防に有用であることが示されている[3]ことから，リスクのある症例に対してはむしろ積極的に使用される傾向がある．処方する際には，診療上のリスク・ベネフィットバランスを十分に説明し，患者に対するインフォームドコンセントを得る必要がある．

❸ ハイリスク群に対する対応

APS合併妊娠においては，その約20～30％に，低用量アスピリン＋ヘパリン併用療法に抵抗性を示す"難治例"が存在することが知られている．APS合併妊娠の治療は妊娠が判明した直後（子宮内に胎嚢が見えた時点）から行うことが重要であるため，妊娠前から慎重なリスク評価を行い，リスクに見合った治療計画を立てることが必要である．表2-19に難治性APS合併妊娠のリスク因子を示す．

Ruffattiら[4]は，これらの予後不良因子がある症例に対して免疫グロブリン大量静注

表2-19　難治性APS合併妊娠のリスク因子

血栓症の既往	抗β₂GPⅠ抗体陽性
死産の既往	抗リン脂質抗体複数陽性
妊娠高血圧症候群の既往	抗リン脂質抗体高値陽性
ループスアンチコアグラント陽性	aPTT延長
血清補体価低下	

（「抗リン脂質抗体症候群合併妊娠の治療及び予後に関する研究」研究班 編：抗リン脂質抗体症候群合併妊娠の診療ガイドライン，p.22，南山堂，2016）

（IVIg）療法や血漿交換，中等量のプレドニゾロン内服などの追加療法を試み，妊娠転帰の改善を認めたことを報告している．筆者の施設においても，このような臨床的特徴をもち，かつ過去の治療で妊娠転帰が不良であった症例に対しては，妊娠初期のIVIg療法などを臨床研究として行うことがある．

抗リン脂質抗体陽性のSLE患者に対するプレコンセプションケア

抗リン脂質抗体陽性は，健常人の1～2%にみられるに過ぎないのに対して，SLEの約15%がループスアンチコアグラント陽性，約25%が抗カルジオリピン抗体陽性，10～19%が抗β_2GPI抗体陽性とされ，抗リン脂質抗体陽性のSLE合併妊婦の診療機会は多い．なお，APSの約36.2%がSLEを合併するsecondary APSとされる．

一般に，APSの診断に至らない"抗リン脂質抗体陽性のSLE患者"への対応については意見が分かれるところであるが，抗リン脂質抗体自体が血栓症のリスク因子であり，抗リン脂質抗体陽性のSLE患者において低用量アスピリンが血栓予防に有効であったとする報告[5,6]もあることから，妊娠中の血栓予防目的での低用量アスピリンの内服は容認されることが多い．また，近年報告されたSLE合併妊娠を対象とする前向きコホート研究においても，ループスアンチコアグラントは妊娠合併症（妊娠12週以降の流死産や新生児死亡，胎盤機能不全による早産など）の強い予測因子であった[7]．このことからも，たとえAPSの診断基準を満たさないような症例であっても，ループスアンチコアグラント陽性のSLE女性が妊娠した際には，その後の産科合併症の発症に十分注意しながら管理する必要がある．症例によっては，低用量アスピリンに加えて予防量のヘパリン治療が行われる場合もある．

まとめ

ここでは，APS女性および抗リン脂質抗体陽性のSLE女性に対するプレコンセプションケアについて解説した．他の疾患でもそうだが，APS合併妊娠は特に，個々の症例によってその臨床像や重症度，治療への反応性などはさまざまである．各々の患者の状況や希望，治療歴，それまでに重ねてきた悲しい経験などについて一緒に考え，次回の妊娠をより良いものにするために，これからどのようなプランを考えていったらよいか，一例一例丁寧に対応する必要がある．妊娠を希望するAPS女性妊娠に対して，こう対応したらよい，という明確な指針はない．筆者自身も現場で日々試行錯誤している．しかし，このような経験を少しでも共有することで，一人でも多くのAPS女性が，安全に妊娠・出産を乗り越えることができたらと願ってやまない．

（金子佳代子）

文 献

1) Ziakas PD, Pavlou M, Voulgarelis M: Heparin treatment in antiphospholipid syndrome with recurrent pregnancy loss: a systematic review and meta-analysis. Obstet Gynecol, 115(6): 1256-1262, 2010.
2) Askie LM, Duley L, Henderson-Smart DJ, et al: Antiplatelet agents for prevention of pre-eclampsia: a meta-analysis of individual patient data. Lancet, 369(9575): 1791-1798, 2007.
3) Henderson JT, Whitlock EP, O'Connor E, et al: Low-dose aspirin for prevention of morbidity and mortality from preeclampsia: a systematic evidence review for the U.S. Preventive Services Task Force. Ann Intern Med, 160(10): 695-703, 2014.
4) Ruffatti A, Salvan E, Del Ross T, et al: Treatment strategies and pregnancy outcomes in antiphospholipid syndrome patients with thrombosis and triple antiphospholipid positivity. A European multicentre retrospective study. Thromb Haemost, 112(4): 727-735, 2014.
5) Tarr T, Lakos G, Bhattoa HP, et al: Analysis of risk factors for the development of thrombotic complications in antiphospholipid antibody positive lupus patients. Lupus, 16(1): 39-45, 2007.
6) Tektonidou MG, Laskari K, Panagiotakos DB, et al: Risk factors for thrombosis and primary thrombosis prevention in patients with systemic lupus erythematosus with or without antiphospholipid antibodies. Arthritis Rheum, 61(1): 29-36, 2009.
7) Buyon JP, Kim MY, Guerra MM, et al: Predictors of pregnancy outcomes in patients with lupus: a cohort study. Ann Intern Med, 163(3): 153-163, 2015.

3 妊娠中

> **Key Points**
> ・APS 合併妊娠はハイリスク妊娠であることを認識する.
> ・特に妊娠高血圧症候群（HDP）や胎児発育不全（FGR），血栓症の発症に注意が必要である.
> ・また凝固線溶系の変化について，抗血小板療法や抗凝固療法について熟知しておくことが重要である.

APS の不育症の原因

　抗リン脂質抗体（aPL）が血栓症を引き起こす機序については以下のような報告がある．血管内で血栓が形成されないようにリン脂質依存性凝固反応を抑制している β_2GPⅠ（glycoproteinⅠ）をこれらの抗体が阻害する．また血管内皮細胞のヘパラン硫酸やトロンボモジュリンに作用し，血管内皮障害を引き起こし，かつ血管内皮細胞からのプロスタグランジン産生を障害し血管拡張を阻害する．これらの血栓症を引き起こす機序が，妊娠の異常を認める機序の一つであることは間違いない．しかし，APS で胎盤病理を精査すると必ずしも血栓症による胎盤梗塞だけで，妊娠の異常のすべてを説明できない症例が存在する．この妊娠の異常を認める機序として，aPL 自身のトロフォブラスト浸潤の直接障害やシグナル伝達の阻害，補体活性化への影響も指摘されている．

APS の妊娠中の管理

　妊娠前に APS の診断がついていた場合は，妊娠したら早期に低用量アスピリン（LDA）＋未分画ヘパリン療法を開始することが不育症の治療となる．開始時期は子宮内に胎嚢を確認し，異所性妊娠を除外してから開始するのが安全である．もし流産した場合は，胎児染色体異常による流産を鑑別するために流産絨毛の染色体検査を考慮する．APS 合併妊娠では妊娠高血圧症候群（hypertensive disorders of pregnancy；HDP）の発症リスクが高いことから血圧の上昇や尿蛋白の有無に注意を払う必要がある．母体血圧は，妊娠初期から中期にかけて，非妊娠時と比較して収縮期血圧，拡張期血圧ともに 5 ～ 10 mmHg の低下がみられる．胎児超音波では，胎盤機能不全による胎児発育不全（fetal growth restriction；FGR）のリスクが高いことから妊娠 16 週以降は 2 ～ 4 週ごとの胎児スクリーニングをお勧めする．もし FGR や羊水過少が疑われた場合には，血流評価を含めた胎児超音波精密検査を行う．抗 SS-A 抗体陽性の場合は，児の房室ブロック（好発時期は妊娠 16 ～ 26 週）が発症していないかをチェックする．また妊娠自体が血栓症のリスクを上昇させるため，妊娠中から産褥にかけて血栓症の症状に注意し，定期的な凝固線溶系の採血や下肢静脈エコーを考慮する．

APS 妊婦の精神的ケア

　APS 妊婦は妊娠に対する不安が強い．特に産科的 APS は，過去に流産や死産，HDP などの胎盤機能不全の既往があるからである．そのことを理解した上で APS 妊婦をサポートする必要がある．初期流産を繰り返した既往のある APS 妊婦は「胎児心拍が消失していないか？」という不安のため，毎回の妊婦健診が恐怖である．APS 妊婦に胎児心拍が描出されている画面をみせると，涙を流して安堵する．筆者は流産のハードルを乗り越えるまで，特に妊娠 12 週までは頻回に受診してもらいサポートしている．また中期以降も毎回の妊婦健診で胎児超音波を行い，児の成長を確認するようにしている．

 妊娠中の抗血小板療法・抗凝固療法

　APS 合併妊娠の抗血小板療法と抗凝固療法について解説する．妊娠中の APS の基本治療である LDA ＋未分画ヘパリン療法の治療介入が妊娠初期から開始されれば，生児獲得率は 60 〜 80％ 程度である．しかし治療介入がないか，もしくは遅れた場合は，確実に流産率は上昇し生児獲得率が低下する．わが国では抗血小板療法が LDA（81 〜 100 mg/日）であり，抗凝固療法が未分画ヘパリン皮下注射（10,000 〜 15,000 単位／日）である．もし血栓症の既往があった場合や，妊娠中に血栓症が見つかった場合は適宜増量する必要がある．例えば妊娠中に近位（膝下動脈を含む中枢側）の深部静脈血栓症や肺血栓塞栓症を発症した場合は，活性化部分トロンボプラスチン時間（aPTT）をコントロール値の 1.5 〜 2.5 倍になるように未分画ヘパリンの投与量を調節して，抗凝固作用の効果をより確実にする必要がある．

　APS は動・静脈血栓症のリスクがあるため動脈血栓症の予防のための抗血小板療法と，静脈血栓症の予防のための抗凝固療法を行う．産科的に LDA 投与は，HDP の再発予防が証明されている．したがって APS は HDP のリスク因子であるため，LDA による抗血小板療法を行う．またヘパリンは胎盤での血栓形成を抑制し，HDP などの胎盤機能不全を予防する目的で投与する．

　最も注意すべき LDA とヘパリンの副作用は出血である．まれにしか発症しないが，重篤な未分画ヘパリンの副作用にヘパリン起因性血小板減少症（heparin-induced thrombocytopenia；HIT）がある．未分画ヘパリンをスタートしてから 1 〜 2 週間後に採血で血小板数をチェックする．ヘパリン開始前の血小板数を測定しておくと，血小板数の変化・推移がわかりやすい．もし HIT が疑われる場合は，未分画ヘパリンを中止して他の抗凝固薬を考慮する必要がある．わが国では低分子ヘパリンであるダルテパリン（フラグミン®）やエノキサパリン（クレキサン®），ヘパリン類似物質であるダナパロイト（オルガラン®）があるが，どれも保険未収載であることが問題である．また長期のヘパリン投与は骨粗鬆症のリスク因子であるため，骨塩定量や必要に応じた薬物療法を考慮する．

 胎児への影響，投与時期

　LDA もヘパリンも胎児への影響はないと報告されている．LDA は，欧米では妊娠全期間を通して投与が行われているが，わが国の添付文書（2019 年 2 月時点）では，妊娠

28週以降は禁忌である．また分娩の1週間前には出血傾向の問題を回避するために中止が望ましいとされる．筆者は子宮内に胎嚢を確認する妊娠5週よりLDAを開始し，患者の同意を得て妊娠28週以降もLDAを継続する．妊娠36週以降は分娩に備えてLDAを中止している．LDAを再開する症例では，分娩翌日より出血傾向がないことを確認してから開始している．またヘパリンも同様に妊娠5週より開始し，分娩直前まで継続する．産後は6～8時間経過して出血傾向がないことを確認してから再開している．

APSのaPTT延長と，妊娠中の血小板減少

　非妊娠時のaPTTの正常値は25～45秒であるが，妊娠時には凝固因子の増加により短縮する．しかしAPSの重症例では，aPTTが延長している症例が少なからず存在する．産科医がaPTTの延長を経験するのは，産科出血による播種性血管内凝固症候群（DIC）のときである．この場合のDICによるaPTT延長の原因は，凝固因子の消耗・低下であるが，APSのaPTT延長の原因はこれとは異なる．抗リン脂質抗体自体がaPTTを延長させる原因といわれている．APSでは，採血した血液（*in vitro*）でaPTTは延長しているにもかかわらず，生体内（*in vivo*）では血栓症のリスクが上昇するという矛盾が生じる．APS合併妊娠のaPTT延長症例において血栓症を発症した場合は管理に難渋する．わが国では，ヘパリンの治療量はaPTTを指標としている．APS合併妊娠のaPTT延長症例においてヘパリンを治療量にするべく増量し，もともと延長したaPTTをさらに延長させることは，出血傾向を助長させる懸念があり注意が必要である．実際には，aPTT以外の凝固線溶マーカーの推移を厳重に管理しつつ，活性化全血凝固時間（ACT）や抗Xa活性などの測定も考慮して調整する必要がある．

　次に妊娠中の血小板についてであるが，APS合併妊娠で血小板低下は40～50%で起こる．鑑別診断としてHELLP症候群や妊娠性脂肪肝，妊娠性血小板減少症，特発性血小板減少症などがある．SLE合併であれば汎血球減少症の一つとして血小板減少が起こる可能性がある．採血で凝固線溶系マーカーの推移を厳重に追っていくことと，凝固線溶系が亢進しているのであれば下肢静脈エコーを行って，静脈血栓塞栓症（VTE）の有無を精査する必要がある．実際にこれらの鑑別をきっちりすることは困難な症例もあるため，産科医だけでなく血液内科や膠原病内科などと連携して対応する必要がある．

〈藤田太輔〉

4 分娩時

　分娩時の APS 合併妊娠の注意点は，LDA とヘパリンの影響による分娩時の出血増加と血栓症の予防である．分娩時の出血を減らす目的では，LDA とヘパリンはきっちりと休薬されている必要性がある反面，血栓症を予防する目的では，LDA とヘパリンの休薬期間はできる限り短時間にしなければならない．LDA の抗血小板作用の消失時間は，LDA を中止してから 1 週間程度とされている．ヘパリンの抗凝固作用発現時間および持続時間は，点滴静注であればヘパリンを中止してから 4 時間程度でその効果は消失し，皮下注射であれば 8 〜 12 時間でその効果は消失する．

　分娩時（特に緊急帝王切開時）にヘパリンが血中から消失していないと判断された場合は，プロタミン硫酸塩でヘパリンを中和する必要がある．通常ヘパリン 1,000 単位に対して，プロタミン硫酸塩として 10 〜 15 mg を投与する．ヘパリンの中和に要するプロタミン硫酸塩量は，投与したヘパリン量およびヘパリン投与後の時間経過により異なるので，投与量はプロタミン硫酸塩による中和試験により決める．投与に際しては，通常 1 回につきプロタミン硫酸塩として 50 mg を超えない量を，10 分間以上をかけて徐々に静脈内に注入する．分娩時の大量出血を予防する目的で経腟分娩であれば active management を考慮してもよい．具体的には児娩出後すぐに子宮収縮薬の予防投与と，分娩後 1 分以内に臍帯結紮し，子宮マッサージをしながら正しい手技による臍帯牽引により胎盤娩出を図る．この手技により，分娩時の大量出血を軽減させることができる．帝王切開であれば，確実な止血操作はもちろんのこと，腹腔内や皮下にドレーンを留置して再出血の有無を確認してもよい．麻酔方法について麻酔科医と相談しておく必要がある．もし硬膜外麻酔を行った場合は，産褥に硬膜外留置チューブを抜去する際，一時的にヘパリンを中止する必要がある．

〈藤田太輔〉

5 出産後

Key Points
- APS 合併妊娠，特に血栓症既往のない産科的 APS 患者の産後においては，将来の血栓症リスクを適切に評価し，その予防策を講じることが重要である．
- また，児では，早産や低出生体重児が多いために長期的な発育フォローが必要であるものの，新生児 APS としての血栓塞栓症はまれと報告されている．
- ヒト母乳でのデータの蓄積により，低用量アスピリンやワルファリン内服中でも母乳育児を継続することは可能と考えられている．

　ここでは，APS 合併女性およびその児における産後と新生児期のフォローについて解説する．母体においては，将来の血栓症発症リスクの予測と予防が重要であり，児では早産や低出生体重児が多いため，新生児合併症や精神神経発達などへの影響が問題となる．また，ワルファリンや直接経口抗凝固薬（DOAC）内服における授乳への影響についても最新の知見を踏まえて解説する．

母の産後フォロー

　言うまでもなく，APS 患者の長期予後を決定するのは，脳梗塞や肺梗塞などの動静脈血栓症である．血栓症既往のある女性に対しては，一般的に産後も妊娠前と同じ抗血小板薬や抗凝固薬による二次予防が継続されるが，血栓症既往がない，いわゆる"産科的 APS 患者"に対して，産後の抗血小板療法や抗凝固療法による一次予防が必要か否かについての一定の見解は得られていない．以下に，これまで行われたいくつかの疫学研究の結果を示す．

❶ Lefèvre らによる報告 [1]

　ケースコントロールスタディ．産科的 APS 合併妊娠（SLE 合併の有無は問わない）における産後の血栓症の発症リスクを検討した．32 例の産科的 APS 患者において，2 種類以上の抗リン脂質抗体（ループスアンチコアグラントおよび抗カルジオリピン抗体，抗 β_2GP I 抗体のうち 2 種類以上）を有する場合の血栓症発症率は 4.6/100 患者・年，SLE 合併患者では 10.00/100 患者・年であり，健常人におけるそれ（0.1 〜 0.15/100 患者・年）と比較して明らかに高かった．

❷ Erkan らによる報告 [2]

　後ろ向き研究．産科的 APS 患者の産後の血栓症発症に対する予防的抗血小板療法（低用量アスピリン）の有効性を検討した．アスピリン予防投与群では，非投与群と比較して産後の血栓症発症率が有意に低かった（1.3/100 患者・年 v.s. 7.4/100 患者・年）．

❸ Cuadrado らによる報告 [3]

　多施設ランダム化比較試験．抗リン脂質抗体陽性の SLE 患者かつ / または産科的合併症既往女性を対象として，血栓症の一次予防効果をアウトカムに，低用量アスピリン単独療法と低用量アスピリン＋ワルファリン併用療法の有用性を比較した．結果，血栓

症発症率は両群で差がなく，むしろ低用量アスピリン＋ワルファリン群で出血などの副作用が多かった．

これらの報告を踏まえると，血栓既往のない APS 患者の産後のフォローアップにおいては，2 種類以上の抗リン脂質抗体が陽性，または SLE の合併がある場合には抗血小板療法を考慮してもよいと考えられる．

児のフォロー

これまで複数の疫学研究において，APS 母体より出生した児では明らかに早産や低出生体重児の出生が多いことが報告されている[4,5]．またこれに伴う新生児合併症の発症率や NICU 入院率も高い[6]．

しかし一方で，抗 SS-A 抗体による新生児ループスや抗血小板抗体による胎児血小板減少症のように，APS 母体から抗リン脂質抗体が胎児へ移行し，新生児 APS として塞栓症を発症することはまれである．APS 母体の児において抗リン脂質抗体が検出される確率は約 30％程度であり，生後半年で陽性率は減少し 1 歳でほぼ陰性化するとされる[4]．抗リン脂質抗体の胎児移行率が低い理由は明らかではないが，胎盤栄養膜細胞に抗リン脂質抗体が吸着される可能性などが推測されている．

また近年，ヨーロッパで行われた APS 母体の児の出生後の前向きコホート研究において，生後 2 年目のフォローアップ時に 141 例中 4 例の児に何らかの行動異常を認め，長期的な神経学的評価の必要性を示唆する結果が報告された[4]．しかし，この研究では早産や児の低出生体重の影響を十分に除外できておらず，今後さらなる検討が必要と考えられている．

APS 患者の授乳

血栓症の二次予防として産後の APS 女性に投与される可能性がある薬剤は，低用量アスピリンやワルファリン，リバーロキサバンなどの DOAC である．低用量アスピリンは妊娠中も妊娠 28 週までは有益性投与だが，乳汁分泌が非常に少ないことが報告されており，産後の授乳も比較的安全と考えられている．また，ワルファリンも妊娠中は禁忌だが，乳汁分泌は少なく母乳育児との両立は可能である[7,8]．DOAC はいずれもヒトの母乳でのデータは乏しく，また薬剤自体の経口吸収率も高いため乳児への影響は否定できない．授乳中はワルファリンなど他の抗凝固薬に変更することが望ましい[9]．

まとめ

ここでは，APS 合併妊娠における産後フォローについて解説した．妊娠・出産を乗り越えたお母さんと赤ちゃん，そしてご家族が，新しい未来へ希望をもって進んでいけるよう，今後も，お母さんと赤ちゃんの長期フォローに関するさらなるエビデンスの蓄積が必要である．

（金子佳代子）

文献

1) Lefèvre G, Lambert M, Bacri JL, et al: Thrombotic events during long-term follow-up of obstetric antiphospholipid syndrome patients. Lupus, 20(8): 861-865, 2011.
2) Erkan D, Merrill JT, Yazici Y, et al: High thrombosis rate after fetal loss in antiphospholipid syndrome: effective prophylaxis with aspirin. Arthritis Rheum, 44(6): 1466-1467, 2001.
3) Cuadrado MJ, Bertolaccini ML, Seed PT, et al: Low-dose aspirin vs low-dose aspirin plus low-intensity warfarin in thromboprophylaxis: a prospective, multicentre, randomized, open, controlled trial in patients positive for antiphospholipid antibodies (ALIWAPAS). Rheumatology (Oxford), 53(2): 275-284, 2014.
4) Motta M, Boffa MC, Tincani A, et al: Follow-up of babies born to mothers with antiphospholipid syndrome: preliminary data from the European neonatal registry. Lupus, 21(7): 761-763, 2012.
5) Cervera R, Serrano R, Pons-Estel GJ, et al: Morbidity and mortality in the antiphospholipid syndrome during a 10-year period: a multicentre prospective study of 1000 patients. Ann Rheum Dis, 74(6): 1011-1018, 2015.
6) Nili F, McLeod L, O'Connell C, et al: Outcomes of pregnancies in women with suspected antiphospholipid syndrome. J Neonatal Perinatal Med, 6(3): 225-230, 2013.
7) Orme ML, Lewis PJ, de Swiet M, et al: May mothers given warfarin breast-feed their infants? Br Med J, 1 (6076): 1564-1565, 1977.
8) Hale TW, Rowe HE: Medications & Mothers' Milk 2014: A manual of Lactational Pharmacology 16th ed, Hale Publishing, 2014.
9) Hoeltzenbein M, Beck E, Meixner K, et al: Pregnancy outcome after exposure to the novel oral anticoagulant rivaroxaban in women at suspected risk for thromboembolic events: a case series from the German Embryotox Pharmacovigilance Centre. Clin Res Cardiol, 105(2): 117-126, 2016.

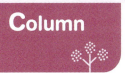

APSの診断・治療の問題点

> **Key Points**
> - APSの診断は臨床所見と検査所見を組み合わせて行われるが，検査所見である抗リン脂質抗体について理解が必要である．
> - APSの過剰診断による過剰治療と，過小診断が問題点である．

 診断上の問題点

前項でも述べられているが，APSの診断には臨床所見と検査所見の両方をそれぞれ1つ以上満たす必要がある（p.168 表2-18 参照）．ここでは，APSの診断上の問題点と治療の問題点について解説する．

また，検査所見についても抗リン脂質抗体についてよく理解しておく必要がある．

❶ APSの診断における臨床所見の注意点

臨床所見は血栓症と妊娠の異常の2つに大きく分かれる．

血栓症には脳梗塞や黒内障などの動脈血栓症と，肺塞栓症や下肢静脈血栓症などの静脈血栓症がある．APSは動静脈血栓症を発症しうる唯一の疾患である．

妊娠の異常では，初期流産を3回以上繰り返した場合，それぞれの流産において糖尿病や甲状腺疾患などの内分泌疾患，染色体異常や中隔子宮などの子宮奇形による流産を否定しておく必要がある．しかしわが国では1～2回目の流産で，その流産内容物を染色体検査に提出することはまれである．また子宮奇形が見逃されている場合もあるので注意が必要である．中隔子宮を経腟超音波で診断するのは難しい．妊娠10週以降の原因不明子宮内胎児死亡でも同様に染色体異常による流死産や，胎児形態異常による流死産を否定しておく必要がある．また妊娠34週未満の重症妊娠高血圧腎症や子癇，胎盤機能不全に関連した早産に関して，これらの疾患に罹患した場合は，APSを鑑別に入れて抗リン脂質抗体をチェックしておく必要がある．

❷ APSの診断における検査所見の注意点

APSの検査項目は，①抗カルジオリピン抗体（aCL），②ループスアンチコアグラント（LA），③抗$\beta_2$glycoprotein I 抗体（aβ_2GPI）がある．疾患を定義するAPSの臨床像が多種多様であることからこれらの3つがあるが，それぞれの測定系について理解しておく必要がある．またこれらの測定系はまったく独立したものではなく同じ性質をもつ自己抗体を異なった方法で検出するものである．臨床所見を満たし，これらの3つのどれかが陽性となれば抗リン脂質抗体陽性となるが，実地臨床では何をもって陽性とするのかが統一されていない．以下にAPSの診断基準に採用されているそれぞれの抗リン脂質抗体について解説する．

● 抗カルジオリピン抗体（aCL）

aCLは1980年代にHarrisらによって同定された抗体である．酵素結合免疫吸着検定法（enzyme-linked immunosorbent assay；ELISA）で測定する最も早くに確立された抗リン脂質抗体である．しかし，この抗体はAPSに対する特異性がなく，APS以外の膠原病や感染症などでも陽性となる．APSを診断する際に12週あけて2回の抗リン脂質抗体陽性を確認するという文言は，感染症などで一過性に抗リン脂質抗体が陽性となる症例を除外する意味での約束事である．APS患者に検出される特異的なaCLは，カルジオリピンと血漿蛋白であるβ_2GPⅠとの複合体に結合しており，その結合エピトープはβ_2GPⅠの分子上に存在する．この特異的な抗体が抗カルジオリピン・β_2GPⅠ複合体抗体（aCL-β_2GPⅠ）ということになる．

したがってaCL-β_2GPⅠは，測定系としてaCLと同等もしくはより特異的にAPSを検出する抗体と考えてよい．aCL-β_2GPⅠの測定キット（ヤマサ醤油）は，わが国で開発され1999年に示されたAPSの診断基準（札幌クライテリア）の中の検査所見の一つであったが，世界標準とはならず2006年の診断基準（札幌クライテリア・シドニー改変）からは除外された．aCLが陽性で，aCL-β_2GPⅠが陰性の場合には，真のAPSかどうかを，臨床像や他の抗リン脂質抗体で評価する必要がある．2019年2月現在aCL-IgGとaCL-β_2GPⅠは保険収載されているが，aCL-IgMは保険未収載である．

● ループスアンチコアグラント（LA）

LAは，in vitroのリン脂質依存性凝固反応を阻害する免疫グロブリンと定義されている．LAは名前の通りで，正常人血漿の凝固時間を延長させるSLE患者血漿中の抗凝固因子として1950年代に報告された．aCLとaβ_2GPⅠはELISAによる測定系であるが，LAは抗リン脂質抗体を反映したin vitroにおける現象をみている測定系である．

わが国では，RVVTを用いた希釈ラッセル蛇毒法（LA-RVVT）と活性化部分トロンボプラスチン時間（aPTT）を用いたリン脂質中和法（LA-aPTT）が測定されており，どちらも保険収載されている．

国際抗リン脂質抗体学会の診断基準では，LAは2種類以上の試薬を用いることが推奨されているため，LA-RVVTとLA-aPTTの両者を行う必要があるが，わが国では保険収載上，同時測定できない．したがって，月をまたいで測定する必要がある．LA陽性がadverse pregnancy outcomeと関連があるという報告があるため重要な検査である．

● 抗$\beta_2$glycoproteinⅠ抗体（aβ_2GPⅠ）

aβ_2GPⅠは，aCLと比較してAPSの診断において特異性が高い．よく誤解されるのは検査所見にあるaβ_2GPⅠと，わが国でよく測定されている前述のaCL-β_2GPⅠは異なるという点である．前者は2019年現在，研究用アッセイとしてわが国での測定は可能であるが保険未収載である．

● ホスファチジルセリン依存性抗プロトロンビン抗体（aPS/PT）

aPS/PTはLAと強い相関を示すことで知られているが，LA陰性でaPS/PTの単独陽性例において血栓症や産科合併症を発症する症例も報告されている．そのためaCL-IgMと同様保険未収載であるが，APSを臨床上強く疑う症例では測定を考慮してもよい．

❸ APSの過剰診断と過小診断の問題

　APSの過剰診断による過剰治療の問題は深刻である．わが国では臨床所見を満たさない抗リン脂質抗体陽性がAPSと同じ扱いで治療されている現状がある．またAPSの診断基準にない抗ホスファチジルエタノラミン抗体（aPE）や抗プロテインS抗体，抗アネキチン抗体などが陽性のためにAPSと診断されて治療が開始されている現状もある．APS合併妊娠において抗血小板療法と抗凝固療法の併用療法はエビデンスに基づいた治療であるが，これらのAPSの診断に至らない症例に対して，抗血小板療法や抗凝固療法を行う明確なエビデンスはない．APSを強く疑う症例に治療を行うことは否定できず容認できるが，臨床所見を満たさない抗リン脂質抗体陽性合併妊娠の多くが無治療でも生児を獲得することはできる．どこまでが過剰診断でどこまでが過剰医療かを明確に示すことはできないが，エビデンスが不明な検査，治療によって患者の精神的負担や経済的負担が増大することがあってはならない．

　APSを診断するための検査項目は前述した通りの3つ（aCL-β_2GP Iを含めても4つ）であり，そのカットオフは99パーセンタイル以上を陽性と判断する．検査会社の基準値（カットオフ）が，必ずしも99パーセンタイルに設定されていないことにも注意が必要である．これに関しては検査会社の基準値が95パーセンタイルであれば過剰診断の可能性があり，＋4.0 SDに設定されていれば過小診断の可能性がある．

　不育症におけるAPSは，最も診断すべき疾患の一つである．しかし不育症においてAPSが診断されるのは，不育症症例のわずか数％である．一方でAPSが診断されず適切な治療がなされないケースもいまだに存在する．いわゆる過小診断≒見逃しである．APSの臨床所見があったにもかかわらず，抗リン脂質抗体が測定されずAPSが見逃されるケースである．APS合併妊娠は基本治療である低用量アスピリン＋未分画ヘパリン療法の治療介入が妊娠初期から開始されなければ，確実に流死産率は上昇し，生児獲得率が低下することを認識しなければならない．APSが見逃され，患者一人が生児を授かることができない実害は絶大である．

〈藤田太輔〉

5 膠原病類縁疾患

1 強皮症

> **Key Points**
> - 妊娠を希望するすべての強皮症患者は妊娠計画時（プレコンセプション）にカウンセリングを受けるべきであり，その際には妊娠を考慮した視点からの評価を要する．
> - 強皮症では一般人口と比して早産のリスクが高い．リスクを上昇させる因子としては発症4年以内，びまん性強皮症，副腎皮質ステロイドの使用があげられ，葉酸は早産を予防する方向に働く．
> - 強皮症患者では胎児発育不全率が健常人と比して高い．産科医はこの事実を認識しておくべきであり，胎児発育不全の有無は超音波検査によって注意深くモニターされるべきである．
> - 周産期死亡率は強皮症と健常人の間で特に差を認めなかった．
> - 妊娠は一般的に強皮症の活動性を安定させるが，早期びまん性強皮症，抗トポイソメラーゼⅠ抗体陽性，抗RNAポリメラーゼⅢ抗体陽性は妊娠時の疾患活動性上昇のリスクとなる．
> - 健常人では問題にならない妊娠中の生理学的変化が，臓器の予備力が低い強皮症患者では臨床的問題につながることもありうる．それを考慮すると重篤な腎障害，NYHA Ⅲ/Ⅳの心不全，左室駆出率40％以下，努力肺活量（FVC）50％以下の間質性肺炎，肺動脈性肺高血圧症（PAH）の合併などは妊娠禁忌とすべきである．
> - 妊娠管理はハイリスク妊娠に十分な知識のある産科医，強皮症に特化した訓練を受けた麻酔科医，小児科医を含めた集学的なチームによってなされるべきである．
> - 経過中に高血圧症，腎機能低下，血小板減少が起こった際は，強皮症腎クリーゼ（SRC）がまず最初に疑われる．診断・鑑別に時間をかけることなく早急の対応が必要である．

症例

● 32歳，女性：数年前からレイノー現象が出現

4年前に出産．児には問題なし．3年前から手指硬化と関節痛が出現し抗核抗体陽性を指摘．強指症，前腕近位1/3までの皮膚硬化，指尖部潰瘍を認め，抗Scl-70抗体陽性のため強皮症と診断．皮膚病変の進行が速く，進行する肺病変，関節症状を伴ってい

ため，プレドニゾロン15 mg/日を投与開始．ミコフェノール酸モフェチル（MMF）2,000 mg/日を追加．身体所見では爪上皮下出血点を認め，皮膚硬化は両前腕・上腕，前胸部に認められ，毛細血管拡張あり．キャピラロスコピーにてgiant loopなど強皮症に合致する血管病変を認めた．血圧120/80 mmHg, NYHA心不全分類I度．蛋白尿，血尿，細胞性円柱なし．貧血なし．血清尿酸値3.5 mg/dL, 血清クレアチニン0.75 mg/dL, 血清NT-proBNP 200 pg/mL, 抗SS-A抗体陰性，抗リン脂質抗体陰性．心電図にて右軸変位なし．胸部CTでは両側肺底部を中心に線維化と食道拡張を認めた．心臓超音波検査では下大静脈（IVC）2.2 cm, 吸気時の変化25％，三尖弁逆流速度2.8 m/秒，駆出率（EF）70％, 平均肺動脈圧（mPAP）22 mmHg, 三尖弁輪収縮期移動距離（TAPSE）2.1 cm, 肺機能検査ではDLCO 70％, FVC 80％．6分間歩行は予測距離の80％であった．

治療開始から半年経過したところで，本人より挙児希望ありとの相談があった．まずは本人とパートナーを呼び，妊孕性，妊娠に関連するリスクについて説明した．発症4年以内であり活動期の強皮症と考えられるため，全身の評価を行い重要臓器の障害がこの半年間で進行していないことを確認した．肺高血圧症の合併に関してはDETECTにて296点（＜300点）であり，心臓超音波検査は推奨されない群に分類された[1]．2015年の『ESC/ERS肺高血圧症診断・治療ガイドライン』では，超音波検査所見では「肺高血圧症の徴候なし」であり三尖弁逆流速度と合わせてPAHリスクは低いものと考えた[2]．薬剤師に依頼して内服薬を確認し，催奇形性のある薬剤であるMMFをアザチオプリン100 mg/日に変更した．発症4年が経過するまでと，MMFの影響をなくすために半年間の経過観察を行い再評価したところ，疾患活動性が安定していたため妊娠可とした．妊娠成立前より葉酸のサプリメントの摂取を推奨した．タイミング法を用い自然経過による妊娠を図るも妊娠は得られなかったため，34歳という年齢も考え，体外受精を考慮した．排卵誘発薬を使用し体外受精，妊娠成立となった．

妊娠後強皮症の活動性には変化がなかったが，予想体重を5％下回る胎児発育不全が認められた．妊娠24週時に血圧が150/90 mmHgまで上昇，浮腫，蛋白尿，血清クレアチニンの上昇，血小板減少が出現した．妊娠高血圧症候群の診断で，降圧薬，硫酸マグネシウムの投与を行い血圧は安定した．産科医と相談して12週間治療を継続した上で脊椎麻酔下での帝王切開を施行し，妊娠36週で2,300 gの児を分娩した．アプガースコアは1分後9点，5分後10点で児には特に異常を認めなかった．出産後は授乳不可の薬を避けた上で，降圧薬，免疫抑制薬の再調整を行った．

妊娠前

強皮症はレイノー現象と皮膚硬化に特徴づけられる全身性結合織疾患であり，その病態は自己免疫/炎症，血管障害，線維化の3つの側面をもっている[3]．主な罹患臓器は肺・皮膚・消化管で線維化による障害が生じる．重篤な合併症としては肺高血圧症と強皮症腎クリーゼがあげられる．好発年齢は25〜50歳で，日本では特に女性の患者が多いため（1：10），妊娠・出産の相談を受けることは十分に考えられる．強皮症の患者の妊娠・出産はリスクが高いため，将来的に希望する可能性があれば，あらかじめ十分な説明を行っておくことが望ましい（プレコンセプションケアなど）．説明に際しては，妊娠の開

始リスクについて評価するため，疾患と身体機能についての網羅的な評価が必要である（呼吸苦の程度，6分間歩行，腎機能，心臓超音波検査，肺機能検査など：表2-20，表2-21）．発症早期（4年以内）で抗トポイソメラーゼⅠ抗体や抗RNAポリメラーゼⅢ抗体が陽性の強皮症は活動性の高い症例であり，特に注意が必要である．

妊娠リスクの高い患者の場合には，セカンドオピニオンとして「妊娠と薬情報センター」の利用も推奨される．いずれにせよ主治医による介入・リスク評価は必須であり，患者の求めるまま安易に妊娠を許可するべきではない．

患者とパートナーには妊娠における潜在的な合併症に対する情報をあらかじめ提供しておくことが望まれる．また，強皮症の場合，遺伝的な素因は強くないため児に強皮症が発症する可能性は低いことも伝えておく必要がある．

❶ 強皮症が妊娠に与える影響

報告のほとんどが海外のものであるため日本の現状を反映しているとはいえないが，現時点で得られている妊娠・出産における知見を整理する．

● 妊娠しやすさ

強皮症患者の妊娠しやすさに関する見解は一定ではない．Silmanらは強皮症発症前後で比較すると，発症後のほうが自然流産が増加し，妊娠しにくくなっていると報告している[4]．また他の報告では，強皮症患者は妊娠計画から妊娠までの期間が健常人よりも12ヵ月遅れるともいわれている[5]．Steenらの研究では214人の強皮症患者，167人の関節リウマチ患者，105人の健常人の比較を行い，強皮症では妊娠しない患者がより多かった（21％ vs 12％）が，交絡因子の補正によって有意差は消失している[6]．これらを総合的に考えると強皮症患者はやや妊娠しにくいと考えておくほうがよいだろう．

● 流産

妊娠22週未満の自然な妊娠の終了を流産と定義すると，強皮症の流産率は妊娠全体

表2-20 挙児希望があるときに確認すべき項目

- 強皮症のサブタイプ
- 自己抗体の種類
- 罹病期間（4年以内かどうか）
- 肺高血圧症合併の有無
- 心不全の程度
- 心臓超音波検査
- 肺機能検査
- 内服薬（催奇形性の有無，授乳可能かどうかの確認）

表2-21 妊娠を避けたほうがよいと思われる病態

- 発症4年以内
- 肺高血圧症の合併
- NYHA分類Ⅲ/Ⅳ度の心不全
- 左室駆出率40％以下
- FVC 50％以下の間質性肺炎
- 催奇形性や胎児毒性の高い薬剤の中止が難しい場合（MMF，ACE阻害薬など）

の12〜15％程度となる[6-8]．これは日本における自然流産率が15％程度であることと比較するとほぼ同等である．発症前後での比較で流産率が上昇しているとの報告もあるが，経年的な変化を考慮されていないため確かなものとはいえない．よって強皮症の流産率は一般人口と異ならないと考えられる．

● 早産

　早産は出産28日以内に死亡する児の1/3に関与するといわれている．妊娠37週未満の出産を早産と定義すると強皮症における早産は11〜40％といわれており，日本においては5％程度であることを考慮すると高い早産率といえる[6-9]．発症前後を比較した研究では発症前（8％）と比較し，発症後に早産率は上昇していた（15％）[6]．前方視的な10年間の観察では，強皮症患者では健常人と比較して早産率がきわめて高かった（25％ vs 5％，RR 2.69）．びまん性，限局性強皮症の間に早産率の差はなく，早産をきたした母体では，高度の肺・消化器病変の合併率が高かった．また，強皮症における早産は発症4年以内の患者に多かった[10]．イタリアの多施設コホートによると早産に関連する因子として，副腎皮質ステロイドの使用，胎児発育不全，極低出生体重児（1,500g以下）などがリスクとして，葉酸の使用，抗Scl-70抗体陽性などが保護的な要素として単変量解析で検出された．多変量解析ではステロイドの使用がリスクとして，葉酸の使用と抗Scl-70抗体陽性が保護的な要素として抽出された[7]．

● 胎児発育不全

　最近の報告では，強皮症患者において胎児発育不全の頻度が健常人と比較して高いとされている（6％ vs 1％）[7]．強皮症は胎盤自体にも疾患による修飾（炎症・血管障害・線維化）が起こるといわれており，胎児発育不全はこれにより生じている可能性がある．産科医は妊娠成立後も注意深く胎児の発育を観察していく必要がある．

● 周産期死亡

　周産期死亡率は強皮症患者と健常人の間に差がなかったという報告が多い[6, 7, 9, 10]．ただし，研究によっては周産期死亡率が交絡因子補正後も高いといわれており結論は出ていない[8]．

❷ 妊娠が強皮症に与える影響

　一般的に妊娠は強皮症の活動性を安定させる．例えばレイノー現象，指尖部潰瘍，関節痛，皮膚硬化などは安定化する[6, 7]．また，妊娠中に30％の患者はレイノー現象，20％の患者は指尖部潰瘍の改善を認めた[7]．

● 腎病変

　妊娠による腎病変の増悪（蛋白尿，血清クレアチニンの上昇，高血圧など）は強皮症患者の50％に認められた．これらの所見のほとんどは肺高血圧症や心疾患，薬剤の副作用によるものであった[11]．

● 強皮症腎クリーゼ

　強皮症腎クリーゼ（SRC）は重篤な合併症の一つで，海外では患者の5〜20％に生じる．リスクとしてはびまん性の皮膚硬化，プレドニゾロン換算で15mg/日以上の副腎皮質ステロイドの使用，抗RNAポリメラーゼⅢ抗体の存在があげられる．症状としては急激に出現する高血圧症，急性腎不全，頭痛，発熱，悪寒，肺水腫などがあげられる．

治療はアンジオテンシン変換酵素（angiotensin converting enzyme；ACE）阻害薬の投与である．Steenは妊娠中2%程度にSRCが発症したと報告しており[10]，患者はすべて発症早期のびまん性強皮症で，妊娠16〜28週に出現した．

　SRCとの鑑別が難しい妊娠中の病態に妊娠高血圧症候群がある．この合併症はまれなものではなく，妊婦の5%程度にみられるといわれている．妊娠高血圧症候群の患者の一部では蛋白尿，溶血，微小血管障害性溶血性貧血，肝機能異常，血小板減少を呈し，SRCに非常に類似した臨床症状を呈することがある．この2つの病態の鑑別には血清レニンの測定が有用である．

● **間質性肺炎**

　妊娠中，強皮症の間質性肺炎は比較的安定するといわれている[7,10]．ただし，重篤な拘束性換気障害を呈している場合，妊娠中に呼吸不全を呈することがあるため経過中の酸素飽和度のモニタリングが必須となる．また，このような患者の多くは早期分娩となってしまうため注意が必要である．妊娠前のFVCが50%以下の場合には妊娠を避けることが妥当である．

● **心機能**

　妊娠中の心血管イベント発生のリスクとしては，妊娠前の既往（心不全，一過性虚血，脳卒中），不整脈の存在やNYHA心不全分類でⅢまたはⅣ度，左室駆出率40%以下などがあげられる．これに対してBNP 100 pg/mL以下は良好な予測因子と考えられている．妊娠可能な心機能について明快な定義はなされていないが，NYHA分類でⅢ，Ⅳ度，左室駆出率40%以下の患者は妊娠を避けることが妥当であろう．

● **肺高血圧症**

　肺高血圧症は強皮症の重篤な合併症で10%程度にみられる．通常は罹病期間が長期にわたった限局性強皮症患者に出現することが多いが，若年の発症，特に抗U1-RNP抗体陽性例も報告されている．強皮症の肺高血圧症は2015年の『ESC/ERS 肺高血圧症診断・治療ガイドライン』分類での1群，3群が多い[2]．1群である肺動脈性肺高血圧症の鑑別にはDETECT研究やESC/ERS肺高血圧症診断・治療ガイドラインにおける心臓超音波所見の評価を用いることが推奨される．肺高血圧症患者は原則として妊娠は禁忌である．近年PAH患者においては治療薬の進歩により妊娠・出産が可能になってきているとの報告があるが，この結果は慎重に検証されるべきである[12]．

● **不妊治療**

　近年，出産年齢の高齢化に伴い，日本では不妊治療（排卵誘発，体外受精，胚移植）の比率が上昇している．強皮症患者の発症年齢および妊娠しやすさを考えると，主治医の許可があれば不妊治療を行うことも選択肢の一つとなりうるだろう．他方，女性ホルモンの一つであるエストラジオールの強皮症の病態形成への関与も指摘されている．それでは不妊治療で使用されるhMG，hCGホルモンの疾患活動性への影響はどうなのだろうか．現時点では論文化されたエビデンスはないが，発症4年以上経過し，安定した強皮症患者たちに対して排卵誘発・体外受精・胚移植を行っても疾患活動性は増加しなかったとのエキスパートオピニオンがある．ただし，不妊治療自体は盲目的に推奨されるものではないため，適応の有無を十分考慮した上での判断が求められる．

妊娠中

妊娠中のSRCの発症率は2%程度と高くはない．また，リスク因子の一つである抗RNAポリメラーゼⅢ抗体の陽性率が日本では低いため，そのリスクはさらに低くなる．ただし，発症した場合には母体にとって非常に重篤な病態となるため，胎児への影響よりも母体を優先に治療を進める必要がある．

SRCにおける第一選択薬はACE阻害薬であり，その効果はすでに実証されている．ACE阻害薬は胎児毒性が報告されている薬剤であるが，このような状況においては，母体を守るため，ためらうことなく使用することが推奨される．使用の際には児に障害が生じうることを十分説明しておく必要がある．治療の遅れは致命的な病態を引き起こす可能性があるため，治療開始は確定診断や帝王切開を待つべきではない．SRC後もACE阻害薬が継続されるため，既往のある患者が妊娠を希望した場合には，降圧薬の変更を考慮するほうが望ましい．ただし，血圧が他の降圧薬では管理できないようであれば，ACE阻害薬を再開すべきである．この場合，患者および家族には胎児毒性や医師たちの総合的な決定について伝え，妊娠を継続するかどうかについて考慮してもらうことが望ましい．

分娩時

レイノー現象を避けるため手術室，輸液，患者は温める必要がある．創傷治癒に関しては特に問題がないため，経腟分娩に加え帝王切開も選択肢の一つとなりうる．関節拘縮や皮膚硬化によって体位をとるのが難しくなければ，特に帝王切開が経腟分娩に上回る部分はない．副腎皮質ステロイドを投与されている患者では，ステロイドカバーとして出産前にヒドロコルチゾンを投与すべきである．

● 麻 酔

麻酔導入において，末梢静脈路の確保，気管挿管，呼吸管理，薬剤選択，体液管理，術後の抜管に至るまですべてにおいて強皮症は影響を及ぼす．重症例の場合は出産前に麻酔科医，ICU医師を交えてカンファレンスを行う必要がある．皮膚硬化と関節拘縮は末梢静脈路へのアクセスや局所麻酔，全身状態のモニタリングを困難にする．

麻酔法としては脊椎麻酔が推奨される．気管挿管の困難さや誤嚥のリスクが非常に高いことを考慮すると，可能であれば全身麻酔は避けるべきである．また，硬膜外麻酔は適切な除痛を提供し，末梢血管拡張や皮膚への血流増加をもたらすため有用と考えられる．

出産後

血圧，採血を含めた周産期の注意深いモニタリングが必須である．通常であれば患者は24〜72時間でICUを退室する．出産後早い段階で強皮症に対する以前の治療を再開すべきである．授乳時に気をつけるべき薬剤に関しては「妊娠と薬情報センター」のホームページが有用な情報源となりうる（http://www.ncchd.go.jp/kusuri/news_med/druglist.html）．ヨーロッパリウマチ学会では授乳中の抗リウマチ薬の妥当性について提

言をしている[13]．授乳の希望がなくても乳汁抑制薬の投与は推奨されない．通常使用されるブロモクリプチンは血栓症のリスクを上昇させるため，適さない．育児に関しては，強皮症患者の身体機能は限定されており易疲労感も伴うことから，自身による児のケアには限界があることを患者および家族は知っておくべきである．

 まとめ

強皮症の妊娠・出産管理は難易度の高いタスクである[14-16]．妊娠を成功に導くためにはリウマチ内科医・産科医の両者が十分な連携を図っていく必要がある．また，妊娠前の段階でリスクや妊娠・出産に至るまでの戦略などを伝えておくべきである．主治医は強皮症に罹患しているというだけで妊娠をあきらめさせるのではなく，妊娠可能であるかどうかに関して客観的な情報を提供し，選択の余地を与えることが望ましい．

（井畑　淳）

文献

1) Coghlan JG, Denton CP, Grünig E, et al: "Evidence-based detection of pulmonary arterial hypertension in systemic sclerosis: the DETECT study. Ann Rheum Dis, 73(7): 1340-1349, 2014.
2) Galiè N, Humbert M, Vachiery JL, et al: 2015 ESC/ERS Guidelines for the diagnosis and treatment of pulmonary hypertension: The Joint Task Force for the Diagnosis and Treatment of Pulmonary Hypertension of the European Society of Cardiology (ESC) and the European Respiratory Society (ERS): Endorsed by: Association for European Paediatric and Congenital Cardiology (AEPC), International Society for Heart and Lung Transplantation (ISHLT). Eur Heart J, 37(1): 67-119, 2016.
3) Nagaraja V, Denton CP, Khanna D: Old medications and new targeted therapies in systemic sclerosis. Rheumatology (Oxford), 54(11): 1944-1953, 2015.
4) Silman AJ, Black C: Increased incidence of spontaneous abortion and infertility in women with scleroderma before disease onset: a controlled study. Ann Rheum Dis, 47(6): 441-444, 1988.
5) Englert H, Brennan P, McNeil D, et al: Reproductive function prior to disease onset in women with scleroderma. J Rheumatol, 19(10): 1575-1579, 1992.
6) Steen VD, Medsger TA Jr: Fertility and pregnancy outcome in women with systemic sclerosis. Arthritis Rheum, 42(4): 763-768, 1999.
7) Taraborelli M, Ramoni V, Brucato A, et al: Brief Report: Successful pregnancies but a higher risk of preterm births in patients with systemic sclerosis: An Italian multicenter study. Arthritis Rheum, 64(6): 1970-1977, 2012.
8) Chen JS, Roberts CL, Simpson JM, et al: Pregnancy Outcomes in Women With Rare Autoimmune Diseases. Arthritis Rheumatol, 67(12): 3314-3323, 2015.
9) Chung L, Flyckt RL, Colón I, et al: Outcome of pregnancies complicated by systemic sclerosis and mixed connective tissue disease. Lupus, 15(9): 595-599, 2006.
10) Steen VD: Pregnancy in women with systemic sclerosis. Obstet Gynecol, 94(1): 15-20, 1999.
11) Steen VD, Syzd A, Johnson JP, et al: Kidney disease other than renal crisis in patients with diffuse scleroderma. J Rheumatol, 32(4): 649-655, 2005.
12) Jaïs X, Olsson KM, Barbera JA, et al: Pregnancy outcomes in pulmonary arterial hypertension in the modern management era. Eur Respir J, 40(4): 881-885, Epub, 2012.
13) Götestam Skorpen C, Hoeltzenbein M, Tincani A, et al: The EULAR points to consider for use of antirheumatic drugs before pregnancy, and during pregnancy and lactation. Ann Rheum Dis, 75(5): 795-810, 2016.
14) Miniati I, Guiducci S, Mecacci F, et al: Pregnancy in systemic sclerosis. Rheumatology (Oxford), 47 (Suppl 3): iii16-18, 2008.
15) Sobanski V, Launay D, Depret S, et al: Special considerations in pregnant systemic sclerosis patients. Expert Rev Clin Immunol, 12(11): 1161-1173, Epub, 2016.
16) Young A, Khanna D: Systemic sclerosis: commonly asked questions by rheumatologists. J Clin Rheumatol, 21(3): 149-155, 2015.

2 成人スティル病

> **Key Points**
> ・維持量のPSLで半年以上寛解維持してからの妊娠が望ましい．
> ・MTXは妊娠前から中止が必要である．
> ・CyA，TNF-α阻害薬，IL-6阻害薬に関しては，個々の症例で判断する．

　成人スティル病は20〜30代の若年女性に多く発症するため，患者が妊娠・出産に関する不安を抱えていることも少なくない．成人スティル病と妊娠との関連に関してはほとんど報告がないが，現在までに3つのケースシリーズスタディが存在する[1-3]．ここでは，それらに基づき，妊娠前の注意点，妊娠後の経過と治療方針につき，自験例も交えて解説したい．

症例

　まず自験例として，成人スティル病の疾患活動性コントロールのため，IL-6阻害薬トシリズマブ（TCZ）を妊娠中も継続した症例を紹介する．

● 32歳，女性（図2-6）

　25歳時に全身の紅斑，関節痛，発熱，フェリチン高値を認め，成人スティル病と診断された．ステロイド中等量内服〔プレドニゾロン（PSL）40 mg/日〕で治療開始されたが，治療抵抗性であり，ステロイドパルス療法（メチルプレドニゾロン 1 g/日，3日間）後，ステロイド大量（PSL 60 mg/日）に増量し，寛解した．
　ところがステロイド漸減に伴い再燃を認め，メトトレキサート（MTX）8 mg/週内服，TCZ 8 mg/kg，4週ごと点滴の併用を開始した．TCZは難治性の歯周囲炎のためエタネルセプト（ETN）50 mg/週皮下注に切り替えられ，転居に伴い筆者の施設に転院した．転院時，PSL 5 mg/日，MTX 6 mg/週，ETN 50 mg/週で寛解を維持していたが，妊娠希望があったためMTXを中止したところ再燃し，ETN単剤ではステロイド減量が困難であった．そのためETNをTCZ 162 mg皮下注，2週ごとに切り替えたところ著効し，PSL 5 mg/日まで減量して寛解を維持することができた．その後，妊娠が判明し，TCZの中止も検討したが，これまでの経過から，TCZを中止した場合に成人スティル病が再燃するリスクが考慮されたため，産科医師や患者本人ともよく相談した上で，妊娠中のTCZ継続を選択した．妊娠中は，軽度の紅斑が出現してPSLをやや増量した以外には大きな問題なく経過し，妊娠40週2日，経腟分娩で出産した．児には特に異常を認めなかった．なお，本症例では出産後もTCZ投与を継続し，エビデンスが不十分であることと患者・家族の希望により，母乳栄養は行わなかった．
　以降では，成人スティル病と妊娠について詳説する．

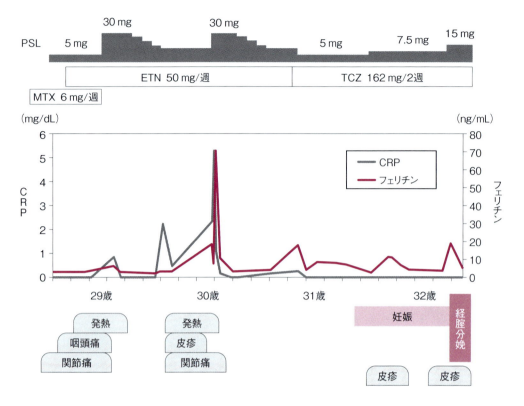

図 2-6　本症例の経過

妊娠前

❶妊娠認容条件

まず，成人スティル病で治療中であっても，妊娠・出産は可能である．

しかし，一般的な膠原病と同様に，妊娠にあたっては計画妊娠が必要であり，患者・家族にはあらかじめそのことを説明しておく必要がある．妊娠認容条件としては，①維持量のステロイド（PSL 0.3 mg/kg/日以下，通常 15 mg/日以下）で 6 ヵ月以上寛解維持していること，②リスクの高い薬剤の併用がないこと，③重篤な臓器病変がないこと，④妊娠に伴うリスクを理解した上で患者・家族が妊娠を希望していること，⑤育児環境が整っていることの 5 点があげられる．

❷妊娠に向けた治療戦略

一般的に，成人スティル病では，中等症から重症の症例に対してはステロイド大量内服（PSL 1 mg/kg/日）による寛解導入療法が行われる[4]．それに加えて，難治例では，ステロイドパルス療法，MTX，シクロスポリン（CyA），TNF-α 阻害薬などが併用される．本症例で用いた IL-6 阻害薬も難治性の成人スティル病に対して投与されることがあり，しばしば有効例を経験する．現在，わが国で成人スティル病に対する TCZ の治験が進行中であり，今後治療法として確立することが期待される．

妊娠希望がある場合には，PSL は妊娠後も継続，MTX は事前に中止，その他の免疫抑制薬と生物学的製剤に関しては個々の症例で判断することになる．

PSLは前述の通り，0.3 mg/kg/日以下で病態が落ち着いていれば妊娠可能とされる．PSL 7.5 mg以上の使用は妊孕性を低下させるとの報告や[5]，頻度は低いものの口唇口蓋裂の発生を増加させるとの報告があり[6]，なるべく少ない量で寛解維持できていればなおよい．PSLは妊娠中には大部分が胎盤で不活化されるため胎児への移行はほとんどなく，妊娠中も治療の中心となる薬剤である[7]．

　MTXは催奇形性があるため，内服中には避妊を指示する．妊娠を希望する場合には少なくとも1排卵周期前から中止して妊娠に臨む必要があり，妊娠中も使用できないことがガイドラインにも記載されている[8]．そのため，妊娠希望があった時点で中止あるいは他剤への変更を行い，寛解が維持できることを確認した上で妊娠に臨むことが望ましい．

　MTX以外の免疫抑制薬・生物学的製剤に関しては，妊娠が判明した時点で中止するか，妊娠後も継続するかのどちらかが選択されることが多い．もちろん妊娠中は余計な薬剤を使用しないに越したことはないが，これらの薬剤を使用している症例はPSL単剤でのコントロールが困難であった症例であることが多く，薬剤の中止による再燃のリスクも考慮する必要がある．母体の病状を安定させておくことは，胎児のためにも非常に重要なことであり，妊娠後に薬剤を中止するかどうかは，患者・家族・産科医師とよく相談し，有益性と危険性を天秤にかけて，個々の症例で判断する必要がある．

　CyAは過去には添付文書上禁忌とされていたが，ヒトでのデータが蓄積されて奇形や流産のリスクを上げないことが報告され[9]，現在では産科ガイドライン上も添付文書上も有益性投与が認められている[10]．

　TNF-α阻害薬に関しては，いずれも添付文書上有益性投与が認められており，これまでのところ催奇形性や流産の有意な増加も報告されていない[11]．TNF-α阻害薬のうち，インフリキシマブ（IFX）は，MTXの併用が必要であるため，妊娠中は使用できない．ETNは胎盤通過性も低く，妊娠中にも全期間にわたって使用されることがある．セルトリズマブも胎盤移行性が低いため，関節リウマチ合併妊娠ではあえて選択されることがあるが，成人スティル病での使用は報告がない．IL-6阻害薬であるTCZに関しては，TNF-α阻害薬ほどのエビデンスはないが，添付文書上有益性投与が認められており，これまでのところ催奇形性や流産の有意な増加も報告されていない[12,13]．ただし，IgG製剤のため胎盤通過性は高いと考えられ，可能であれば妊娠初期で中止するのが望ましい．もし出産まで継続した場合には，児の免疫力が低下しているおそれがあるため，出産後6ヵ月はBCGなどの生ワクチンを接種しないよう指導する必要がある[14]．

　なお，成人スティル病にはNSAIDsが治療薬として使われることがあるが，妊娠後期には，胎児動脈管収縮により新生児遷延性肺高血圧症を引き起こす可能性があるため使用は禁忌となり，それ以外の期間にもなるべく使用しないほうがよい．妊娠前にも妊孕性の低下をもたらす可能性があるため[5]，できれば中止した上で妊娠に臨むのがよいと思われる．

　ここまで薬剤の影響を述べてきたが，先天奇形と流産の自然発生率はそれぞれ2〜3％，15％と報告されており[15]，薬剤や病気の影響がなくても起こりうることも知っておいてもらうべきであろう．

❸ 児への遺伝

　成人スティル病は遺伝病ではない．発症には何らかの遺伝的素因と環境因子が影響しているものと考えられており，遺伝的素因は受け継がれる可能性があるが病気自体が遺伝することはない．実際に家族歴があることはほとんどなく，児が発症する可能性を心配する必要はほとんどないと思われる．

❹ 妊娠中の成人スティル病の経過

　妊娠中，成人スティル病が改善・不変・悪化のどの経過をたどりやすいのかに関しては，あまりわかっていないのが現状である．2014年のケーススタディで成人スティル病と診断後の妊娠14例が検討されており，全例で妊娠時は寛解状態（12例は薬剤フリー）であったが，妊娠後の再燃は8例（57％）に認められ，再燃の時期としては，妊娠2〜3ヵ月が2例，妊娠5〜6ヵ月が3例，産後8ヵ月以内が3例であったと報告されている．再燃時にはほとんどの場合PSL増量が有効であり，免疫グロブリン大量静注療法（IVIg）やヒドロキシクロロキン併用を行った例もあった．産科的合併症としては，妊娠中の再燃例で一過性羊水過少・早産が1例ずつみられたほか，産後の再燃例で胎児発育不全1例，非再燃例で早期流産・妊娠糖尿病が1例ずつ認められている．なお，同じ論文で，妊娠中の成人スティル病発症も5例報告されており，全例が妊娠3〜5ヵ月での発症で，PSL投与（1例はIVIgとNSAIDs併用）で寛解し，うち3例で早産や羊水過少を認めている[3]．以上のことから，患者には，①半数以上の症例では妊娠と関連して病勢が悪化する可能性があり，②妊娠2〜6ヵ月もしくは産後8ヵ月以内がハイリスクである，③妊娠中に再燃した場合にはほとんどの場合PSLでの治療が有効である，④妊娠中に再燃した場合には早産や羊水過少などの合併症が起こりやすくなる可能性がある，の4点を説明しておく必要があると思われる．なお，再燃予防のため予防的に治療を強化しておくことに関しては，有効かどうかのエビデンスがなく，今のところ特に推奨はされない．再燃時にステロイドのみで寛解導入が困難な場合には，先に述べたCyA，TNF-α阻害薬，IL-6阻害薬，IVIgなどの併用が選択肢にあがる．

分娩時

　関節症状が強い場合には，出産時の体勢に配慮が必要である．また，侵襲の程度と治療状況によってはステロイドカバーを行うことがある．

出産後

　先ほど述べたように，産後8ヵ月以内は再燃が起こりやすい時期であるため，注意してフォローする．また，育児のため関節症状が悪化する可能性もあるので，その点も注意が必要である．

● 授乳について

　MTXに関しては，添付文書上もガイドライン上も授乳は禁忌である[3]．その他の薬剤は，添付文書上は授乳中投与しないように記載されているものの，実際には母乳育児との両立が可能と考えられている[15]．PSLはパルス療法以外では授乳可能と考えられている[16]．CyAは母乳中に移行するが，児が摂取することになる薬物量は非常に少な

いため，授乳可能と考えられる[16]．TNF-α阻害薬やTCZでは母乳中への移行は非常に少ないことが報告されている[16,17]．これら生物学的製剤は，その特性から母乳中に移行しにくく消化管からも吸収されにくいため，母乳を介して児の血中に移行する薬物量は理論的にもきわめて少ないと考えられる[16]．

　母乳育児には多くのメリットがあることが指摘されており，患者・家族が希望する場合には，これらのことを説明した上で，母乳育児と治療の両立も考慮する．

（山本奈つき，日和良介）

文献

1) Le Loët X, Daragon A, Duval C, et al: Adult onset Still's disease and pregnancy. J Rheumatol, 20(7): 1158-1161, 1993.
2) Mok MY, Lo Y, Leung PY, et al: Pregnancy outcome in patients with adult onset Still's disease. J Rheumatol, 31(11): 2307-2309, 2004.
3) Gerfaud-Valentin M, Hot A, Huissoud C, et al: Adult-onset Still's disease and pregnancy: about ten cases and review of the literature. Rheumatol Int, 34(6): 867-871, 2014.
4) Fautrel B: Adult-onset Still disease. Best Pract Res Clin Rheumatol, 22(5): 773-792, 2008.
5) Brouwer J, Hazes JM, Laven JS, et al: Fertility in women with rheumatoid arthritis: influence of disease activity and medication. Ann Rheum Dis, 74(10): 1836-1841, 2014.
6) Park-Wyllie L, Mazzotta P, Pastuszak A, et al: Birth defects after maternal exposure to corticosteroids: prospective cohort study and meta-analysis of epidemiological studies. Teratology, 62(6): 385-392, 2000.
7) Beitins IZ, Bayard F, Ances IG, et al: The transplacental passage of prednisone and prednisolone in pregnancy near term. J Pediatr, 81(5): 936-945, 1972.
8) 日本リウマチ学会MTX診療ガイドライン策定小委員会 編：関節リウマチ治療におけるメトトレキサート(MTX)診療ガイドライン(2016年改訂版)，羊土社，2016.
9) Grimer M; Caring for Australians with Renal Impairment (CARI): The CARI guidelines. Calcineurin inhibitors in renal transplantation: pregnancy, lactation and calcineurin inhibitors. Nephrology (Carlton), 12 Suppl 1: S98-S105, 2007.
10) 日本産科婦人科学会／日本産婦人科医会 編集・監修：産婦人科診療ガイドライン―産科編2017，日本産科婦人科学会，2017.
11) Ostensen M: Safety issues of biologics in pregnant patients with rheumatic diseases. Ann N Y Acad Sci, 1317: 32-38, 2014.
12) Hoeltzenbein M, Beck E, Rajwanshi R, et al: Tocilizumab use in pregnancy: Analysis of a global safety database including data from clinical trials and post-marketing data. Semin Arthritis Rheum, 46(2): 238-245, 2016.
13) Nakajima K, Watanabe O, Mochizuki M, et al: Pregnancy outcomes after exposure to tocilizumab: A retrospective analysis of 61 patients in Japan. Mod Rheumatol, 26(5): 667-671, 2016.
14) Skorpen CG, Hoeltzenbein M, Tincani A, et al: The EULAR points to consider for use of antirheumatic drugs before pregnancy, and during pregnancy and lactation. Ann Rheum Dis, 75(5): 795-810, 2016.
15) 伊藤真也，村島温子 編：薬物治療コンサルテーション 妊娠と授乳 改訂2版，南山堂，2014.
16) 「関節リウマチ(RA)や炎症性腸疾患(IBD)罹患女性患者の妊娠，出産を考えた治療指針の作成」研究班：全身性エリテマトーデス(SLE)，関節リウマチ(RA)，若年性特発性関節炎(JIA)や炎症性腸疾患(IBD)罹患女性患者の妊娠，出産を考えた治療指針．2018年3月．
17) Saito J, Yakuwa N, Takai C, et al: Tocilizumab concentrations in maternal serum and breast milk during breastfeeding and a safetyassessment in infants: a case study. Rheumatology (Oxford), 57(8): 1499-1501, 2018.

3 高安動脈炎

Key Points
- 妊娠による疾患活動性悪化はまれである.
- 妊娠・分娩の最も重要なリスクは血圧上昇である.
- 虚血性病変がある場合, 血圧低下もリスクである.
- さらに, 妊娠高血圧症候群や胎児発育不全のリスクが高まる.
- 妊娠管理の第一歩は「どの肢で血圧を測るか」の選定である.
- 血管炎活動性・高血圧・心不全を制御するために必要な薬剤は, 妊娠中も用いる.

症 例

● 31歳, 女性

2妊0産, 自然流産2回. 身長 155.8 cm, 非妊娠時体重 50.6 kg. 19歳時, 左の脈拍消失を自覚, 他院で高安動脈炎と診断された. ステロイド治療歴はなく, 低疾患活動性で長期に経過した. 31歳時, 失神のエピソードがあり, 左手から物をよく落とすため受診した. 職業は理学療法士. 脳梗塞予防目的で低用量アスピリンを内服中.

血液検査所見:WBC 3,740/μL, Hb 11.5 g/dL, PLT 440×10³/μL, PT-INR 1.05, APTT 32.8 sec, D-dimer 0.2 μg/mL, ESR 4 mm/h, AST 4 U/L, ALT 9 U/L, ALB 4.5 g/dL, CRE 0.67 mg/dL, eGFR 82.9 mL/min/1.73m², CRP 0.1 mg/dL, 抗核抗体 (−), MPO-ANCA (−), 抗カルジオリピン抗体 (−), ループスアンチコアグラント (−).

尿定性:異常なし.

頸動脈エコー (図2-7):左鎖骨下動脈閉塞と, 左椎骨動脈の逆行性血流を認める. 他の大動脈一次分枝は開存.

心エコー:大動脈弁閉鎖不全 (aortic regurgitation:AR) は認めず.

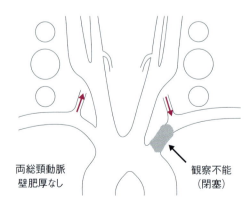

図2-7 症例の頸動脈エコー所見

脳MRI・MRA：脳実質および各脳動脈に異常なし．

● **妊娠前評価**

鎖骨下動脈盗血症候群による左上肢の易疲労性（claudication）が主訴であり，理学療法士として患者の下肢などを持ち上げる作業をしているため，リスクが懸念された．人工血管バイパス手術が選択肢にあがったが，ワルファリン内服が必要となり，患者が挙児を希望しているため躊躇された．妊娠許可条件を検討したところ，①血管炎活動性なし，②血圧正常，③腎機能正常，④心機能正常（AR なし），⑤多発脳動脈病変なしであり，許可できると判断した．理学療法士を辞めて事務職に転職し，挙児を優先することにした．

● **妊娠管理**

1年後に妊娠判明．直近1年間に脳血管障害による症状はなかった．改めて心エコーを行い，心機能良好で，AR と肺高血圧症がないことを確認．右上肢血圧は 133/73 mmHg だが，左上肢血圧は測定不能であった．血圧誤認を防ぐため，電子カルテに「血圧測定は右で」と強調表示するなどの対策を講じた．低用量アスピリンは妊娠後も継続，ただし妊娠30週0日で休薬した．妊娠中，血清 CRP 値は陰性で持続した．胎児計測は，週数相当で胎児発育不全（fetal growth restriction；FGR）を認めなかった．血圧は正常であり高リスク群ではなかったが，分娩中の血圧上昇を懸念し，無痛分娩（硬膜外麻酔）を行う方針とした．

● **出産管理**

妊娠37週6日に陣痛発来し，経腟分娩（クリステレル圧出法併用吸引分娩1回）で出産．分娩中の最高血圧（右上肢）は 143/45 mmHg，最低血圧は 76/53 mmHg だった．男児の体重：2,826 g，身長：49.0 cm，アプガースコア：8～9点．母児ともに合併症なし．分娩後4日目に低用量アスピリンを再開．5日目に退院となった．

妊娠前評価

高安動脈炎は血管炎に属する希少疾患である．発症年齢のピークは20代，次いで10代（小児）が多い[1]．若年女性に好発するため，将来の妊娠に留意した治療管理を要する．小児科から成人科への移行にあたっては，医療チームを組んでの引き継ぎが望ましい．移行期には，本人への避妊指導も行う．

高安動脈炎合併妊娠の病態理解のために，高安動脈炎自体の病態理解が重要である（図2-8）．まず，①炎症機序により動脈壁の全周性肥厚が起こり，中膜の弾性組織が破壊される．次に，②脆弱になった動脈壁が拡大し動脈瘤を形成するか，あるいは，③内圧に耐えるべく代償性に血管内膜が肥厚した結果，血管内腔が狭窄する．最終的には，④血栓機序も加わり動脈が閉塞し，臓器の虚血や梗塞をきたす．

高安動脈炎の症状（表2-22）[2]は，全身炎症症状と各血管症状に分けられ，このうち各血管症状は大型血管の解剖学（図2-9）を念頭に置くと理解しやすい．これらの各血管病変が妊娠のリスクとなるため，妊娠前評価では問診・診察・画像検査により各血管を評価する．

高安動脈炎合併妊娠のリスクを図2-10に示す．まず，妊娠による疾患活動性悪化は

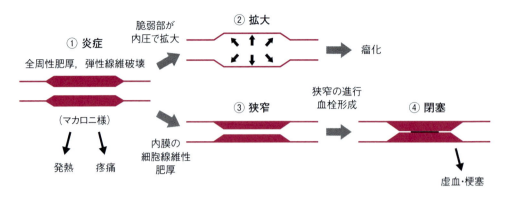

図 2-8 高安動脈炎の病態

表 2-22 高安動脈炎の症状

全身炎症症状	
発熱,倦怠感,易疲労感,体重減少,多関節痛,筋痛,症候性貧血	
各血管症状	
総頸動脈 内頸動脈	頸動脈痛 (carotidynia), 頸部雑音, 頭痛, めまい, ふらつき, 眼前暗黒感, 失神
眼動脈	虚血性網膜症, 視力低下, 失明
脳動脈	一過性脳虚血発作, 脳梗塞, 片麻痺, 脳機能障害
鎖骨下動脈	上肢痛, 上肢冷感, 上肢易疲労性, 橈骨動脈拍動の減弱・消失, 血圧左右差, 盗血現象
腎動脈	腹部雑音, 腎血管性高血圧症
総腸骨動脈	下肢跛行, 下肢冷感
上行大動脈	大動脈弁閉鎖不全, 脈圧拡大, うっ血性心不全, 失神
大動脈弓部 胸部下行大動脈	胸痛, 背部痛, 大動脈瘤
腹部下行大動脈	大動脈瘤, 異型大動脈縮窄症, 腹部雑音
冠動脈	胸痛, 狭心症, 心筋梗塞
肺動脈	血痰, 肺梗塞, 肺高血圧症

(吉藤 元:別冊日本臨牀 新領域別症候群シリーズ 免疫症候群 第2版, 34:747-752, 2015 より引用改変)

認めなかったとする文献がほとんどである[3,4].一方,高疾患活動性状態で妊娠した場合に妊娠肺高血圧症やFGRが有意に多くなる[5]ため,妊娠前に血管炎を寛解(①全身炎症症状,②血液炎症マーカー,③血管の虚血・炎症による症状,④画像所見において増悪がない状態)させておくことが肝要である.

妊娠・分娩時の血圧上昇リスクは確立されている[3-6].その機序(図 2-10)として,高安動脈炎では諸動脈の狭窄・閉塞により血管コンプライアンスが低下しており,妊娠に伴う循環体液量増加および分娩時ストレスにより血圧が上昇すると考えられている[3,5].ARまたは冠動脈病変の合併例では,循環体液量増加による心不全悪化のリスクがある[3,5].

高安動脈炎合併妊娠では,妊娠高血圧症候群[3,6-8]やFGR(7.7〜41.7%)[3,4,6-10]のリスクが高まり,注意を払う必要がある.FGRのメカニズムとしては,妊娠高血圧症候群や,総腸骨動脈病変による子宮動脈血流低下が考えられている[4,11,12].

5 膠原病類縁疾患

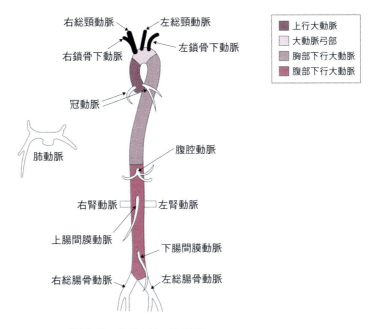

図 2-9 大型血管の解剖学

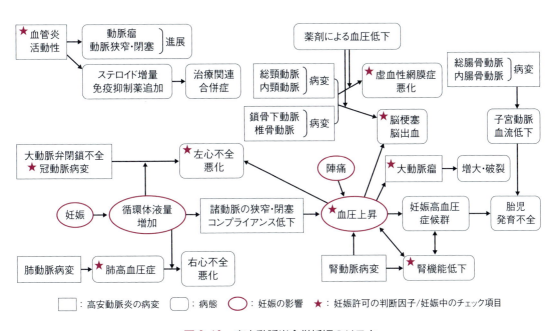

図 2-10 高安動脈炎合併妊娠のリスク

　脳血管障害や大動脈瘤など，その他のリスクについては，個々の例において図 2-10 を参考にして考慮されたい．

　妊娠許可条件を表 2-23 に提案する（2019 年 2 月現在，ガイドラインはない）．血管炎活動性・高血圧・心不全の制御が肝要であり，制御のために使用する薬剤の妊娠中投与方

表 2-23　高安動脈炎の妊娠許可条件

```
A. 制御下にあるべきもの
   ① 血管炎活動性，② 高血圧，③ 心不全

B. 原則禁忌
   ① 腎不全，② 腎動脈の高度狭窄，③ 肺高血圧症

C. 慎重に検討
   ① 脳血管障害，② 大動脈瘤，③ 虚血性心疾患，④ 虚血性網膜症
```

確立されたガイドラインは存在しない(2019年2月時点)．
Aの項目を制御するために必要な薬剤の妊娠中投与方針も決めておく．
個々の例において，図2-10も参考にして考慮すること．

針も決めておく必要がある．腎機能低下例における妊娠許可基準については他項に譲る．腎動脈の高度狭窄病変がある場合，レニン分泌亢進とあいまって妊娠中の血圧上昇が制御困難となるので厳しいが，観血的治療などにより腎動脈血流の回復を講じれば妊娠を考慮できる[13]．脳血管障害や大動脈瘤などは，軽症で安定していれば個々の例において妊娠を許可できる．

妊娠を許可できないときは避妊を指導する．血栓症リスクが高い血管病変進行例の場合，経口避妊薬使用には注意を要する[3, 14]．

高安動脈炎の約1/3に合併するARは重症度因子[15]の一つである．有症状または心機能低下を内科的に制御できない場合に手術適応となる (図2-11)．機械弁で置換するとワルファリンの内服が必要となり妊娠管理上の障壁となる．自験した若年女性例では，大動脈・心・弁の状態を十分に検討した上で自己弁温存手術を行い，術後経過は良好であった．一方で，高安動脈炎のARでは基礎となる大動脈組織が脆弱であるため，通常のARに比べて術後合併症が多く，その観点では耐久性に優れた機械弁がよい．別の自験例では，機械弁を使用していたが後述する方法で2児を出産した．ただし，ARに対する術式の選択は個々の例において十分に検討すべきである．

妊娠中の管理

高安動脈炎合併妊娠は，産科医・循環器内科医・免疫内科医・麻酔科医・各臓器病変に応じた専門医，助産師・看護師・その他のメディカルスタッフによるチームを組んでの管理が必要である．

高安動脈炎は「脈なし病」という別名をもち，血圧左右差が特徴である．最も単純で最も重要なことは「どの肢で血圧を測るか」である．患肢で測定すると真の血圧よりも低く誤認されるために血圧制御が不十分となる．また，急変時対応を誤るリスクがある．対策として，まず，血管開存度評価のために各画像検査を行う．次に，本来は閉塞性動脈硬化症の診断目的でABI (ankle-brachial index) を測定するために行われる四肢同時血圧測定も有用である．正常では下肢血圧が上肢血圧より10〜30 mmHg 高いことを考慮し，四肢血圧を吟味する．両鎖骨下動脈が狭窄している場合に，下肢血圧から20 mmHgを引いて推定可能であるが，大動脈や総腸骨動脈に狭窄がある場合は下肢血

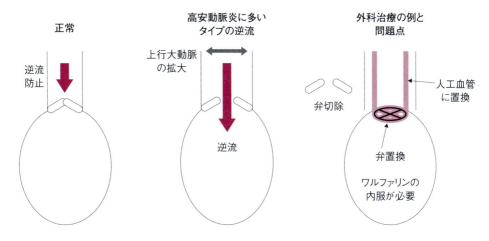

図2-11 大動脈弁閉鎖不全の病態と外科的治療

表2-24 妊娠中のチェック項目

A．モニタリングすべき項目 　① 炎症マーカー，② 血圧，③ 心機能，④ 腎機能，⑤ 胎児評価
B．臓器病変の悪化がないかを観察 　① 脳血管障害，② 大動脈瘤，③ 虚血性心疾患，④ 虚血性網膜症

圧も不正確である[16]．観血的動脈圧測定（Aライン）は，炎症血管の穿刺による閉塞や瘤形成のリスクへの懸念[17]が指摘されているため，適応を慎重に判断する．

　妊娠中のチェック項目を表2-24に提案する．内服管理について，血管炎活動性・高血圧・心不全を制御するために必要な薬剤は，妊娠中も用いる．薬剤ごとに諸般の問題はあるが，有益性を認めれば，同意を得た上で慎重に用いる（妊娠禁忌薬の議論については他項に譲る）．その中で特に，腎血管性高血圧症や心不全の治療に有用であるアンジオテンシン変換酵素阻害薬およびアンジオテンシンⅡ受容体拮抗薬は胎児毒性があるため，妊娠判明後，速やかに代替薬に変更する．

　低用量アスピリンは，重要臓器を支配する動脈に有意狭窄を認める場合に，梗塞を予防する目的で使用される．妊娠初期〜中期において，梗塞予防の有益性が優る場合は低用量アスピリンを続行する．妊娠後期では低用量アスピリンの胎児へのリスクが高くなるため，休薬する（詳細な休薬時期については他項に譲る）が，この時期の梗塞予防の有益性が特に高い場合は，低用量アスピリンからヘパリン皮下注に切り替えるべきであろう．

　心臓血管外科手術の既往があり，抗凝固療法が欠かせない例への対応法として，「挙児対策においてはワルファリンを続行し，月経が遅れた際には迅速に家庭用妊娠検査を行い，結果が陽性であれば速やかに来院してヘパリン皮下注を開始する」という方法も考慮される．

分娩時の管理

分娩時リスクは，妊娠時と同じく図2-10を参考に評価する．分娩時モニタリング項目は，①母体の血圧・心機能，②各臓器病変悪化の有無，③胎児状態である．母体の血圧上昇と血圧低下の両者がリスクとなることに注意を要する．血圧低下（脳虚血）への配慮として，意識状態モニタリングのため覚醒下の麻酔管理が望ましい．

分娩方法の選択には石川の重症度分類（表2-25）[15]が参考になる．高安動脈炎の4つの重要な合併症である①AR，②二次性高血圧症，③動脈瘤，④高安網膜症について，これらの保有数と重症度より4段階の群に定義される．石川らは，Ⅱb群以上で帝王切

表2-25　石川による重症度分類

群	合併症の数	合併症の重症度
Ⅰ	0	―
Ⅱa	1	軽症〜中等症
Ⅱb	1	重症
Ⅲ	2〜4	問わず

4つの合併症として，① 大動脈弁閉鎖不全（AR），② 二次性高血圧症，③ 動脈瘤，④ 高安網膜症の保有数と重症度により，4段階の群に定義される．

(Ishikawa K: Circulation, 57(1): 27-35, 1978 より引用改変)

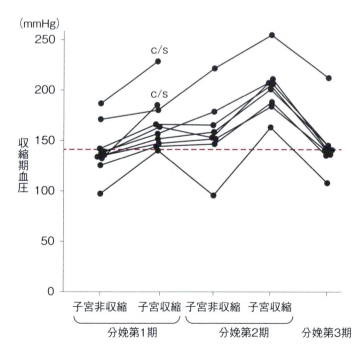

図2-12　分娩時に著明な血圧上昇をきたした10例
c/s：帝王切開
(Ishikawa K, et al: Am J Cardiol, 50(6): 1293-1300, 1982 より引用改変)

開を考慮するとしている[3]．ただし，個々の例の状態を考慮して方法を選択すべきである．

石川らの報告（図2-12）[3] の通り，高安動脈炎では分娩中の血圧上昇をきたしやすく，脳血管障害などのリスクがある．図2-12をみると，分娩第2期の子宮収縮時に血圧が最高値となり，この時期が要注意である．対策として，①無痛分娩などにより除痛を図ること，②吸引分娩などにより分娩第2期を可及的に短縮すること，③昇圧作用のある子宮収縮薬は慎重に用いることがあげられる[3]．

ステロイドカバーの必要性は，分娩時侵襲（帝王切開など）を考慮して判断する．

出産後の管理

出産後のモニタリング項目は，表2-24に一般的な産褥期リスク（出血，血栓塞栓症，感染など）を追加したものになる．ARなどの弁膜症合併例では，感染性心内膜炎予防のため経口抗菌薬を投与する[3, 18]．妊娠前に抗血小板薬・抗凝固薬を内服していた場合は，分娩後出血のリスクが軽減したら元の用法に戻す．

（吉藤　元）

文献

1) Watanabe Y, Miyata T, Tanemoto K: Current Clinical Features of New Patients With Takayasu Arteritis Observed From Cross-Country Research in Japan: Age and Sex Specificity. Circulation, 132(18): 1701-1709, 2015.
2) 吉藤　元：高安動脈炎．別冊日本臨牀 新領域別症候群シリーズ 免疫症候群 第2版, 34：747-752, 2015.
3) Ishikawa K, Matsuura S: Occlusive thromboaortopathy (Takayasu's disease) and pregnancy. Clinical course and management of 33 pregnancies and deliveries. Am J Cardiol, 50(6): 1293-1300, 1982.
4) Wong VC, Wang RY, Tse TF: Pregnancy and Takayasu's arteritis. Am J Med, 75(4): 597-601, 1983.
5) Comarmond C, Mirault T, Biard L, et al: Takayasu Arteritis and Pregnancy. Arthritis Rheumatol, 67(12): 3262-3269, 2015.
6) de Jesus GR, d'Oliveira IC, dos Santos FC, et al: Pregnancy may aggravate arterial hypertension in women with Takayasu arteritis. Isr Med Assoc J, 14(12): 724-728, 2012.
7) Suri V, Aggarwal N, Keepanasseril A, et al: Pregnancy and Takayasu arteritis: a single centre experience from North India. J Obstet Gynaecol Res, 36(3): 519-524, 2010.
8) Mandal D, Mandal S, Dattaray C, et al: Takayasu arteritis in pregnancy: an analysis from eastern India. Arch Gynecol Obstet, 285(3): 567-571, 2012.
9) Sharma BK, Jain S, Vasishta K: Outcome of pregnancy in Takayasu arteritis. Int J Cardiol, 75(Suppl 1): S159-162, 2000.
10) Hidaka N, Yamanaka Y, Fujita Y, et al: Clinical manifestations of pregnancy in patients with Takayasu arteritis: experience from a single tertiary center. Arch Gynecol Obstet, 285(2): 377-385, 2012.
11) Pistorius MA, Jego P, Sagan C, et al: Arterial embolic manifestations in the legs revealing isolated aorto-iliac Takayasu's disease. J Mal Vasc, 18(4): 331-335, 1993.
12) Gupta S, Chhabra P, Gupta N, et al: Recurrent first-trimester abortion in a young female: Rare presentation of Takayasu arteritis. J Family Med Prim Care, 5(3): 719-721, 2016.
13) Nalini S, Santa SA: Takayasu Arteritis with Bilateral Renal Artery Stenosis and Left Subclavian Artery Stenosis in Pregnancy. J Clin Diagn Res, 9(9): QD07-QD08, 2015.
14) Ask-Upmark E: Case of Takayasu's syndrome accelerated (initiated?) by oral contraceptives. Acta Med Scand, 185(1-2): 119-120, 1969.
15) Ishikawa K: Natural history and classification of occlusive thromboaortopathy (Takayasu's disease). Circulation, 57(1): 27-35, 1978.
16) Ramanathan S, Gupta U, Chalon J, et al: Anesthetic considerations in Takayasu arteritis. Anesth Analg, 58(3): 247-249, 1979.
17) Gaida BJ, Gervais HW, Mauer D, et al: Anesthesiology problems in Takayasu's syndrome. Anaesthesist, 40(1): 1-6, 1991.
18) Khandelwal N, Kalra N, Garg MK, et al: Multidetector CT angiography in Takayasu arteritis. Eur J Radiol, 77(2): 369-374, 2011.

4 炎症性筋炎

Key Points

- 障害臓器と併存疾患を把握し，心筋障害の残存があり心機能の低下がある症例では事前に運動負荷試験を検討する[1]．
- 妊娠前の疾患活動性が低いことが，母体，胎児の予後改善につながる[2,3]．
- 使用薬剤が胎児へ与える影響を確認する．メトトレキサートは催奇形性があるため妊娠前には休薬する．
- 筋症状の残存がある症例や再燃症例では育児が困難になる可能性があり，家族の十分な理解や協力が必須である．

症 例

● 27歳，女性：妊娠15週に筋炎の診断がつき治療介入を行った

　1年前に自然妊娠し，妊娠21週で自然流産した．同時期より血液検査で肝酵素，CK 300 U/Lの上昇を認め，労作時呼吸苦や下肢の筋力低下を自覚していた．

　翌年2月に自然妊娠が成立し，妊娠10週頃に労作時呼吸苦の悪化，発熱が出現した．妊婦健診で糖尿病と診断され，インスリンを導入した．その際の血液検査でCK値3,000 U/Lと高値であり筋炎が疑われたため妊娠15週で筆者の施設へ紹介となった．身体所見において近位筋の筋力低下および，吸気全期で両側下葉にfine crackleを聴取した．血液検査にて筋逸脱酵素の上昇，抗Jo-1抗体陽性，KL-6の上昇を認めていた（表2-26）．腹部を遮蔽した上で施行した胸部X線にて両側下葉の透過性低下，および胸部CTで両側末梢優位に網状影，すりガラス様陰影を認めた（図2-13）．また，筋電図検査にて下肢優位の筋原性変化を認めた．以上より，抗Jo-1抗体陽性多発性筋炎（障害臓

表2-26　診断時血液検査結果

WBC	6,000 /μL	アルドラーゼ	29.5 U/L
Neut	4,990 /μL	ミオグロビン	440 ng/mL
Lymph	750 /μL	KL-6	1,572.0 U/mL
RBC	342万 /μL	SP-D	195.5 ng/mL
Hb	10.6 g/dL	CRP	1.35 mg/dL
Ht	31.0 %	HbA1c	6.7 %
Plt	29.9万 /μL	IgG	2,998 mg/dL
赤沈	60 mm/h	RF	132.3 U/mL
BUN	8.9 mg/dL	フェリチン	485 ng/mL
Cre	0.28 mg/dL	抗SS-A抗体	≧240 U/mL
T-Bil	0.4 mg/dL	抗SS-B抗体	≧360 U/mL
AST	133 U/L	抗Jo-1抗体	32倍
ALT	71 U/L	pH	7.451
LDH	636 U/L	PaO_2	86.9 mmHg
CK	3,875 U/L	$PaCO_2$	30.2 mmHg
CK-MB	43.6 ng/mL	HCO_3	20.6 mmol/L

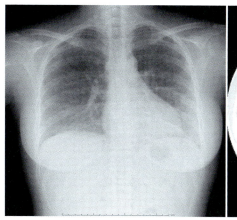
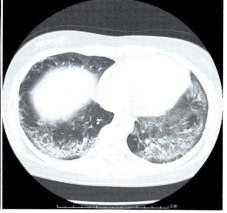

図 2-13　診断時 CT

器：肺・近位筋の筋力低下）と診断した．

　本人・家族に，①ステロイド大量療法を中心とした加療が必要であること，②妊娠中のステロイドの大量療法は，糖尿病の悪化や妊娠高血圧症候群の発症を引き起こすこと，胎児発育不全や早産へとつながる可能性があることを説明した．その上で妊娠を継続しながらの治療を希望されたため，妊娠 16 週でプレドニゾロン（PSL）0.8 mg/kg/ 日で治療を開始した．治療介入後は速やかに筋逸脱酵素の低下を認め，労作時呼吸苦の改善を認めた．癌検索として上部消化管内視鏡検査，腹部超音波，便潜血，乳腺のスクリーニングを行っている．妊娠 32 週頃から血圧の上昇，胎児発育不全を認めたため，妊娠 34 週 1 日で 1,594 g（－1.9 SD）アプガースコア 8 点 /9 点の児を出産した．児に明らかな体表奇形はなく，順調に体重の増加が得られ，日齢 37 日で退院となった．出産後，母体の疾患活動性は PSL 5 mg/ 日で安定している．

妊娠前

　炎症性筋炎とは急性または亜急性，慢性的に発症する自己免疫疾患であり，多発性筋炎，皮膚筋炎，壊死性筋炎などがある．皮膚，筋肉のほか，肺，心筋を障害する疾患であり，1 万人に 1 人程度の割合で発症し，好発年齢は 10 ～ 25 歳と 30 ～ 60 歳といわれている．

❶ 確認事項

● 疾患活動性の評価

　妊娠前の疾患活動性の安定が，母体ならびに児の良い予後につながると報告されている[2,3]．妊娠中の皮膚筋炎の再燃は 17％で起こり，母体の疾患活動性のコントロールがつかない場合は胎児死亡が 50％に及ぶという報告もある[4]．疾患活動性が安定している時期に妊娠を検討し，妊娠後も外来で定期的に受診してもらい活動性をモニタリングすることが大切である．

● 障害臓器の評価および併存疾患の評価

　筋炎による臓器障害としては皮膚，筋肉，心臓，肺などがあるが，なかでも筋力低下

や心機能低下，間質性肺炎による拘束性障害は寛解導入後も残存してみられることがある．そのため，それぞれが妊娠・出産の変化に適応しうるか否かを妊娠前に判断しておく必要がある．NYHA分類Ⅱ度以上の場合やNYHA分類Ⅰ度でも左室駆出率が低下している場合は，運動負荷試験を事前に行っておく必要がある．NYHA分類Ⅱ度以上の妊婦では，硬膜外麻酔などの麻酔分娩の適応とされている[1]．間質性肺炎による拘束性障害と妊娠に関しての明確なガイドラインは設けられていないが，6分間歩行や呼吸機能検査にて事前に呼吸機能の把握をしておくことが望ましい．また，筋力低下の残存がある場合は，通常よりも子育てする上で負担が大きい可能性はある．

　長期ステロイド使用症例やシクロスポリン，タクロリムスを併用している症例では糖尿病，高血圧症，脂質異常症の有無を確認しておくことが重要である．

● 治療内容

　障害臓器によりステロイドに加え免疫抑制薬の併用を行っている症例がある．メトトレキサートを使用している場合は，妊娠前には休薬を要する．シクロスポリン，タクロリムス，アザチオプリンに関しては『産婦人科診療ガイドライン―産科編2017』において，ステロイドだけでは疾患コントロールのつかない場合は使用が勧められており[5]，2018年7月に，すべての薬剤が添付文書上でも有益性投与の記載となった．

❷ 家族への説明

　薬がない状態（drug free）で安定している人は非常にまれであり，患者のほとんどが薬を内服しながらの妊娠となる．薬の自己中断は原疾患の悪化につながる可能性があるため，薬による催奇形性や胎児毒性をきちんと説明した上で，疾患コントロールに必要な薬を最小量で継続していくことの重要性を伝える．また，寛解が得られていても再燃する可能性があり，再燃した場合は母体を優先した治療を行う必要がある．妊娠中に治療強化を行った場合は，特に母体側では，①妊娠高血圧症候群，②妊娠糖尿病が，胎児側では，①胎児発育不全，②早産などに注意が必要である．

妊娠中

❶ 治療薬

　筋炎合併妊娠での妊娠中の目標ステロイド量に決まった報告はないが，全身性エリテマトーデス合併妊娠で一般的にいわれている0.3 mg/kg/日以下で疾患活動性が安定していることが妊娠高血圧症候群，妊娠糖尿病のリスクを減らすために望ましいと考える．ステロイドのみで疾患活動性の安定が得られない場合はアザチオプリン，シクロスポリン，タクロリムスなどの併用が検討されるが，シクロスポリン，タクロリムスでは血糖上昇の副作用があることに注意が必要である．また，筋炎合併妊娠での間質性肺炎や呼吸筋の筋力低下に対し免疫グロブリン大量静注療法（IVIg）を行った症例の報告もある[6,7]．しかし，血液製剤のため，パルボウイルスB19などのウイルス感染罹患のリスクがないとは言い切れないことに留意する必要がある．

❷ 疾患活動性の評価

　筋症状の悪化やCK値の上昇が認められないかを定期的に確認する．肺病変に関しては，妊娠中は容易にX線やCTでの評価を行うことが難しいため，聴診所見，6分間歩

行，血液ガスや血中LDHでの評価が重要となってくる．

妊娠時は循環血漿量，心拍出量が増大し，心負荷が増大するため，心機能低下例では心不全の発症にも注意が必要である．

❸ 妊娠合併症

妊娠高血圧症候群の発症をより早期にとらえられるように，自宅での血圧測定を指導する．

分娩時

筆者の施設では，ステロイドを内服している症例に対し分娩のストレスによる副腎不全を予防する目的で，下記のようなステロイドカバーを行っている．

① 子宮口全開時から8時間おき，または帝王切開の際は出棟時からヒドロコルチゾンリン酸エステルナトリウム注射液100 mgを1日3回投与．
② 翌日，ヒドロコルチゾンリン酸エステルナトリウム注射液50 mgを1日2回投与．
③ 翌々日は通常量のステロイドを内服．

出産後

❶ 授乳

母乳を介して児に副作用が出現する可能性があることから添付文書上，免疫抑制薬の多くは授乳が不可となっている．しかし，実際には母乳中の薬剤移行量は非常に少ないことが多く，児の血中モニタリングを行いながら母乳育児の利点を優先させるケースもある．その代表例がアザチオプリンやシクロスポリン，タクロリムスであり，これまでの報告では児における有害事象は認めなかったとされている[8]．授乳を行う場合には小児科医師と相談して，適切な児の観察と血中濃度測定を行うことを推奨する．

❷ 疾患活動性の評価

産後の子育てにより筋肉や関節の痛みが生じることが一般的にあり，再燃との鑑別を要する．また，筋炎診断から3年以内の症例においては悪性腫瘍の合併に特に注意が必要である．さらに授乳に伴い骨密度は低下傾向となるため，定期的に骨密度を測定する．

〔三浦瑤子，矢嶋宣幸〕

文献

1) 2009年度日本循環器学会学術委員会合同研究班報告：循環器病の診断と治療に関するガイドライン．
2) Silva CA, Sultan SM, Isenberg DA: Pregnancy outcome in adult-onset idiopathic inflammatory myopathy. Rheumatology, 42(10): 1168-1172, 2003.
3) Chopra S, Suri V, Bagga R, et al: Autoimmune inflammatory myopathy in pregnancy. Medscape J Med, 10(1): 17, 2008.
4) Awatef K, Salim G, Zahra MF: A rare case of dermatomyositis revealed during pregnancy with good outcome. Pan Afr Med J, 23: 117, 2016.
5) 日本産科婦人科学会/日本産婦人科医会 編集・監修：産婦人科診療ガイドライン─産科編2017，pp.76-77，日本産科婦人科学会，2017.
6) Nozaki Y, Ikoma S, Funauchi MJ, et al: Respiratory muscle weakness with dermatomyositis during pregnancy: successful treatment with intravenous immunoglobulin therapy. J Rheumatol, 35(11): 2289, 2008.
7) Mosca M, Strigini F, Carmignani A, et al: Pregnant patient with dermatomyositis successfully treated with intravenous immunoglobulin therapy. Arthritis Rheum, 53(1): 119-121, 2005.
8) 伊藤真也，村島温子 編：薬物治療コンサルテーション 妊娠と授乳 改訂2版，南山堂，2014.

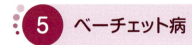

5 ベーチェット病

Key Points
- ベーチェット病と妊娠について確固たる結論には至っていないが，一般的には"重篤な問題はない"と認識されている．
- 男女や挙児希望を問わず，ベーチェット病と診断した際には禁煙を徹底する．
- 妊娠した場合は，皮膚，粘膜，関節，眼症状について，妊娠初期を中心に経過観察する．

症例

　22歳喫煙中の女性．繰り返す発熱，関節痛を主訴に紹介受診となった．思春期から繰り返す口内炎，1年前から繰り返す陰部潰瘍，針反応陽性からベーチェット病と診断された．禁煙にも成功し結婚したが，陰部潰瘍のために性交時痛がつらいという悩みをもっていた．ステロイド外用薬にて潰瘍もコントロールされ，妊娠に至った．里帰り出産を希望して地元の総合病院の産婦人科を受診したところ，「当院では膠原病合併妊娠の対応は困難」とのことで大学病院の受診を指示された．その後，無事に出産し，禁煙も継続しながら母子ともに元気に過ごしている．

● 解説

　Rheumatologyのバイブルに位置づけられるKellyをひも解くと，そこでは1本のケースコントロールスタディを引用しつつ「妊娠中はベーチェット病の活動性は下がる．妊娠に伴う合併症の頻度は高くなるものの，新生児への影響はない」と記されている[1]．引用元は2005年に発表されたイスラエルからの文献で，31例のベーチェット病患者における診断後の妊娠77件の解析結果，25年分のデータである．ここでは，妊娠中70.1%，出産後61.0%で活動性は安定し新生児への影響もなかったが，妊娠合併症・流産・帝王切開はコントロール群と比較して多かったと報告されている[2]．ただし，妊娠後に活動性が高まった例や出産後に病態が悪化した例もあるため，妊娠は必ずうまくいくと言い切ることも難しい[3]．

　まとめると，ベーチェット病と妊娠についてのデータは限られており，妊娠がベーチェット病の病勢を軽減させるとも増悪させるとも現時点でははっきりしていない．妊娠中の合併症や胎児への影響についても確固たる結論には至っていない．しかし，"重篤な問題がない"という点は確かである．厚生労働省の難病情報センターのホームページにあるベーチェット病（指定難病56）の"よくある質問と回答"には，次のように記載されている．

> Q 妊娠や分娩は可能でしょうか？
>
> A 前提条件はベーチェット病の状態が落ち着いて，免疫抑制薬など胎児に影響する薬剤を服用していないのであれば，妊娠，出産が大きな問題にはならないと考えられています．ベーチェット病患者の妊娠に関していくつかの論文が報告されていますが，妊娠中や出産後にベーチェット病の病状が悪化する確率は妊娠していないときと同じとされています．薬剤としては，コルヒチンは添付文書上，妊娠時に禁忌ですが，家族性地中海熱などでの研究を見てみると比較的安全との成績も示されています．
>
> しかし，これらの成績は薬剤の治験などとは異なり，日常診療の中で患者，医師ともに十分注意した上での成績です．担当医と十分話し合い，可能な限り計画的な妊娠，分娩が推奨されます．

妊娠前

❶ 喫煙

ベーチェット病の有無は関係なしに，妊娠中は禁煙が重要であるのは周知の通りである．そして，ベーチェット病における禁煙指導は，ことさら重要な意味をもつ．ベーチェット病では喫煙と神経ベーチェット病の関連が示唆されている．神経ベーチェット病は髄膜脳炎に類似したパターンを呈する急性型と，緩徐に進行する認知症様の精神神経症状や失調性歩行を呈する慢性進行型の2つに分類される．そして喫煙は，男性，HLA-B51陽性と組み合わさると，後者の慢性進行型のリスク因子になることが知られている[4]．慢性型の神経ベーチェットを呈すると，治療抵抗性の認知症様の神経症状や小脳・脳幹症状をきたしうる．男女を問わず，ベーチェット病と診断した際には禁煙を徹底したい．

❷ 陰部潰瘍のコントロール

陰部潰瘍は，男性では陰嚢，陰茎，鼠径部に，女性では大陰唇，小陰唇，腟壁，子宮頸部などに生じる．潰瘍部は接触があるとさらに疼痛が強くなるため，性交渉自体がもてなくなってしまうことがある．そのため，妊娠希望の際には，陰部潰瘍のコントロールもより心がけたい．

治療は，2018年のヨーロッパリウマチ学会による推奨を参考にすると，局所療法としてのステロイド外用薬，疼痛対策としてのリドカインゲル，清潔の保持としてのクロルヘキシジンが基本とされており，内服薬ではコルヒチンも選択枝の一つとなっている[5]．近年，海外からはホスホジエステラーゼ阻害薬（phosphodiesterase4 inhibitor；PDE4阻害薬）であるアプレミラストの陰部潰瘍などの粘膜病変に対する有用性も報告されている[6]．ただし，アプレミラストは胚・胎児毒性を有する．わが国でも尋常性乾癬や乾癬性関節炎に対してアプレミラストは適応となっており，その添付文書でも「妊婦または妊娠の可能性のある女性への投与は禁忌」となっている．

一方，難治性の陰部潰瘍では，潰瘍部に細菌やカンジダなどによる感染症を合併した

増悪例や，ベーチェット病の陰部潰瘍ではなく陰部ヘルペスや梅毒など他疾患を鑑別疾患にあげることも忘れないようにしたい[7]．また，異性の医師では陰部潰瘍についての話題や診察は遠慮がちになってしまうこともありうるため，皮膚科や婦人科も含めて女性の医師による診察・対応を行うことも診療の工夫の一つだろう．

❸ ベーチェット病と静脈血栓症

ヨーロッパリウマチ学会から出版されている教科書には，「一般的にベーチェット病患者が妊娠した際に低用量アスピリンやヘパリンを用いることは推奨されていないものの，過去に静脈血栓症の既往がある場合に限っては，妊娠中にヘパリンを予防的に投与することを考慮する」と記載されている[8]．症例数が少ないものの，妊娠前に静脈血栓症の合併歴のあった7人のベーチェット病関連妊娠において，3人で流産，1人で血小板減少症を認めたという報告もある[9]．そのため，妊娠の希望がある場合には，過去に静脈血栓症を合併したことがあるかについて確認したい．

❹ ベーチェット病と遺伝

"膠原病関連疾患＝遺伝疾患"というイメージをもち外来を受診する例もある．ベーチェット病の診療ではHLA-B51の検査を提出することもあるため，より子どもへの影響を不安に思う気持ちを抱くかもしれない．安心感は妊娠に挑む上で大切な要素である．厚生労働省の難病情報センターのホームページには次のような内容が掲載されており，こちらを供覧することも説明と理解の助けになるだろう．

> **Q** 病気は遺伝しますか．結婚はできるのでしょうか．
>
> **A** ベーチェット病の病因に遺伝素因は大きなウェートを占めていますが，決して遺伝病ではありません．口腔内アフタができやすいと多少の体質的な遺伝はあるかもしれませんが，病気として遺伝するわけではありません．実際，日本での家族内発症の報告はまれです．結婚などに際して，病気の遺伝を大きな問題とする必要はないと思います．

❺ 男性のベーチェット病と精巣上体炎

男性では，精子をためておく作用のある精巣上体に炎症をきたすことがある．精巣部の圧痛や腫脹として自覚され，精巣上体炎（副睾丸炎）と呼ばれる．症状は数日から2週間程度の一過性であることが多く[10]，コルヒチンなどで対応される．炎症が遷延化すると理論的には精管が閉塞して男性不妊の原因となることもありうるが，現時点では精巣上体炎が不妊の原因となるというデータは得られていない[11]．一方，ベーチェット病では精索静脈瘤を合併する頻度がやや高いため，ベーチェット病の男性に不妊があれば，その評価も考慮したい[11]．

❻ ベーチェット病の病型と妊娠

主要臓器に症状を呈した群（眼病変，血管病変，腸管病変，中枢神経病変のいずれか）と粘膜病変±関節症状を呈した群を比較した研究によると，妊娠前に主要臓器に症状を呈したとしても妊娠・出産に大きな問題はなかったとされている[11]．

❼ 妊娠と薬

● 経口避妊薬とベーチェット病

経口避妊薬はベーチェット病では静脈血栓症のリスクとなるという報告もある[12]. 妊娠に際してホルモンコントロール目的に使用する場合は, より静脈血栓症の有無について注意深くスクリーニングすることが求められる.

また, 経口避妊薬それ自体が結節性紅斑のリスクになることも知られている[13]. 結節性紅斑に悩む場合は, 経口避妊薬の中止や, 機械刺激による結節性紅斑を避ける目的で, なるべく足をぶつけないようなアドバイスも心がけたい.

● ステロイド外用薬と妊娠

陰部潰瘍で治療の選択肢となるステロイド外用薬の妊娠の影響については, 2015年にコクランレビューによるメタアナリシスから, 出産, 先天性疾患の有無, 出生体重, 出産週数に影響はなかったと報告されている[14].

● コルヒチンと妊娠

筆者は痛風で受診した農家の方にコルヒチンを処方した際に,「あ, これ知ってますよ. 種なしスイカを作るときに使うやつだよね」と言われたことがあった. 種なしスイカの栽培はコルヒチンの作用を理解する上でとても興味深い.

コルヒチンは細胞内のチューブリンと呼ばれる蛋白質に結合する. チューブリンが順々に結合したものが微小管となるため, コルヒチンを用いると微小管の形成が阻害される. 微小管は細胞内における物質の輸送を担う. 痛風ではパターン認識受容体を介して細胞膜を通過した尿酸結晶により損傷を負ったミトコンドリアを, 微小管が小胞体近傍に移動させることでNLPR3インフラマソームが過度に活性化し, インターフェロン-1βなどの炎症性メディエーターが産生されている. コルヒチンは損傷したミトコンドリアと小胞体の接近を阻害することで, 痛風の炎症を抑えている[15].

微小管による輸送は, 細胞分裂の際に染色体を引っ張って動かす役割も果たしている. 種なしスイカは, コルヒチンが染色体の分裂を阻害する作用を利用することで栽培される. スイカの芽生え（子葉の時期）の芽にコルヒチンで処理すると, 2つの細胞に分かれるべき染色体が1つの細胞に偏り, 4倍体のスイカとなる. 4倍体のスイカと2倍体のスイカを掛け合わせると, 3倍体のスイカができる. 3倍体の植物は生殖細胞の分裂が行われなくなるため花粉や種になることができず, "種なしスイカ"となる[16]. こうしたコルヒチンの作用も考慮されて, ベーチェット病における妊娠とコルヒチンについては, 古くから議論がなされてきた.

男性生殖器への影響を心配する意見として, 1977年にコルヒチン1 mg/日を1年間内服した男性131人のうち11人に乏精子症（精子過少症）を認めたという報告がわが国からLancetに掲載された[17]. その後も, ベーチェット病におけるコルヒチンの使用と乏精子症や精子無力症との関連を示唆する結果などが発表されている[18]. 一方で, コルヒチンは精子に影響しないという意見もある. 31人のベーチェット病男性を対象とした研究では, ①治療前の精子に問題はない, ②治療介入後にコルヒチンを平均1年間0.25 mg/日から2 mg/日処方された群でも精子に問題はない, ③ベーチェット病で妊孕性の低下と相関していた因子はシクロホスファミドの使用で, 積算量で10 mgを超え

るとリスクが高い，という3点を報告している[19]．

　ベーチェット病の女性を対象とした研究はきわめて限られている．女性も含めたコルヒチンと妊娠の研究は2014年に報告されており，そこでは，コルヒチンによる女性の妊娠への影響は示されていない[11]．女性の妊娠への影響については，ベーチェット病ではなく家族性地中海熱病におけるデータが代用されることが多く，わが国でもコルヒチンの添付文書は2016年9月に改訂され，家族性地中海熱病について「ただし，家族性地中海熱に限り，妊婦又は妊娠している可能性のある女性には，治療上の有益性が危険性を上回ると判断される場合にのみ投与すること．［マウスに単回腹腔内投与した試験において，最低投与量の4.9 mg（体重60 kgのヒトに換算した用量）相当から用量依存的な催奇形性（髄膜脳瘤，小眼，無眼等）が報告されている．妊娠中に本剤を服用した家族性地中海熱の患者において明確な催奇形性を示唆する報告はないが，ヒトでの使用経験は限られている］」と記載されている．

❽ 出産する施設への手紙

　ベーチェット病は通常腎病変の合併がないため，全身性エリテマトーデスのように妊娠高血圧症候群と腎炎との鑑別に苦慮することはない．胎児のケアが必要になる抗SS-A抗体は膠原病関連疾患の患者ではスクリーニングを推奨するという意見もあるため，ベーチェット病の妊娠でもチェックした結果を添えると親切かもしれない．そのため，静脈血栓症の既往がなければ，「ベーチェット病であるから特別に○○をお願いします」という点はないことが多い．しかし，"膠原病＝よくわからない"，何かが起こるかもしれないというイメージから，"ベーチェット病＝困った妊娠"として対応されてしまう例もしばしば経験される．そのため，出産をする医療機関との連絡を密にし，妊婦，医療関係者の全員が不安なく過ごすことができるように配慮したい．

妊娠中

❶ 妊娠初期に粘膜症状悪化の可能性

　1997年に韓国から発表された27人のベーチェット病の妊娠例の報告は，妊娠とベーチェット病に関する論文において引用される頻度が高い[20]．この文献によると，活動性は18例（66.7％）で増悪し，うち14例（77.8％）は妊娠初期に生じていた．大多数は口腔内潰瘍，陰部潰瘍，皮膚症状の悪化で，1例にぶどう膜炎の悪化が認められていた．興味深いのは，妊娠後に活動性が改善した9例全例が，妊娠前に月経に伴って活動性が増悪することを経験していたという点である．妊娠で活動性が増悪した群では18例中2例は妊娠前に月経で活動性が悪化していたが，16例では月経と活動性の関連はなかった．そのため，この文献を参考にすると，月経を契機にベーチェット病が増悪することを経験している場合は，妊娠後に活動性が改善する可能性があるのかもしれない．

　ただし，Kellyで引用されているように妊娠後に活動性が安定化するという結果も数多く発表されており[21]，妊娠の影響ははっきりしていない．こうした現状を踏まえてヨーロッパリウマチ学会から発行されている教科書には，「約20％で悪化するという報告もあるため，妊娠した場合は，皮膚，粘膜，関節，眼症状について，妊娠初期を中心に経過観察する」と記載されている[8]．

❷ 血栓症に注意

一般的に妊娠中および産褥期は健常者でも血栓症のリスクは増加するといわれているため，ウォーキングや足の運動などが推奨される．また，ベーチェット病での妊娠中の留意点をあえてあげるとすれば，血栓症である．文献的には，妊娠中の合併症としてベーチェット病では血管病変の合併症4.8%（2/41）がコントロール群（0%）と比較して多いことを示した論文や[21]，バッドキアリ症候群[9]や脳静脈血栓症を呈した例[22]などが知られている．

 ## 分娩時

冒頭のようにベーチェット病では帝王切開の割合が高くなるという論文もあれば，ベーチェット病の出産における帝王切開の割合は通常のコントロール群と差はなかったという報告もある[21]．陰部潰瘍の症状がつらい場合もあるかもしれないが，患者，産科医，麻酔科医と連携することで，会陰部の疼痛コントロールを行った上での経腟分娩が可能となることもある[23]．

 ## 出産後

会陰切開部や帝王切開部の創傷治癒が遅れた場合は，針反応と同様の病態をきたしている可能性がある．そのため，創部感染としてのみ対応するのではなく，感染症の可能性が低いのであればステロイド外用薬での対応も考慮する[23]．

（陶山恭博，岸本暢将）

文献

1) Firestein GS, Budd RC, Gabriel SE, et al: Kelley and Firestein's Textbook of Rheumatology, 2-Volume Set, 10e, Elsevier, 2016.
2) Jadaon J, Shushan A, Ezra Y, et al: Behçet's disease and pregnancy. Acta Obset Gynecol Scand, 84(10): 939-944, 2005.
3) Martineau M, Haskard DO, Nelson-Piercy C: Behçet's syndrome in pregnancy. Obstetric Medicine, 3(1): 2-7, 2010.
4) Aramaki K, Kikuchi H, Hirohata S: HLA-B51 and cigarette smoking as risk factors for chronic progressive neurological manifestations in Behçet's disease. Mod Rheumatol, 17(1): 81-82, 2007.
5) Hatemi G, Christensen R, Bang D, et al: 2018 update of the EULAR recommendations for the management of Behçet's syndrome. Ann Rheum Dis, 77(6): 808-818, 2018.
6) Hatemi G, Melikoglu M, Tunc R, et al: Apremilast for Behçet's syndrome--a phase 2, placebo-controlled study. N Engl J Med, 372(16): 1510-1518, 2015.
7) Roett MA, Mayor MT, Uduhiri KA: Diagnosis and Management of Genital Ulcers. Am Fam Physician, 85(3): 254-262, 2012.
8) European experts providing balanced views: Eular Textbook on Rheumatic Diseases second edition, 2015.
9) Noel N, Wechsler B, Nizard J, et al: Behçet's disease and pregnancy. Arthritis Rheum, 65(9): 2450-2456, 2013.
10) Yazici Y, Yazici H, eds: Behçet's Syndrome, pp.190-205, Springer, 2010.
11) Uzunaslan D, Saygin C, Hatemi G, et al: No appreciable decrease in fertility in Behçet's syndrome. Rheumatology, 53(5): 828-833, 2014.
12) Ben-Chetrit E: Behçet's syndrome and pregnancy: course of the disease and pregnancy outcome. Clin Exp Rheumatol, 32(4 Suppl 84): S93-99, Epub, 2014.
13) Salvatore MA, Lynch PJ: Erythema nodosum, estrogens, and pregnancy. Arch Dermatol, 116(5): 557-558, 1980.
14) Chi CC, Wang SH, Wojnarowska F, et al: Safety of topical corticosteroids in pregnancy. Cochrane Database Syst Rev, 26(10): CD007346, 2015.
15) Misawa T, Takahama M, Kozaki T, et al: Microtubule-driven spatial arrangement of mitochondria promotes activation of the NLRP3 inflammasome. Nat Immunol, 14(5): 454-460, 2013.

16) 日本植物生理学会：みんなのひろば 植物 Q&A スイカの 3 倍体．Available at: 〈https://jspp.org/hiroba/q_and_a/detail.html?id=352〉
17) Mizushima Y, Matsumura N, Mori M, et al: Colchicine in Behçet's disease. Lancet, 2(8046): 1037, 1977.
18) Sarica K, Suzer O, Gurler A, et al: Urologic evaluation of Behçet patients and the effect of colchicine on fertility. Eur Urol, 27(1): 39-42, 1995.
19) Fukutani K, Ishida H, Shinohara M, et al: Suppression of spermatogenesis in patients with Behçet's disease treated with cyclophosphamide and colchicines. Fertil Steril, 36(1): 76-80, 1981.
20) Bang D, Chun YS, Haam IB, et al: The influence of pregnancy on Behçet's disease. Yonsei Med J, 38(6): 437-443, 1997.
21) Iskender C, Yasar O, Kaymak O, et al: Behçet's disease and pregnancy: a retrospective analysis of course of disease and pregnancy outcome. J Obstet Gynaecol Res, 40(6): 1598-1602, 2014.
22) Wechsler B, Généreau T, Biousse V, et al: Pregnancy complicated by cerebral venous thrombosis in Behçet's disease. AmJ Obstet Gynecol, 173(5): 1627-1629, 1995.
23) Martineau M, Haskard DO, Nelson-Piercy C: Behçet's syndrome in pregnancy. Obstet Med, 3(1): 2-7, 2010.

6 自己炎症疾患（家族性地中海熱）

> **Key Points**
> ・家族性地中海熱の診断は臨床的に行うが，妊娠・出産を視野に入れた場合には，リスクや病態評価のため遺伝子検査をしておくとよい．
> ・妊娠中の頻回の発作は早産や死産のリスクを高めるとされ，妊娠前も妊娠後もコルヒチン内服を継続し，発作を最小限に抑制しておくことが勧められる．
> ・分娩に際して特段リスクはなく，授乳中のコルヒチン内服も問題ないとされる．

　家族性地中海熱（familial Mediterranean fever；FMF）は，自己炎症疾患であって自己免疫疾患ではない．膠原病のように，持続的かつ病的にリンパ球が活性化し（一部はアポトーシス異常），自己抗体が産生されて臓器障害が潜行するといった類の疾患ではないこともあって，FMFで「疾患活動性」という言葉はあまり用いられない．FMFの「発作を」コントロールしておく必要はあるが，免疫抑制薬などで「活動性を」抑えておくという概念がない．

　FMFは，1〜3日間ほどで自然終息する発熱と，それと同時に随伴する漿膜炎とでなる発作を，長期間反復することで特徴づけられる疾患で，基本的には単一遺伝子変異に関連する[1]．FMFの発作的な熱性エピソードは，それが終わればすっかり自然軽快し，間欠期（発作と発作の間の時期）にはまったく症状がないという非常に特異な経過をとる．発作期には炎症反応高値を示し，間欠期にはこれが陰性化する．発作間の期間はおおよそ1〜2ヵ月に1回といったように，周期性を伴い，臨床的に「周期性発熱症候群」と呼ばれることもある．

1 診 断

　まず非常に誤解されていることだが，FMFの確定診断は，遺伝子検査によらない．現時点では，臨床診断によって確定される．Tel-Hashomer基準という基準を用いる（表2-27）[2]．表2-27で，
・「大基準を1つ以上」
・「小基準を2つ以上」
・「小基準1つと，10個の支持基準のうち5つ以上」
・「小基準1つと，5個の特異的な支持基準のうち4つ以上」
を満たすとき，FMFと診断する．

表 2-27　1997 年 Livneh らの基準：" Tel-Hashomer 基準 "

大基準	小基準	支持基準	
計 4 項目	計 5 項目	特異的な 1 ～ 5 項目	6 ～ 10 項目
以下 1 ～ 4 における典型的な発作[a] 1. 腹膜炎（全般性） 2. 胸膜炎（片側性）または心膜炎 3. 単関節炎（股・膝・足関節） 4. 発熱のみ	以下 1 ～ 3 における不完全な発作[b] 1. 腹部 2. 胸部 3. 関節 4. 労作時の下肢痛 5. コルヒチンに対する良好な反応	1. FMF の家族歴 2. 浸淫地域の出身[c] 3. 20 歳未満の発症 4. 発作の程度が強くベッド安静を要する 5. 自然軽快する	6. 症状のない期間がある 7. WBC・血沈・SAA[d]・フィブリノーゲンのうち 1 つ以上で異常を伴う一過性の炎症反応 8. 一過性の蛋白尿・血尿 9. 成果のなかった開腹術や正常虫垂の切除歴 10. 親が近親婚

a)「典型的な発作」とは，同じエピソードが 3 回以上反復し，体温 38℃以上の発熱を伴い，短期間（12 時間～ 3 日間）であることをいう．
b)「不完全な発作」とは，疼痛性・反復性の発作ではあるものの，以下の 5 点のうち 1 ～ 2 の点で典型発作と異なるものをいう．①体温 38℃未満，②発熱期間が，6 ～ 12 時間あるいは 3 ～ 7 日間である，③腹部発作が腹膜炎を示唆するものではない，④腹部発作が限局性である，⑤関節炎の場所が股・膝・足関節以外であるか，関節炎が典型発作とは異なるもの．「典型的な発作」「不完全な発作」のどちらにも該当しないものは発作として数えない．
c) 原文では「Sephardic Jaw, Arab, Armenian, or Turk」とあるが，今日的な国名で，モロッコ，チュニジア，アルジェリア，イラク，エジプト，ギリシャ，ブルガリア，シリア，レバノン，トルコ，アルメニア出身の人種を該当とした．必ずしもその国で出生していなくてもよく，その国の血筋をひくものであれば，この「支持基準の 2」を該当とした．
d) Serum amyloid A protein：血清アミロイド A 蛋白．

（國松淳和ほか：日本臨床免疫学会会誌，39(2)：130-139，2016 より抜粋）

　この基準の各項目をみればわかるが，「遺伝子検査」の項目がない．このように FMF の診断は遺伝子変異の有無を前提としていないのである．しかし意外なことに，このことは FMF の診断における問題点とはなりにくい．その理由として，そもそもこの基準は FMF 患者の多い地域（仮にこれを " 地中海地方 " と呼ぶことにする）における診療で運用されることを想定されているということがあげられる．つまり，地中海地方が FMF の原因遺伝子の変異の高浸淫地域であるがゆえに，Tel-Hashomer 基準を適用する前の FMF の事前確率が高いのである．地中海地方では，臨床研究や疫学調査以外では，診断時に遺伝子検査をわざわざ行わない．

　一方日本では，典型的な FMF の臨床症状を発現する遺伝子変異の低浸淫国であることもあって，非典型例が地中海地方よりも相対的に多いとされる調査もある．つまり，意義のある変異の有無を診断基準に組み込んでしまうと，「変異はなくても典型的な発作を呈する FMF」が過小診断されかねない．

　以上より筆者は，遺伝子検査をする意義というのは診断にあるのではなく，重症度・予後・合併症の発生率の予測にあると考えている．妊娠前，あるいは妊娠を想定している FMF 女性では，このあたりの把握が重要となってくる．

2　症　例

　32 歳女性．5 年前に第 1 子を自然妊娠し，経腟分娩にて出産した．妊娠・分娩・授乳期の経過にすべて問題なし．4 年前の 4 月より，1 ～ 2 ヵ月に 1 回，発熱に加え強い胸痛あるいは腹痛が 2 ～ 3 日間前後続いて終わるというエピソードを反復していた．その

表 2-28 内科受診時の血液検査結果

血算		生化学	
WBC	4,040 /μL	Alb	4.6 g/dL
RBC	473 万/μL	AST	15 IU/L
Hb	14.3 g/dL	ALT	17 IU/L
Ht	41.0 %	LDH	243 IU/L
MCV	86.7 %	ALP	263 IU/L
MCH	30.2 %	BUN	11.7 mg/dL
MCHC	34.9 g/dL	Cre	0.5 mg/dL
Plt	27.5 万/μL	Na	139 mEq/L
		K	3.9 mEq/L
		CRP	2.09 mg/dL

年の6月下旬を最終月経として自然妊娠していたが，妊娠後に合計7回の上記エピソード（発作）を生じていた．胎児発育は良好．37週2日で陣発となり経腟分娩となった．羊水混濁なし．分娩直後から約1年間はまったく発作はみられていなかったが，また出現するようになったので筆者の施設（内科）を受診した．これが内科の初診だった．

【主訴】2日前からの腹痛と発熱．
【家族歴】姉が，年に1回ほどの発熱エピソードを反復している．
【身体所見】血圧，脈拍，呼吸数は異常なし．腹部診察では，左にやや強い腹部全体の軽度の圧痛を認めること以外に特記すべき異常はない．
【血液検査】表 2-28 に示す．
【診断のプロセス（図 2-14）】表 2-27 の基準を参照されたい．本例ではまず，38℃未満ながら発熱エピソードが反復しており「不完全な発作」となる．その発作は腹部あるいは胸部との炎症と関連しており，小基準の1つを満たす．また，コルヒチンによってこれらの発作が消失していることから，コルヒチンに反応していると考えられ小基準をもう1つ満たす．よって小基準を2つ満たし，この症例は非典型FMF（不完全型）と診断できる．なお，上記の家族歴は診断後に判明した（最初は家族歴はないと述べていた）．
【*MEFV* 遺伝子変異解析】M694I（exon10）ヘテロ接合体単独．
【患者からの質問】

Q1. まだ子どもが欲しいのですが，この病気があると妊娠・出産は危ないのですか？
Q2. 一人めの子も二人めの子も成長に問題なくて今のところまったく元気で正常なのですが，それなのに次の妊娠のときにコルヒチンを飲む必要はありますか？
Q3. 子どもにこの遺伝子が伝わりますか？　前もって調べたほうがいいですか？
Q4. 子ども二人とも完全母乳でしたが，もし次の子が生まれたらコルヒチンを飲みながら授乳するのですか？

回答は「症例の患者からの質問に対する Answer」の項（p.221）を参照のこと．

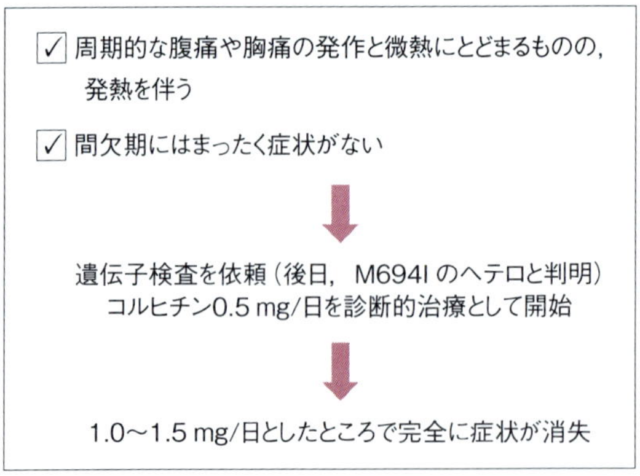

図 2-14 本例における診断プロセス

3 妊娠前
―家族性地中海熱の患者が挙児希望した際に―

　FMF 患者の妊娠・授乳に関する問題や困難さは，ほぼ「妊娠前」にあるといってよいかもしれない．その背景として，FMF では分娩中や分娩直前・直後における問題がほとんどないからである．他疾患との違いからみた FMF 患者の特異な点として，1〜2ヵ月に1回，1〜3日間ほど続く発作期以外は「元気である」ということがある．しかもコルヒチンですでに治療されていれば，有症期間はごく少なく抑えられているはずである．一見これは良いことに聞こえるが，妊娠を考慮する場合はネガティブに働くことがある．というのも，FMF 患者は年間を通してみても元気な日が多いので，疾患を抱えているという意識が希薄であることが多い．そのため，FMF をもっていても「（妊娠のときは）コルヒチンを飲みたくない」という申し出をする女性患者がかなり多いのである．妊娠を希望する FMF 患者に対して，自信をもって治療について説明するために，疾患についての踏み込んだ理解が必要になってくる．

疾患の治療

【エビデンス／ガイドライン】妊娠のどの時期においても，コルヒチンの継続が推奨されている[3]．
【患者への説明】「家族性地中海熱の患者さんでも，元気な赤ちゃんを妊娠・出産できます．ただし，日頃からコルヒチンをちゃんと服用して，発作がない，あるいは十分に抑えられている状態でいることが重要です．」

● 解 説

　世界の FMF のエキスパートたちは，妊娠中のどの時期においてもコルヒチンを継続することを勧めている[3,4]．この背景として，MEFV 遺伝子変異の高浸淫地域では，病的意義があり臨床的な表現型としても典型的な FMF の病像となる exon10 の変異を保有する率が高いという点が重要である．exon10 保有 FMF 患者は，exon10 非保有者よりも強い腹膜を含む漿膜炎発作を反復し，疾患を放置した場合，腹膜の癒着や子宮の早

期収縮のため早産や死産のリスクが高いとされる[3]．よって，FMFの有病率が高い国では，コルヒチンの安価さと後に述べる安全性を加味すれば，妊娠中であろうと断然コルヒチンを服用させるほうを選択させる合理性がある．一方わが国のFMFでは非典型例が多く，非典型例に限ればexon10の保有者は10％ほどであり，筆者らの集計[2]ではFMFの基準を満たす患者全体を母数にした場合でも20％だった．また，exon10をホモ接合体でもつ例は3％であるというデータからみても，わが国で重篤な漿膜炎発作を呈するFMFは非常に少ないことが予想される．つまり，海外のガイドラインのように妊娠を希望するFMF患者全員にコルヒチンを推奨するというより，ケースによってはルーチンでコルヒチン継続を勧奨しなくてよいとする（日本ならではの）考え方が今後出てきてもよいかもしれない．

4 妊娠中

【エビデンス／ガイドライン】コルヒチンを服用し，発作がコントロールされていれば問題なく妊娠が成立できる．ただし，腎アミロイドーシスと診断されている患者は，その限りでない[4,5]．

【患者への説明】「コルヒチンを飲んでいれば，妊娠中に特に気をつけることはありません．」

● 解 説

ただし，経過に関しては個人差がある[4]．妊娠によって発作の程度や頻度が減る場合も増える場合もある．FMFでは，月経が発作のトリガーあるいは疾患としての増悪因子となることがあり，低用量ピルや偽閉経療法で発作の軽減が図れることもある．そのため，妊娠によって月経がなくなることで，FMF発作がマイルドになることにも合理性はある．

❶ 妊娠中も治療すべき患者：変異パターン別の治療のモチベーション

・原則，FMFと診断できる患者には，妊娠中でもコルヒチンを継続すべきと説明する．
・問題は，患者がコルヒチン内服をためらうときである．
・「exon10のホモのFMF＞exon10のヘテロを含むFMF＞非exon10のホモのFMF＞非exon10の複合ヘテロのFMF＞非exon10のヘテロ単独のFMF＞変異なしのFMF」の順で妊娠中のコルヒチン継続の必要性が高いと考え，担当医が個別に症例を勘案し，説明する．
・場合によりFMFの診療に慣れた医師にコンサルトする．
・随伴症状に腹膜炎を含むものは，治療を継続すべきである．

❷ 妊娠中も治療すべきか定まっていない人

・腹膜炎発作を欠く，非exon10のFMF患者あるいは変異のないFMF患者．
・exon10の変異は保有しているが，健常人．
・5年以上の治療で安定し，発作頻度が寡少であるFMF患者．

❸ コルヒチンが不要，あるいは中断してもよさそうな人

・非exon10のヘテロ単独の健常人，あるいは変異なしの健常人．

・コルヒチンなしでも発作頻度が寡少であるために診断基準を満たさない患者.

不妊に関しては，腎アミロイドーシスの合併がない限り，健常女性と比べてFMFの存在が不妊リスクを上げるわけではない[6]．通常の不妊治療で問題はない[7]．

5 分娩時

【エビデンス／ガイドライン】FMF合併妊娠において，分娩時を含めた分娩直前・直後に何か留意すべきことはなく，産科的トラブルに対しては産科適応で判断可能である[7]．
【患者への説明】「FMFがあるからといって，お産が難しくなるわけではありません.」
● 解 説
　FMFは，それ自体が易感染性・易出血性・血栓傾向をきたす病態をもつわけではない．また，コルヒチンは免疫抑制薬ではなく，ステロイドのように感染症や耐糖能異常のリスクが上がることはない．またコルヒチン服用中の患者に易出血性はなく，縫合不全や創部感染症のリスクも上がらない．コルヒチンの他剤との相互作用は，その都度添付文書を参照することを勧めるが，マクロライド系抗菌薬，抗真菌薬，ジルチアゼム，ベラパミル，シクロスポリンなどの使用時はコルヒチンの作用が増強することがあるので注意を要する．コルヒチンは腎機能障害時には減量あるいは中止が望ましく，急性循環不全や腎不全，高血圧緊急症などの重症管理を要する場合には躊躇なく中止してよい．ステロイドや免疫抑制薬のように，急な中断で原病が悪化するということはない．

6 出産後

【エビデンス／ガイドライン】コルヒチンは服用中の女性の乳汁中にも移行するが，授乳中もコルヒチンを服用したままで児に問題はないことが知られている[3,8]．成人のコルヒチン維持量の1/10が乳汁中に移行する程度であり，また服用後1〜2時間後に乳汁中のコルヒチン濃度はピークに達するとされている[8]．
【患者への説明】「コルヒチンを服用したままでも授乳に問題はありません．コルヒチンをやめたくなってしまいますが，出産後にFMFの発作が出やすくなる人もいますので，むしろちゃんと飲んでいたほうがいいかもしれません．授乳に問題はないのですが，気になるようでしたら，コルヒチンを内服して数時間授乳を控えてもよいでしょう．母体のストレスや疲労も発作のきっかけになることがありますので，授乳にこだわらず，ミルクにしてコルヒチンを継続することを選ぶほうがいいと思われる方もいます.」
● 解 説
　上記のようにコルヒチンが乳汁中に移行することは知られているが，微量であり児に問題はない．またわが国のFMFはexon10保有者が少ないということもあってコルヒチン維持量が相対的に少なく，この点も安全性についてひと押しするだろう．またコル

ヒチン服用によって成長障害をきたすというエビデンスはない.

7 症例の患者からの質問に対するAnswer

Q1 まだ子どもが欲しいのですが，この病気があると妊娠・出産は危ないのですか？
Answer 危なくはありません．腎臓アミロイドーシスという病気を合併しているとリスクが高いものとなりますが，あなたの場合蛋白尿はみられていませんので心配ないです．分娩するときのリスクもこの病気で高まることはありません．ただ，その腹痛の発作は本来はなくしておいたほうがいいです．妊娠中の頻回の発作は，早産のリスクを高めるとされているからです．確かに一人め，二人めの妊娠・出産は安全に終わっていますし，二人めのときは妊娠中に発作が7回も起きたのに無事でしたよね．これは幸運に恵まれたのだと思います．

Q2 一人めの子も二人めの子も成長に問題なくて今のところまったく元気で正常なのですが，それなのに次の妊娠のときにコルヒチンを飲む必要はありますか？
Answer できればコルヒチンを飲んだほうがいいと思います．exon10という場所にある変異をもっているということと，お腹に発作があるということが理由です．あなたのように腹膜に症状が出るタイプの場合，発作を放っておくと腹膜が周囲に癒着する性質をもちかねません．腹膜を健全に保つためにも，そして次の妊娠のためにもコルヒチンでの治療をお勧めします．

Q3 子どもにこの遺伝子が伝わりますか？ 前もって調べたほうがいいですか？
Answer ヘテロ接合体というのは，遺伝子の2つの組のうち1つだけ原因遺伝子をもっているということです．家族性地中海熱の遺伝のタイプは，常染色体潜性遺伝といって，本来2つペアで原因遺伝子をもっていないと症状に現れないとされていますが，それは理屈上の話です．とりわけ，あなたのようにexon10という場所にある変異をもつ方は，1つだけ原因遺伝子をもっているだけで地中海熱の症状が出ることがよくあります．ではお子さんの話ですが，結論から申し上げると，症状がない段階では遺伝子検査は勧められません．そもそも，こうした変異遺伝子をもっていても，そうとは知らずにまったく何も発症しない人だってたくさんいるはずなんです．症状が出るかもわからないのに，お子さんが地中海熱の遺伝子をもっていることをもし知ってしまったら，すごく気になってしまって無用なストレスや心労を抱えてしまうことになるかもしれません．そもそも小さい子はかぜなどでよく熱を出します．そのたびに心配してしまうことになりかねません．子どもたちに対しては，ご自身をお手本にしたらどうでしょうか．あなたは何の遅れもとらずに大人になって，そして二人も元気なお子さんを産んでいるわけですから．そうは言っても一応説明しますと，ご主人が変異遺伝子をもっていないと仮定すると，あなたとお子さんが変異遺伝子をまったくもたずに生まれる確率は50％です．ホモ接合体といって2つセットでもつ確率は0％です．ただし，あなたと同

じようにヘテロで生まれる確率は50％あります．常染色体潜性遺伝だからお子さんは誰も発症しないかというとそうでもないし，かといってあなたのようにヘテロでも地中海熱の症状が必ずではないですが出ることはあります．というわけで，理論で推し量れないところがあります．

Q4 子ども二人とも完全母乳でしたが，もし次の子が生まれたらコルヒチンを飲みながら授乳するのですか？

Answer コルヒチンを服用していても，授乳は問題なくできます．妊娠中よりも，出産後のほうが発作が起きやすいので，コルヒチンは飲んでいたほうがいいでしょう．分娩自体の生体ストレスで発作が引き起こされたり，月経が再開したときのホルモンバランスで引き起こされたりするようです．微々たるものですが，母乳中へのコルヒチン量を少しでも軽減したい場合は，授乳直後にコルヒチンを飲み，そして服用後数時間は授乳を避けるという方法もあります．お母さんの疲労やストレスだけでも発作は出やすくなりますから，思い切って授乳をやめてミルクにするという方法もあるでしょう．もしつらい発作が出てしまったら，赤ちゃんを抱っこするのがままならなくなってしまうこともあります．お母さんの体調管理が大事です．

（國松淳和）

文献

1) 右田清志，上松一永：家族性地中海熱の臨床．日本臨床免疫学会会誌，34(5)：355-360，2011．
2) 國松淳和，前田淳子，渡邊梨里ほか：外来における不明熱の原因疾患としての家族性地中海熱の重要性．日本臨床免疫学会会誌，39(2)：130-139，2016．
3) Ozen S, Demirkaya E, Erer B, et al: EULAR recommendations for the management of familial Mediterranean fever. Ann Rheum Dis, 75(4): 644-651, 2016.
4) Ben-Chetrit E, Levy M: Reproductive system in familial Mediterranean fever: an overview. Ann Rheum Dis, 62(10): 916-919, 2003.
5) Livneh A, Cabili S, Zemer D, et al: Effect of pregnancy on renal function in amyloidosis of familial Mediterranean fever. J Rheumatol, 20(9): 1519-1523, 1993.
6) Zayed A, Nabil H, State O, et al: Subfertility in women with familial Mediterranean fever. J Obstet Gynaecol Res, 38(10): 1240-1244, 2012.
7) Yanmaz MN, Özcan AJ, Savan K: The impact of familial Mediterranean fever on reproductive system. Clin Rheumatol, 33(10): 1385-1388, 2014.
8) Ben-Chetrit E, Scherrmann JM, Levy M: Colchicine in breast milk of patients with familial Mediterranean fever. Arthritis Rheum, 39(7): 1213-1217, 1996.

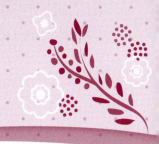

7 妊娠合併症

1 流産・早産

> **Key Points**
> ・膠原病は妊娠適齢期の女性に好発する疾患群であり，流早産率が一般集団より増える．
> ・膠原病の活動性がコントロールされることで，流産を免れ早産を含めた周産期合併症を軽減することができる．
> ・母体の基礎疾患をコントロールできる内科と早産児への対応が可能な周産期施設での管理が必要である．

 流産・早産とは

　流産とは妊娠22週未満の妊娠中絶のことをいう．妊娠12週未満の流産を早期流産，妊娠12週以降を後期流産という．自然流産の頻度は全妊娠の10〜20％に起こるとされている．さらに，妊娠歴のある女性では，40％弱が1回以上の流産を経験していることが明らかになっている[1]．流産頻度を母体年齢別にみると，35歳未満では15％未満であるが，35歳を過ぎると急激に増加し，40代では50％以上が流産に終わるとされる（図2-15，p.41 図1-11 参照）[2,3]．妊娠週数別にみると早期流産が多く，90％を占める．原因の多くは受精卵の偶発的な染色体異常であり，その頻度は約50〜70％といわれている[4]．また，加齢に伴い卵子が老化し，染色体異常などが起こりやすくなり流産率が増加する[1]．後期流産は，胎児側の原因ではなく，母体側の因子が原因となる割合が増加する．

　早産とは妊娠22週以降から妊娠37週未満での分娩のことをいう．早産発生頻度は，世界的にみると11％程度といわれ，多い国では18％程度の早産率である．週数別にみると，妊娠32〜36週の早産が80％程度と多く，妊娠28〜32週未満が10％，妊娠28週未満が5％である．主な誘因は自然に陣痛発来するものが40〜50％，前期破水するものが20〜30％，母体胎児の状況から医学的に早産となるものが20〜30％程度である（図2-16）[5]．日本では，妊娠37週未満の自然早産の頻度は5〜6％であり（図2-17），世界的にみても早産頻度は低率といえる．一般的な早産のリスク因子としては，早産歴，子宮内感染，絨毛膜下血腫，過度な子宮収縮などがあげられる．なかでも早産を経験したことのある妊婦は次の妊娠で早産する確率が高く，通常妊娠の約5倍とされている[6]．

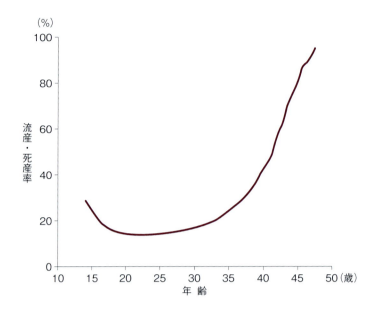

図 2-15　母体年齢と流産・死産率
(Nybo Andersen AM, et al: BMJ, 320(7251): 1708-1712, 2000)

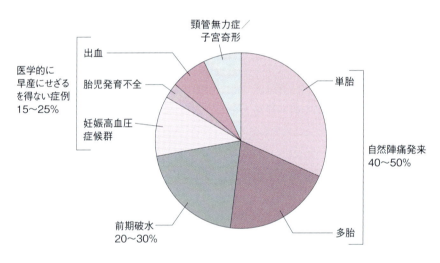

図 2-16　早産の誘因
(Tucker J, et al: BMJ, 329(7467): 675-678, 2004)

膠原病の流早産率

　膠原病は妊娠適齢期の女性に好発する疾患群であり，流早産率が一般の集団より増えるとされる．流産については，習慣流産患者の約15％に自己抗体が認められることから，流産は膠原病を有する妊娠例における最大の合併症といえる．早産については，母体の基礎疾患のコントロールが不良となり，医学的早産にせざるを得ない場合が多い．

❶ 関節リウマチ

　関節リウマチ（rheumatoid arthritis；RA）合併妊娠では，病状が安定していない場合，

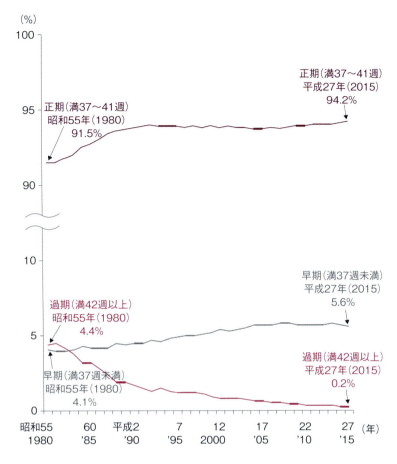

図 2-17　妊娠期間別出生数割合の年次推移―昭和 55～平成 27 年―

流産率が軽度上昇するとの報告もあるが，一般頻度と変わらないとする報告がほとんどである[7]．RA 自体は妊娠初期に悪化し，中期から後期にかけて軽快する場合が多い．妊娠合併症をきたすこともほとんどないため，早産率は一般集団と変わらない．しかし，免疫抑制薬を使用している場合は，易感染性による合併症の発症や胎児発育不全（fetal growth restriction；FGR）をきたす可能性に注意して経過観察が必要となる．

❷ 全身性エリテマトーデス

　全身性エリテマトーデス（systemic lupus erythematosus；SLE）合併妊娠では，流早産率が上昇するとする報告が多い．SLE そのものが妊娠高血圧症候群（hypertensive disorders of pregnancy；HDP），FGR，胎盤機能不全による早産，子宮内胎児死亡（intrauterine fetal death；IUFD）などの妊娠合併症の発症と相関すると考えられており[8]，流産の予防やその後の妊娠合併症の軽減には，6 ヵ月以上病状が安定していることが条件となる．SLE が活動性である時期は，流産や死産が通常の 3 倍に増えるとされ[9]，プレドニゾロン（PSL）を 10～20 mg/ 日以上使用しなければならない不安定な状態での妊娠では，およそ 3.5 倍の早産率といわれている．病状が安定している状態での妊娠であっても，早産率は 1.8 倍程度になると予測され[10]，補体 C3 レベルの軽度上昇が流早

産の予測因子とする報告もある[11]．これまでの報告を踏まえ，病状が安定している場合でも妊娠合併症の発症や原病の悪化に注意が必要である．時期を逸せずに妊娠を帰結し，母体治療に専念するために，医学的に早産にせざるを得ない場合がある．

❸ 抗リン脂質抗体症候群

抗リン脂質抗体症候群（antiphospholipid antibody syndrome；APS）は，抗リン脂質抗体（anti phospholipid antibody；aPL）が存在し血栓症を主な臨床症状とする症候群である．周産期関連では，習慣流産やIUFDが主たる臨床症状であり，習慣流産や不育症患者のリスク因子として1割程度のaPL陽性患者が抽出される(図2-18)．aPL陽性例は，血栓症のリスクから抗凝固療法の必要性が考慮される．APSの36.2％はSLEを合併する続発性抗リン脂質抗体症候群（secondary APS）で，SLEそのものによる妊娠合併症のリスク（HDP，FGR，IUFD）やこれまでの低用量アスピリン（low dose aspilin；LDA）が血栓予防に有効であったとする報告から，血栓の既往がなくともLDAの服用が望ましいと考える[12,13]．また，ループスアンチコアグラント（LA）陽性例やaPL複数項目陽性例は，妊娠転帰を不良とする強い予測因子であり，LDAに加えて未分画ヘパリンの追加治療も考慮すべきである[11,14,15]．

基礎疾患を有さない原発性抗リン脂質抗体症候群（primary APS）では，初期から抗凝固療法を行うことで，良好な妊娠転帰が得られるとする報告はなく[16]，安易な抗凝固療法は慎むべきとする意見もある．一方でAPS患者の流産率は，無治療の場合90％とする報告や[17]，抗凝固療法の管理により70〜80％のAPS患者が良好な妊娠転帰をたどるとする報告もあり[18,19]，症例によっては妊娠初期からの抗凝固療法に留意する必要がある[20,21]．さらに，抗凝固療法を行っても良好な妊娠転帰が得られない症例もあり，免疫抑制療法（免疫グロブリン療法）などのsecond line therapyの確立が望まれる[22]．妊

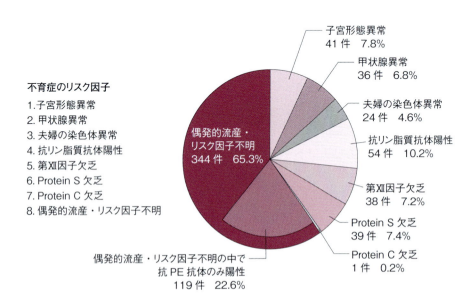

図2-18　不育症のリスク因子別頻度
n＝527（年齢34.3±4.8歳，既往流産回数2.8±1.4回，重複あり43件）
（齋藤　滋ほか：本邦における不育症のリスク因子とその予後に関する研究，厚生労働科学研究班報告，2010）

娠初期からの治療的介入により流産を免れた場合でも，妊娠経過とともに血栓傾向が促進され，HDP，FGR が出現する可能性が高く，慎重な周産期管理が必要である．APS 合併妊娠の場合も医学的に早産にせざるを得ない場合が容易に予測される．また，繰り返される流産の後の妊娠であることから，妊娠 22 週以降での IUFD は免れたい．

❹ シェーグレン症候群

シェーグレン症候群（Sjögren's syndrome；SjS）は，流早産を含め妊娠と関連して病態が悪化することはない．しかし，SjS にかかわらず抗 SS-A 抗体陽性妊婦は，約 10％に新生児ループス（neonatal lupus；NL）を発症するとされる．そのうち，先天性心ブロック（congenital heart block；CHB）の発症は 1 ～ 2％程度あり[23]，周産期死亡の原因となる重要な合併症である．母体に CHB 児の妊娠既往がある場合，再発率が 18％と高率である[24,25]．CHB 既往と抗体価高値は CHB リスクが高いといわれており，密な妊婦健診を必要とする．特に CHB 発症リスクが高い妊娠 16 ～ 28 週は，2 週間ごとの超音波検査が必要である[26]．また，抗 SS-A 抗体は，健常人でも 0.7 ～ 0.8％保有しているとされ[27]，IUFD の原因精査の結果，抗体陽性が判明する場合もある．

❺ 全身性硬化症

全身性硬化症（systemic sclerosis；SS）は，まれな疾患であり，流早産率が高いかどうかの判断が難しい．過去の報告では妊孕性の低下や流産率は一般の集団より高率であるとする報告が多い[28-30]．早産についても同様に，一般集団と比べると高率であるとする報告が多い．早産症例は，ステロイド使用群，FGR，極低出生体重児（1,500g 以下）が一般集団より多く[31]，SLE と同様，原病のコントロールが不良の場合は，周産期合併症の発症に注意が必要である．

（芝田　恵，谷垣伸治）

文献

1) 「地域における周産期医療システムの充実と医療資源の適正配置に関する研究」：反復・習慣流産（いわゆる「不育症」）の相談対応マニュアル，2012. Available at: ⟨http://www.mhlw.go.jp/seisakunitsuite/bunya/kodomo/kodomo_kosodate/boshi-hoken/dl/fuikushou.pdf⟩
2) Nybo Andersen AM, Wohlfahrt J, Christens P, et al: Maternal age and fetal loss: population based register linkage study. BMJ, 320(7251): 1708-1712, 2000.
3) 中山敏男，永松　健：不育症の検索手順．臨床婦人科産科，70(4)：314-319, 2016.
4) Fritz B, Hallermann C, Olert J, et al: Cytogenetic analyses of culture failures by comparative genomic hybridisation (CGH) -Re-evaluation of chromosome aberration rates in early spontaneous abortions. Eur J Hum Genet, 9(7): 539-547, 2001.
5) Tucker J, McGuire W: Epidemiology of preterm birth. BMJ, 329(7467): 675-678, 2004.
6) Laughon SK, Albert PS, Leishear K, et al: The NICHD Consecutive Pregnancies Study: recurrent preterm delivery by subtype. Am J Obstet Gynecol, 210(2): 131, e1-8, 2014.
7) Kaplan D, Diamond H: Rheumatoid Arthritis and Pregnancy. Clin Obstet Gynecol, 17: 286-303, 1965.
8) D'Cruz DP, Khamashta MA, Hughes GR: Systemic lupus erythematosus. Lancet, 369(9561): 587-596, 2007.
9) Clowse ME, Magder LS, Witter F, et al: The impact of increased lupus activity on obstetric outcomes. Arthritis and rheumatism, 52(2): 514-521, 2005.
10) Chakravarty EF, Colón I, Langen ES, et al: Factors that predict prematurity and preeclampsia in pregnancies that are complicated by systemic lupus erythematosus. Am J Obstet Gynecol, 192(6): 1897-1904, 2005.
11) Buyon JP, Kim MY, Guerra MM, et al: Predictors of Pregnancy Outcomes in Patients With Lupus: A Cohort Study. Ann Intern Med, 163(3): 153-163, 2015.
12) Tarr T, Lakos G, Bhattoa HP, et al: Analysis of risk factors for the development of thrombotic complications in antiphospholipid antibody positive lupus patients. Lupus, 16(1): 39-45, 2007.
13) Tektonidou MG, Laskari K, Panagiotakos DB, et al: Risk factors for thrombosis and primary thrombosis prevention in patients with systemic lupus erythematosus with or without antiphospholipid antibodies.

Arthritis Rheum, 61(1): 29-36, 2009.
14) Ruffatti A, Tonello M, Del Ross T, et al: Antibody profile and clinical course in primary antiphospholipid syndrome with pregnancy morbidity. Thromb Haemost, 96(3): 337-341, 2006.
15) Helgadottir LB, Skjeldestad FE, Jacobsen AF, et al: The association of antiphospholipid antibodies with intrauterine fetal death: a case-control study. Thromb Res, 130(1): 32-37, 2012.
16) Amengual O, Fujita D, Ota E, et al: Primary prophylaxis to prevent obstetric complications in asymptomatic women with antiphospholipid antibodies: a systematic review. Lupus, 24(11): 1135-1142, 2015.
17) Rai RS, Clifford K, Cohen H, et al: High prospective fetal loss rate in untreated pregnancies of women with recurrent miscarriage and antiphospholipid antibodies. Hum Reprod, 10(12): 3301-3304, 1995.
18) Scoble T, Wijetilleka S, Khamashta MA: Management of refractory anti-phospholipid syndrome. Autoimmun Rev, 10(11): 669-673, 2011.
19) de Jesus GR, dos Santos FC, Oliveira CS, et al: Management of obstetric antiphospholipid syndrome. Curr Rheumatol Rep, 14(1): 79-86, 2012.
20) Andreoli L, Bertsias GK, Agmon-Levin N, et al: EULAR recommendations for women's health and the management of family planning, assisted reproduction, pregnancy and menopause in patients with systemic lupus erythematosus and/or antiphospholipid syndrome. Ann Rheum Dis, 76(3): 476-485, 2017.
21) Lockwood CJ, Romero R, Feinberg RF, et al: The prevalence and biologic significance of lupus anticoagulant and anticardiolipin antibodies in a general obstetric population. Am J Obstet Gynecol, 161(2): 369-373, 1989.
22) Triolo G, Ferrante A, Accardo-Palumbo A, et al: IVIG in APS pregnancy. Lupus, 13(9): 731-735, 2004.
23) Ruiz-Irastorza G, Khamashta MA: Lupus and pregnancy: ten questions and some answers. Lupus, 17(5): 416-420, 2008.
24) Llanos C, Izmirly PM, Katholi M, et al: Recurrence rates of cardiac manifestations associated with neonatal lupus and maternal/fetal risk factors. Arthritis Rheum, 60(10): 3091-3097, 2009.
25) Friedman DM, Rupel A, Buyon JP: Epidemiology, etiology, detection, and treatment of autoantibody-associated congenital heart block in neonatal lupus. Curr Rheumatol Rep, 9(2): 101-108, 2007.
26) Friedman DM, Kim MY, Copel JA, et al: Utility of cardiac monitoring in fetuses at risk for congenital heart block: the PR Interval and Dexamethasone Evaluation (PRIDE) prospective study. Circulation, 117(4): 485-493, 2008.
27) Fritzler MJ, Pauls JD, Kinsella TD, et al: Antinuclear, anticytoplasmic, and anti-Sjogren's syndrome antigen A (SS-A/Ro) antibodies in female blood donors. Clin Immunol Immunopathol, 36(1): 120-128, 1985.
28) Silman AJ, Black C: Increased incidence of spontaneous abortion and infertility in women with scleroderma before disease onset: a controlled study. Ann Rheum Dis, 47(6): 441-444, 1988.
29) Giordano M, Valentini G, Lupoli S, et al: Pregnancy and systemic sclerosis. Arthritis Rheum, 28(2): 237-238, 1985.
30) Steen VD, Conte C, Day N, et al: Pregnancy in women with systemic sclerosis. Arthritis Rheum, 32(2): 151-157, 1989.
31) Taraborelli M, Ramoni V, Brucato A, et al: Brief report: successful pregnancies but a higher risk of preterm births in patients with systemic sclerosis: an Italian multicenter study. Arthritis Rheum, 64(6): 1970-1977, 2012.

2 胎児発育不全

> **Key Points**
> ・胎児発育不全（FGR）の原因はさまざまである．
> ・FGR の管理は，原因検索を行いつつ，超音波による胎児発育評価と胎児心拍数モニタリング，種々の血流評価などで胎児を総合的に評価し，個別対応する必要がある．

胎児発育不全（FGR）の定義

　胎児発育不全（fetal growth restriction；FGR）は，子宮内の胎児の発育が不全状態となった病態を示す．FGR の発症病態は単一ではなく，その中には胎児自身の発達や母体の状態，胎盤や臍帯を含めた子宮内環境などが反映されている．したがって，在胎週数相当の発育が認められない場合には，その背景に病的な要因がないかを見極めることが重要である．わが国では胎児超音波計測から胎児推定体重を算出し，胎児標準発育曲線と比較して標準偏差（standard deviation；SD）を用いて評価する．その結果が，－1.5 SD 以下の胎児推定体重の場合に FGR と定義する．わが国と欧米では FGR の基準が異なり，欧米ではパーセンタイルという数値が基準となり，10 パーセンタイル未満の胎児推定体重の場合に FGR と診断する．

FGR の評価

　妊娠週数別に胎児発育を評価していく上で，まず妊娠週数の正確な診断が必要不可欠である．妊娠 8～11 週では胎児頭臀長から起算し，妊娠 12 週からは児頭大横径から妊娠週数を確実に算定しておかねばならない．また，FGR のタイプには symmetrical FGR と asymmetrical FGR の 2 種類がある．胎児要因は，symmetrical FGR を，母体要因は，asymmetrical FGR を呈することが多い．ただし実際の臨床は，この 2 タイプが混在した combined FGR の症例も少なくない．

❶ Symmetrical FGR

　FGR の 20～30％の頻度であり，染色体異常や TORCH 症候群などの胎児自身の異常が原因である場合にみられる FGR で，妊娠の早い時期から発症し，頭部も躯幹も同程度に抑制された均整のとれた発育障害となる．

❷ Asymmetrical FGR

　FGR の約 70％の頻度であり，妊娠高血圧症候群や糖尿病など母体疾患に起因した胎盤の病理学的異常が原因の FGR で，いわゆる brain sparing effect により脳血流の維持が優先されるため頭部の発育は保たれているが，躯幹，特に腹部の小さい，皮下脂肪の少ない痩せ細った発育不全となる．子宮胎盤循環不全による栄養障害が主体である．

FGR の原因

　FGR の原因としては，胎盤機能不全による妊娠高血圧症候群や，母体疾患によるもの，

喫煙によるもの，染色体異常や先天奇形などの胎児要因，さらには前置胎盤，周郭胎盤，臍帯卵膜付着，臍帯過捻転などの胎盤・臍帯要因などがある．実際の臨床では，それぞれの要因が単独で関与しているのではなく，多数の要因が複雑に関連して胎児の発育が障害される．

FGR の診断と管理

　FGR の診断は，妊娠の進行に伴って胎児の体重が増加するその変化量で評価する．したがって，1〜2週ごとの胎児計測に基づいて評価する必要がある．また，FGR と診断したら，原因検索と胎児状態の評価を同時並行で進める．母体要因として，家族歴，栄養，体格，TORCH 症候群などの感染症，高血圧，腎疾患，膠原病，薬物服用，喫煙，子宮筋腫，妊娠高血圧症候群（hypertensive disorders of pregnancy；HDP），切迫早産の有無などを確認する．また胎児要因として，胎児超音波で胎児形態異常や胎児染色体異常を疑う所見の有無について精査し，必要に応じて羊水染色体検査などを考慮する．胎盤・臍帯要因として，胎盤腫瘍や臍帯の過捻転，臍帯動脈の有無，羊水量の異常について評価する．胎児の管理については胎児心拍数モニタリングや biophysical profile score（BPS）で，胎児の well-being を評価する．また，子宮動脈や臍帯動静脈，静脈管血流，胎児中大脳動脈などの血流計測を行うことも有用である．これらの検査を総合的に評価し，子宮内環境の状態に応じて，妊娠継続かターミネーション（妊娠終了）にするかを選択する．また，妊娠を終了する場合は，分娩誘発による経腟分娩か帝王切開にするかについて評価する必要がある．もし妊娠終了の時期が，妊娠24〜34週未満の場合には，児の肺成熟を目的とした出生前ステロイド投与を考慮する．

膠原病・リウマチ疾患とFGRの関連

　SLE や APS などの膠原病合併妊娠でコントロールが不良な場合は，早産や HDP，FGR と関連性がある．また，リウマチ合併妊娠に関してもコントロールが不良の場合に，早産や FGR のリスクが上昇する．ただし，これら母体の原疾患が，FGR の本質的な原因かどうかを厳密に評価することは困難である．原疾患自体の FGR のリスクを評価し，また原疾患の治療のために内服している薬についても評価しておく必要がある．例えばステロイドであれば，胎盤移行しにくいプレドニゾロンは FGR となりにくいが，胎盤移行しやすいデキサメタゾンやベタメタゾンは FGR となりうる．しかし，これらのステロイドの影響で妊娠糖尿病を発症した場合は，FGR ではなく，巨大児となる可能性がある．また，まれであるがステロイドによる易感染性のため，サイトメガロウイルスの胎内感染による FGR の可能性も忘れてはならない．TORCH 症候群の精査で，母体サイトメガロウイルス IgM が陽性の場合は，超音波精査で FGR の有無，胎児脳室内石灰化や胎児胸腹水の有無，胎盤の石灰化の有無について評価し，これらの所見を認めるようであれば羊水中のサイトメガロウイルス PCR を調べることによって胎内感染を診断できる．膠原病合併妊娠やリウマチ合併妊娠を管理する場合に，胎児の発育が−1.5 SD 以下となった場合は，前述した母体要因と胎児要因の精査をしつつ，適宜入院管理を考慮し，胎児心拍数モニタリングや BPS，種々の血流計測を組み合わせて胎児を総合的

に評価する必要がある．APS 合併妊娠では，胎盤病理で胎盤梗塞（絨毛間フィブリンや合胞体結節の増加など）の有無を精査することによって，低用量アスピリンやヘパリンの治療効果判定が可能であり，次回妊娠の治療戦略を立てる一助となる可能性がある．

（藤田太輔）

3 妊娠高血圧症候群

> **Key Points**
> ・2018年に定義が改訂され，妊娠前にすでに高血圧を認める場合，病状に変化がなくとも妊娠高血圧症候群の診断となる．
> ・降圧の際は胎児の存在を考慮する必要がある．①選択できる降圧薬は限定される，②母児ともに許容できる血圧域は狭い，以上2点を念頭に置いて管理する．

　妊娠高血圧症候群は，母体はHELLP症候群，常位胎盤早期剥離，脳出血，子癇など重篤な疾患を，また胎児は胎児発育不全や胎児機能不全を合併しやすいため，母児の生命を脅かすことのある妊娠合併症である．さらに妊娠高血圧症候群の既往がある場合，母体が将来メタボリック症候群を発症するリスクや，また妊娠高血圧症候群の母から出生した児も肥満やメタボリック症候群の発症リスクが上がると報告されており，妊娠・分娩後も母児ともに影響を及ぼす可能性がある．

　妊娠高血圧腎症の病態形成についてはいまだ不明な点もあるが，"two-stage disorder" theoryが最も支持されている．はじめにimmunogenic maladaptationが起こり，子宮らせん動脈のリモデリングが十分に行われず，その結果，抗血管新生因子が絨毛細胞から産生され，胎児胎盤循環や母体循環系で血管内皮障害を起こし，妊娠高血圧腎症の臨床症状が発現すると考えられている．

定義・病型分類・英語表記

　国際的趨勢を考慮し，日本妊娠高血圧学会は2016年に疾患名称の英語表記は「pregnancy induced hypertension（PIH）」から「hypertensive disorders of pregnancy（HDP）」に変更し，さらに2018年に定義・病型分類も全面改訂した．新定義・病型分類を表2-29に示す．主な変更点は次の4点である．①病型分類から子癇を削除し，高血圧合併妊娠が追加された．よって，今後は高血圧発症時期を問わず，「妊娠中に高血圧を認めた場合は妊娠高血圧症候群と診断」することとなる．②妊娠高血圧腎症（preeclampsia；PE）は従来の定義に加え，高血圧と母体臓器障害または胎盤機能不全を認める場合は蛋白尿を認めなくてもPEと診断する．③重症度分類が変更された（表2-29を参照）．④早発型の定義を従来の「妊娠32週未満に発症するもの」から「妊娠34週未満に発症するもの」に変更となった[1]．

妊娠高血圧症候群（高血圧合併妊娠を除く）のハイリスク妊婦の抽出と予防

　妊娠高血圧症候群（高血圧合併妊娠を除く）のリスクファクターを表2-30に示す[2]．Stamilioらのmatched case-control studyによると，自己免疫疾患合併妊娠におけるPE発症の相対リスクは6.9であった[3]．また，全身性エリテマトーデス（SLE）合併女性では，妊娠前にすでに高血圧と診断されている場合は31.6%が加重型PEに，妊娠前は正常血圧であった場合でも22.5%がPEに至ったと報告されている[4]．PEの既往，高血圧合併，

表 2-29 妊娠高血圧症候群の新定義・病型分類・診断基準

定 義
妊娠時に高血圧を認めた場合，妊娠高血圧症候群とする．妊娠高血圧症候群は妊娠高血圧腎症，妊娠高血圧，加重型妊娠高血圧腎症，高血圧合併妊娠に分類される．

病型分類
病型分類は以下の 4 つとなる
 ①妊娠高血圧腎症：preeclampsia（PE）
 ②妊娠高血圧：gestational hypertension（GH）
 ③加重型妊娠高血圧腎症：superimposed preeclampsia（SPE）
 ④高血圧合併妊娠：chronic hypertension（CH）

①妊娠高血圧腎症：preeclampsia（PE）
 1）妊娠 20 週以降に初めて高血圧を発症し，かつ，蛋白尿を伴うもので，分娩 12 週までに正常に復する場合．
 2）妊娠 20 週以降に初めて発症した高血圧に，蛋白尿を認めなくても以下のいずれかを認める場合で，分娩 12 週までに正常に復する場合．
  ⅰ）基礎疾患のない肝機能障害〔肝酵素上昇（ALT もしくは AST＞40 IU/L），治療に反応せず他の診断がつかない重度の持続する右季肋部もしくは心窩部痛〕
  ⅱ）進行性の腎障害（Cr＞1.0 mg/dL，他の腎疾患は否定）
  ⅲ）脳卒中，神経障害（間代性痙攣・子癇・視野障害・一次性頭痛を除く頭痛など）
  ⅳ）血液凝固障害〔HDP に伴う血小板減少（＜15 万/μL）・DIC・溶血〕
 3）妊娠 20 週以降に初めて発症した高血圧に，蛋白尿を認めなくても子宮胎盤機能不全〔*1 胎児発育不全（FGR），*2 臍帯動脈血流波形異常，*3 死産〕を伴う場合．

②妊娠高血圧：gestational hypertension（GH）
 妊娠 20 週以降に初めて高血圧を発症し，分娩 12 週までに正常に復する場合で，かつ妊娠高血圧腎症の定義に当てはまらないもの．

③加重型妊娠高血圧腎症：superimposed preeclampsia（SPE）
 1）高血圧が妊娠前あるいは妊娠 20 週までに存在し，妊娠 20 週以降に蛋白尿，もしくは基礎疾患のない肝腎機能障害，脳卒中，神経障害，血液凝固障害のいずれかを伴う場合．
 2）高血圧と蛋白尿が妊娠前あるいは妊娠 20 週までに存在し，妊娠 20 週以降にいずれかまたは両症状が増悪する場合．
 3）蛋白尿のみを呈する腎疾患が妊娠前あるいは妊娠 20 週までに存在し，妊娠 20 週以降に高血圧が発症する場合．
 4）高血圧が妊娠前あるいは妊娠 20 週までに存在し，妊娠 20 週以降に子宮胎盤機能不全を伴う場合．

④高血圧合併妊娠：chronic hypertension（CH）
 高血圧が妊娠前あるいは妊娠 20 週までに存在し，加重型妊娠高血圧腎症を発症していない場合．

補足 *1：FGR の定義は，日本超音波医学会の分類「超音波胎児計測の標準化と日本人の基準値」に従い胎児推定体重が－1.5 SD 以下となる場合とする．染色体異常のない，もしくは奇形症候群のないものとする．
  *2：臍帯動脈血流波形異常は，臍帯動脈血管抵抗の異常高値や血流途絶あるいは逆流を認める場合とする．
  *3：死産は，染色体異常のない，もしくは奇形症候群のない死産の場合とする．

妊娠高血圧症候群における高血圧と蛋白尿の診断基準

① 収縮期血圧が 140 mmHg 以上，または，拡張期血圧が 90 mmHg 以上の場合を高血圧と診断する．
② 次のいずれかに該当する場合を蛋白尿と診断する．
 1．24 時間尿でエスバッハ法などによって 300 mg/日以上の蛋白尿が検出された場合．
 2．随時尿で protein/creatinine（P/C）比が 0.3 mg/mg・CRE 以上である場合．
  ＊なお，わが国の産婦人科診療ガイドライン（産科編 2017）ではより厳密に 0.27 mg/mg・CRE 以上となっている．
③ 24 時間蓄尿や随時尿での P/C 比測定のいずれも実施できない場合には，2 回以上の随時尿を用いたペーパーテストで 2 回以上連続して尿蛋白 1＋以上陽性が検出された場合を蛋白尿と診断することを許容する．

（次ページへ続く）

表 2-29　妊娠高血圧症候群の新定義・病型分類・診断基準　〔つづき〕

症候による亜分類

①重症について
次のいずれかに該当するものを重症と規定する．なお，軽症という用語はハイリスクでない妊娠高血圧症候群と誤解されるため，原則用いない．
1. 妊娠高血圧・妊娠高血圧腎症・加重型妊娠高血圧腎症・高血圧合併妊娠において，血圧が次のいずれかに該当する場合
　　収縮期血圧　160 mmHg 以上の場合
　　拡張期血圧　110 mmHg 以上の場合
2. 妊娠高血圧腎症・加重型妊娠高血圧腎症において，母体の臓器障害または子宮胎盤機能不全を認める場合
　＊蛋白尿の多寡による重症分類は行わない．

②発症時期による病型分類
妊娠 34 週未満に発症するものは，早発型（early onset type；EO）
妊娠 34 週以降に発症するものは，遅発型（late onset type；LO）
　＊わが国では妊娠 32 週で区別すべきとの意見があり，今後，日本妊娠高血圧学会で区分点を検討する予定である．

付　記

1. **妊娠蛋白尿**
　妊娠 20 週以降に初めて蛋白尿が指摘され，分娩後 12 週までに消失した場合をいうが，病型分類には含めない．

2. **高血圧の診断**
　白衣・仮面高血圧など，診察室での血圧は本来の血圧を反映していないことがある．特に，高血圧合併妊娠などでは，家庭血圧測定あるいは自由行動下血圧測定を行い，白衣・仮面高血圧の診断およびその他の偶発合併症の鑑別診断を行う．

3. **関連疾患**
　ⅰ）子癇（eclampsia）
　　妊娠 20 週以降に初めて痙攣発作を起こし，てんかんや二次性痙攣が否定されるものをいう．痙攣発作の起こった時期によって，妊娠子癇・分娩子癇・産褥子癇と称する．子癇は大脳皮質での可逆性の血管原性浮腫による痙攣発作と考えられているが，後頭葉や脳幹などにも浮腫をきたし，各種の中枢神経障害を呈することがある．
　ⅱ）HDP に関する中枢神経障害
　　皮質盲，可逆性白質脳症（posterior reversible encephalopathy syndrome；PRES），高血圧に伴う脳出血および脳血管攣縮などが含まれる．
　ⅲ）HELLP 症候群
　　妊娠中・分娩時・産褥期に溶血所見（LDH 高値），肝機能障害（AST 高値），血小板減少を同時に伴い，他の偶発合併症によるものではないものをいう．いずれかの症候のみを認める場合は，HELLP 症候群とは記載しない．HELLP 症候群の診断は Sibai の診断基準に従うものとする．
　ⅳ）肺水腫
　　HDP では血管内皮機能障害から血管透過性を亢進させ，しばしば浮腫をきたす．重症例では，浮腫のみでなく肺水腫を呈する．
　ⅴ）周産期心筋症
　　心疾患の既往のなかった女性が，妊娠・産褥期に突然心不全を発症し，重症例では死亡に至る疾患である．HDP は重要なリスク因子となる．

（日本妊娠高血圧学会：妊娠高血圧症候群新定義・臨床分類，2018）

表 2-30　妊娠高血圧症候群（高血圧合併妊娠を除く）のリスクファクター

1．年齢 40 歳以上	8．腎疾患の合併
2．初産婦	9．糖尿病の合併
3．10 年以上の妊娠間隔	10．自己免疫疾患の合併
4．妊娠高血圧腎症の家族歴	11．甲状腺機能異常の合併
5．妊娠高血圧腎症の既往歴	12．多胎妊娠
6．BMI 30 kg/m^2 以上	13．卵子提供による妊娠
7．高血圧の合併	

腎疾患合併，抗リン脂質抗体陽性は特にPE（もしくは加重型PE）の発症リスクが高いと報告されているため，家庭血圧測定を指示し，妊娠経過に伴う血圧の変化に注意することが推奨される．白衣高血圧は治療の対象とならないが，PEの発症頻度は約8％と，正常血圧妊婦の約2〜5％と比して高いため，注意深い管理が必要である[5]．

また，近年イギリスのNicolaidesのグループが母体因子（年齢，身長，体重，人種，高血圧合併・SLE合併・抗リン脂質抗体症候群・喫煙・PEの家族歴・PEの既往の有無，前回妊娠からの期間など），妊娠初期の両腕の血圧の平均値，両側子宮動脈PI（pulsatility index）の平均値，血清placental growth factor濃度を用いることで，妊娠32週未満に分娩となるPEの90％，妊娠37週未満に分娩となるPEの75％を妊娠11〜13週の時点で予測できたと報告した（FPR 10％）[6]．さらにこの方法により妊娠初期にPEハイリスクと評価された妊婦に低用量アスピリン（150 mg/日）を投与したところ，妊娠32週未満で分娩となるPEを90％，妊娠37週未満で分娩となるPEを60％減少させることができたとの報告もある[7]．

妊娠高血圧症候群の管理

❶ 妊娠前

自己免疫疾患合併の有無にかかわらず，高血圧合併はPEのハイリスク（高血圧合併妊娠の約25％がPEを発症）[5]であるため，妊娠前にすでに高血圧が確認されている場合は，可能な限り高次医療機関での周産期管理を推奨する．患者が妊娠を希望した際には，妊娠中でも使用できる降圧薬（**表2-31**）[8]に変更し，家庭血圧を正常値にコントロールする．アンジオテンシン変換酵素（ACE）阻害薬，アンジオテンシンⅡ受容体拮抗薬（ARB）は，いずれも胎児発育不全，羊水過少，先天奇形など胎児への影響が報告されており，速やかに代替薬に変更する．

表2-31 妊娠高血圧症候群に用いられる降圧薬

●薬剤添付文書上，妊婦に対する使用が認められているもの

薬剤名	注意点など
メチルドパ（アルドメット®）	
ヒドララジン（アプレゾリン®など）	副作用：頭痛，心悸亢進，心不全など
ラベタロール（トランデート®）	胎児発育不全との関連は否定できない
長時間作用型ニフェジピン（アダラート®）	治療上の有益性が危険性を上回ると判断された場合は，妊娠20週以降の妊婦には投与可

ニフェジピンカプセルは過度な降圧と血圧の再上昇を招きやすいため，使用しない．

●薬剤添付文書上，妊婦への投与が禁止されておらず，上記薬剤が無効なときに有用なもの

薬剤名	注意点など
ニカルジピン（ペルジピン®）静注製剤	子宮収縮抑制作用があるので，分娩中や産褥期に使用する際は注意する
ニトログリセリン（ミリスロール®）	妊婦では頭痛を起こす頻度が高い

ヒドララジン静注製剤は薬剤添付文書上は使用可能であるが，効果発現がやや遅いため，結果として過量投与による過度な降圧が原因の胎児機能不全を招く危険がある．よって，静注製剤を使用する際はニカルジピンを選択する．

（日本妊娠高血圧学会 編：妊娠高血圧症候群の診療指針2015, pp.97-101, メジカルビュー社，2015より抜粋）

❷ 妊娠中

妊娠中,血圧は生理的に変動する.診察室血圧,家庭血圧ともに妊娠初期から妊娠20週前後にかけていったん低下し,その後は徐々に上昇する[9,10](図2-19,図2-20).よって,妊娠前もしくは妊娠初期に降圧薬による血圧管理を開始している症例では,もし妊娠中期に血圧が低下傾向を認めても原則,降圧薬の中止はせずに治療を継続する.

『産婦人科診療ガイドライン―産科編2017』では,血圧が重症域の場合もしくはPE

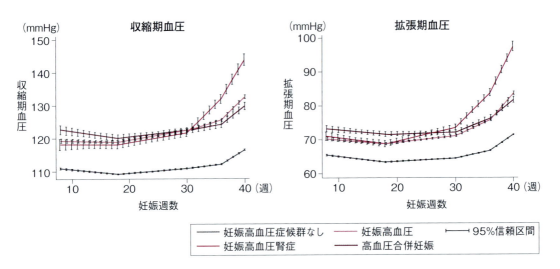

図 2-19 妊娠経過に伴う診察室血圧の変化
血圧正常妊婦においても,妊娠初期から18週にかけて軽度低下し,18週で最低値をとり,その後40週にかけて上昇する.
(Macdonald-Wallis C, et al: Hypertension, 59(6): 1241-1248, 2012)

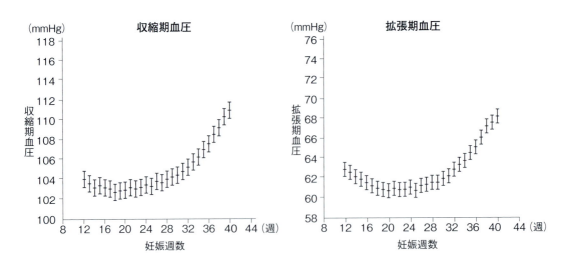

図 2-20 妊娠経過に伴う血圧正常妊婦の家庭血圧の変化
妊娠初期から20週にかけて軽度低下し,20週前後で最低値をとり,その後40週にかけて上昇する.
(目時弘仁ほか:血圧,23(11):800-804, 2016)

と診断された場合は原則として入院管理を推奨している．収縮期血圧 160 mmHg 以上かつ／もしくは拡張期血圧 110 mmHg 以上では，母体の脳血管障害や子癇の発生リスクが上昇するため速やかな降圧が求められるが，急激かつ過度な降圧は胎児循環不全をきたすことがある．よって，速やかな降圧を要する場合は，胎児心拍数をモニタリングしながら，血圧を頻回に測定しつつ，降圧薬を点滴静注する．妊娠中の使用が可能で，かつ調節性に優れていることより，ニカルジピン静注製剤を用いることが多い．

（小出馨子）

文献

1) Watanabe K, Matsubara K, Nakamoto O, et al: New definition and classification of "Hypertensive Disorder of Pregnancy (HDP)". Hypertens Res Pregnancy, 5(2): 39-40, 2017.
2) 日本妊娠高血圧学会 編：I 妊娠高血圧症候群の基本的事項 6. リスク因子．妊娠高血圧症候群の診療指針 2015, pp.42-47, メジカルビュー社, 2015.
3) Stamilio DM, Sehdev HM, Morgan MA, et al: Can antenatal clinical and biochemical markers predict the development of severe preeclampsia? Am J Obstet Gynecol, 182(3): 589-594, 2000.
4) Egerman RS, Ramsey RD, Kao LW, et al: Hypertensive disease in pregnancies complicated by systemic lupus erythematosus. Am J Obstet Gynecol, 193(5): 1676-1679, 2005.
5) Brown MA, Mangos G, Davis G, et al: The natural history of white coat hypertension during pregnancy. BJOG, 112(5): 601-606, 2005.
6) O'Gorman N, Wright D, Poon LC, et al: Accuracy of competing-risks model in screening for pre-eclampsia by maternal factors and biomarkers at 11-13 weeks' gestation. Ultrasound Obstet Gynecol, 49(6): 751-755, 2017.
7) Rolnik DL, Wright D, Poon LC, et al: Aspirin versus placebo in pregnancies at high risk for preterm preeclampsia. N Engl J Med, 377(7): 613-622, 2017.
8) 日本妊娠高血圧学会 編：IV 妊婦管理 5. 降圧薬療法．妊娠高血圧症候群の診療指針 2015, pp.97-101, メジカルビュー社, 2015.
9) Macdonald-Wallis C, Lawlor DA, Fraser A, et al: Blood pressure change in normotensive, gestational hypertensive, preeclamptic, and essential hypertensive pregnancy. Hypertension, 59(6): 1241-1248, 2012.
10) 目時弘仁，今井 潤：妊娠中の高血圧と家庭血圧．血圧，23(11)：800-804, 2016.

4 妊娠糖尿病

> **Key Points**
> ・膠原病・リウマチ疾患の治療薬のうち，ステロイド薬は血糖を上昇させる働きがあり，妊娠中のインスリン抵抗性増大により妊娠糖尿病が発症しやすくなる可能性がある．
> ・血糖管理が不十分であれば，種々の周産期合併症を起こしやすいため，妊娠糖尿病と診断されたら，血糖測定，食事療法，運動療法，必要であればインスリン療法を開始する．
> ・妊娠糖尿病は将来糖尿病になりやすいため，膠原病女性はより慎重にフォローしたほうがよい．

妊娠糖尿病の病態・成因

妊娠すると，プロゲステロン，ヒト胎盤性ラクトーゲン（human placental lactogen；hPL），コルチゾールなどが増加する．これらはインスリン作用に拮抗し，肝臓における糖新生・糖放出を促進し，筋肉・脂肪組織における糖利用を減少させる．また，脂肪細胞から産生される生理活性物質であるアディポサイトカインも胎盤での産生や妊婦，妊娠糖尿病（gestational diabetes mellitus；GDM）・2型糖尿病での上昇が報告されており，GDM 発症に関与していると考えられる．

一方，インスリン抵抗性を代償するため膵β細胞の肥大・過形成が起こり，インスリン分泌が促進される．さらに，胎児の成長に伴うブドウ糖消費の増大がみられる．特に妊娠後期では急速に成長する胎児の糖消費のため空腹時血糖は低下する．

妊娠中に血糖を上昇させる因子（主にインスリン抵抗性増大）と血糖を低下させる因子（主にインスリン分泌亢進）が複雑に絡み合って血糖が上昇あるいは低下する．特に妊娠中期・後期にはインスリン抵抗性の状態のほうが勝り，非妊娠時に糖代謝異常がない場合でも血糖が上昇しやすい状態になり，GDM が発症しやすくなる．潜在的に軽度の糖代謝異常がある場合や肥満・糖尿病の家族歴などのリスク因子をもっている場合は，さらに GDM が発症しやすい．

膠原病・リウマチ疾患の治療薬と妊娠糖尿病

リウマチ疾患でよく使用されるステロイド薬の主な成分は糖質コルチコイドで，インスリン拮抗作用があり，肝臓での糖新生促進作用，筋肉，脂肪組織など末梢組織でのインスリンに対する感受性を低下させて糖利用を妨げる働きや，食欲増進作用をもっている．このため，ステロイド薬の使用は糖尿病を発症させたり悪化させるおそれがあり，実際に，ステロイド薬を内服した患者の中で糖尿病を発症していたという報告もある．以上より，ステロイド使用者では GDM も起こりやすくなると考えられる．その他の治療薬〔メトトレキサート（MTX）やトシリズマブ（TCZ）など〕は，特に糖尿病を発症しやすい，とはいわれていない．

妊娠糖尿病のスクリーニング，定義と診断基準

　GDM とは，妊娠中に初めて発見または発症した糖尿病に至っていない糖代謝異常である．糖尿病家族歴，肥満，巨大児出産・GDM の既往，加齢（35 歳以上）などのリスク因子だけでは GDM が見逃される可能性が高いため，随時血糖やグルコースチャレンジテスト（GCT）などの血糖検査によるスクリーニング法を併用することが望ましい．国際的にはインスリン抵抗性が亢進する妊娠 24〜28 週に施行することが推奨されているが，日本人は人種的に GDM 発症のハイリスクであり，妊娠初期に GDM と診断される症例が多いこと，妊娠中の明らかな糖尿病を可及的早期に発見・管理することが重要であることより，妊娠初期もスクリーニングを行う必要がある．日本産科婦人科学会および日本糖尿病・妊娠学会では妊娠初期（妊娠 10 週前後）に随時血糖 ≧ 100 mg/dL，妊娠中期（妊娠 24〜28 週頃）に 50g GCT ≧ 140 mg/dL あるいは随時血糖 ≧ 100 mg/dL の場合，明らかな糖尿病でないことを確認の上，75g OGTT を実施し，次の基準〔① 空腹時血糖値 ≧ 92 mg/dL（5.1 mmol/L），② 1 時間値 ≧ 180 mg/dL（10.0 mmol/L），③ 2 時間値 ≧ 153 mg/dL（8.5 mmol/L）〕の 1 点以上を満たした場合に GDM と診断する．

起こりうる周産期合併症

　GDM であっても，妊娠中に母体の高血糖が続けば，母体には流産・早産，妊娠高血圧症候群（hypertensive disorders of pregnancy；HDP），羊水過多症，尿路感染症，胎児には過剰発育児・巨大児，胎児仮死，子宮内胎児死亡，新生児には低血糖症，高ビリルビン血症，呼吸障害，低カルシウム血症，多血症，心筋肥大など種々の周産期合併症が生じやすい．わが国の全国調査でも，GDM では 1 型・2 型糖尿病に比べ，HDP や帝王切開，巨大児は少ないが，heavy-for-dates（HFD）児，新生児低血糖・呼吸障害・黄疸などは同等に高率であった[1]．

妊娠中の管理

　種々の周産期合併症を起こさないようにするためには，妊娠中の厳格な血糖・体重管理が必要である．まず母体において，正確な血糖モニタリングをし，その結果を指標として食事・運動・薬物療法を徹底し，血糖，体重，血圧管理などをする．

❶ 血糖モニタリング

　良好な血糖状態，つまり低血糖を避けつつ可能な限り健常妊婦の血糖値に近づけるためには，まず血糖自己測定（self-monitoring of blood glucose；SMBG）により，日内変動を知り，その値をみながら治療内容を変更・調節する．

　測定の回数・頻度や時間帯は症例により異なるが，効率よい測定法の 1 例をあげると，GDM と診断後，まず 4 回／日（空腹時と毎食後）を 3 日間測定する．食前および食後の基準値を超えた時間帯は測定を継続し，3 日間とも基準値内であっても週 1 回は 4 回／日を測定する．インスリン導入時や不安定な場合は 7 回／日（毎食前後，就寝前）を測定する．一時期安定していても，妊娠週数が進むにつれ血糖が上昇しやすくなるため，血糖コントロール状態に合わせ，適宜測定する回数，時間帯は確認する．日本糖尿

病学会・日本産科婦人科学会では食前血糖 ≦ 100 mg/dL, 食後2時間血糖 ≦ 120 mg/dL, HbA1c ＜ 6.2%, アメリカ糖尿病学会では空腹時血糖 ≦ 95 mg/dL, 食後1時間値 ≦ 140 mg/dL も推奨されている.

❷ 食事療法

母体の健康維持と胎児の健全な発育に必要十分なエネルギー量を確保し, 適切な栄養素の配分のもと, 母体の厳格な血糖コントロール・適正な体重増加を目指すため, 食事療法は重要である.

妊娠中の食事療法の特徴は, 胎児の発育に必要なエネルギー量を付加することと, 血糖の変動を少なくするために分割食を取り入れることである.

摂取エネルギーの設定は, 標準体重×30 kcal を基本とし, 肥満妊婦（非妊娠時 BMI ≧ 25）は妊娠中の付加はないが, 非肥満妊婦（非妊娠時 BMI ＜ 25）では, 妊娠時期によって付加量を変更する「日本人の食事摂取基準」(妊娠初期 + 50 kcal, 妊娠中期 + 250 kcal, 妊娠後期 + 450 kcal, 産褥期 + 350 kcal) と, 妊娠時期にかかわらず 200 kcal を推奨する『産婦人科診療ガイドライン—産科編』がある.

分割食に関しては, 仕事や生活リズムも考慮し, 1日3回食で食後血糖が高く食前血糖が低い場合に試みる. 分割食にする場合, 多くは主食を 1/2 〜 2/3 にし, その減らした分を間食としてパン・おにぎりなどを摂取する. 外出時などは個別包装され持ち運びしやすく, エネルギーや糖質量が表示されているビスケット・クラッカー類やヨーグルトなどを利用してもよい.

❸ 運動療法

妊婦スポーツの一般的な効果としては, 身体的な効果（①妊娠中の運動不足の解消, ②体力の維持, ③持久力の獲得, ④肥満の予防）, 精神的な効果（①他の妊婦との交流, ②会話による気分転換・情報収集など）がある. GDM においても, インスリン抵抗性が主で糖代謝異常が生じたような場合においては, 運動は補助療法として安全で効果的であり, 急性効果, 継続効果とも報告がある. アメリカ糖尿病学会も, 運動療法は食事療法のみでは正常血糖値を得られない GDM 患者の補助的な治療になると推奨している[2].

上肢や半坐位の下肢エルゴメーターが, 子宮収縮などへの悪影響をもたらさず安全で, 血糖改善効果としても有用であったという報告があるが, 手軽にできるものとして, 軽いウォーキングやマタニティヨガなどが推奨される.

なお, 開始する前に, 内科的・産科的・整形外科的に禁忌でないことを確認し, 体調の悪いときには無理をせず安静にすること, 運動前後の血糖・血圧・脈拍を適宜確認すること, 特にインスリン使用患者では, 運動後の低血糖に注意することなどを指導しておく.

❹ 薬物療法

糖尿病の薬物療法としては, インスリン製剤とインスリン以外の血糖降下薬（経口薬と GLP-1 受容体作動薬）があるが, わが国では後者は妊娠中の安全性が確認されていないとして使用することを推奨していない.

SMBG で測定の半分以上が基準値を超えた場合, インスリンを開始する. 空腹時血糖が高い場合は持効型（または中間型）製剤を, 食後血糖が高い場合は超速効型（また

は速効型）製剤を2～4単位から開始し，SMBGの値をみながら投与量を調節する．

分娩時の高血糖は新生児低血糖の危険を増大するので，母体の血糖値は70～120 mg/dLを目標に管理するのがよいとされている．GDMのうち，インスリンで管理していた場合は，陣痛発来とともに1～3時間ごとに血糖を測定し，120 mg/dLを超える場合はインスリン投与，70 mg/dL未満が続けばブドウ糖摂取により調節する．

分娩後の管理

分娩し，胎盤が娩出した後，インスリン抵抗性は改善し，インスリン必要量は急激に減り，妊娠前の状態に戻る．GDMではインスリン注射を中止できることがほとんどだが，いったん中止してSMBGの値が高ければ，再開することもある．母乳哺育が開始されると，エネルギー消費により，さらに血糖低下，体重減少となる．分娩後もインスリンを使用している患者では，低血糖を頻回に起こしやすい．分娩後は母乳哺育でのエネルギー消費を加味して食事量を増やすが，それでも授乳後に低血糖を起こすことがある．SMBGの値をみながら，必要に応じてインスリンの減量や予防的な補食をとるように指導する．

GDMの予後については，世界の主要な12地域におけるGDMの追跡調査をまとめ，19～87％が分娩後に耐糖能異常（impaired glucose tolerance；IGT）もしくは糖尿病になっていた報告[3]や，20論文・14ヵ国のフォローアップ期間6週～28年でGDM既往女性の2型糖尿病発症の相対危険率は，妊娠中の正常血糖女性の7.43倍と高率であったという報告[4]がある．同様の報告は多くあり，正常対照例に比べGDMから糖尿病やIGTに進展する率は明らかに高い．特に表2-32に示すようなリスク因子をもつ例では，より糖尿病に進展しやすい．分娩後の再診断の時期に関しては，日本産科婦人科学会では6～12週を推奨しているが，脱落してしまう例が多いため，1ヵ月健診時に施行する施設も多い．また，再診断結果のタイプ別に次回の検査・診察時期，管理内容などを決めているが，境界型であれば血糖値（空腹時または食後）・HbA1c，体重確認などを3～6ヵ月ごと，75g OGTTは1年ごとに施行している．正常型でも全例1年後の

表2-32 糖尿病進展のリスク因子

妊娠前	肥満（BMI ≧ 25，上半身・内臓脂肪型）
妊娠中	GDMの診断時期（早期；≦ 20週） 空腹時高血糖（≧ 92 mg/dL） 75g OGTT 1時間後高血糖（≧ 180 mg/dL） 75g OGTT 2時間後高血糖（≧ 153 mg/dL） HbA1c高値（≧ 5.6％） インスリン初期分泌の低下（II$_{30}$ ＜ 0.4） 総インスリン分泌低下 プロインスリン－インスリン比高値 早産 インスリン使用（≧ 20単位／日） GDM診断時年齢（＜ 35歳）
分娩後	出産後早期の75g OGTT異常 出産からの期間 追跡時の内臓脂肪型肥満（W/H比）

75g OGTT は施行し，正常型でさらに低リスク者では 2 年ごと，それ以外は 1 年ごとの 75g OGTT 施行を勧めている．

また，「GDM 既往女性は糖尿病になりやすいため，分娩後も定期的な検査を自主的に受けること，次の妊娠前に血糖が高くないか確認すること」などは妊娠中から説明しておき，退院前および 1 ヵ月健診時に再度説明しておくことも非常に大切である．

症例提示

筆者の施設で 2016 年に分娩した関節リウマチ罹患女性 7 人中 3 人が中期 GCT 陽性，75g OGTT にて GDM と診断された．内訳は，GDM 2 点陽性 1 人〔プレドニゾロン（PSL）使用歴なし，MTX 使用後 TCZ に変更，妊娠判明後中止〕，GDM 1 点陽性 2 人（PSL 5 mg 使用 1 人・PSL 10 mg → 5 mg → + TCZ，妊娠後 TCZ を中止し PSL 1 mg に変更 1 人）であった．なお，GDM でなかった 4 人のうち，妊娠中 PSL 使用者は 3 人（10 mg 使用 1 人・5 mg 使用 2 人）で，非使用の 1 人も妊娠前に PSL の使用歴（5 mg から開始，最高 10 mg）があった．

GDM と診断された後，3 人とも栄養指導（標準体重× 30 + 250 kcal），HbA1c，グリコアルブミン（GA）測定，体重・血圧確認，2 点陽性者は SMBG（4 回／日）開始，1 点陽性者は外来で食後 2 時間血糖値を測定して管理した．3 人ともインスリン療法は不要で，HDP の発症なく，分娩も正期産，児体重は appropriate-for-gestational age（AGA）であった．産後 75g OGTT による再診断では 3 人とも正常型であったが，1 年後の 75g OGTT 検査，診察の予約をし，5 年後まではフォロー継続とした．

（和栗雅子）

文献

1) 杉山 隆：日本糖尿病・妊娠学会特別研究事業報告．糖尿と妊娠，13：34-38，2013.
2) Jovanovic L: American Diabetes Association's Fourth International Workshop-Conference on Gestational Diabetes Mellitus: summary and discussion. Therapeutic interventions. Diabetes Care, 21 (Suppl 2): B131-137, 1998.
3) O'Sullivan JB: Diabetes mellitus after GDM. Diabetes, 40(Suppl 2): 131-135, 1991.
4) Bellamy L, Casas JP, Hingorani AD, et al: Type 2 diabetes mellitus after gestational diabetes: a systematic review and meta-analysis. Lancet, 373 (9677): 1773-1779, 2009.

7 妊娠合併症

5 妊娠中の甲状腺機能異常

> **Key Points**
> - 膠原病やリウマチ疾患などに慢性甲状腺炎が合併する頻度は比較的高い．
> - 潜在性を含めた甲状腺機能低下症は，妊娠の転帰に悪影響を及ぼすので，妊娠中のみならず妊娠前からの適切な管理が必要である．
> - 慢性甲状腺炎は，産後に甲状腺機能が悪化することが多く，産後も定期的なチェックが必要である．

　バセドウ病や慢性甲状腺炎などの甲状腺疾患は妊娠可能年齢に好発する．妊婦の 0.1 〜 0.4％に明らかな甲状腺機能亢進症が合併するといわれ，また潜在性を含めた甲状腺機能低下症は妊婦の 2 〜 3％にみられる[1]．未治療やコントロール不良の母体甲状腺機能異常は児を含めた妊娠転帰に影響することが知られている．甲状腺機能亢進症の管理が不良な場合は，流早産，死産，妊娠高血圧症候群，低出生体重児，胎児発育不全，児の甲状腺機能異常，母体甲状腺クリーゼ，母体心不全などの発症リスクが一般妊婦に比較し高くなる．また，甲状腺機能低下症においても，その管理が不良な場合は，流早産，妊娠高血圧症候群，低出生体重児，分娩後出血，児の発達への影響などが起こることがある．すなわち，妊娠中のみならず妊娠前より甲状腺疾患の適切な管理を行うことが必要である．また，産後は甲状腺機能が悪化することが多く，産後の体調不良の一因となるため，出産後も定期的なチェックが必要である．

　慢性甲状腺炎は甲状腺に慢性的に炎症が起こる自己免疫疾患の一つであり，橋本病とも呼ばれる．関節リウマチでは 16.5％，シェーグレン症候群では 20％に慢性甲状腺炎を合併することが報告されている[2]．また全身性エリテマトーデスについては，30％の頻度で甲状腺自己抗体が陽性であったとの報告がある[3]．このように膠原病やリウマチ疾患などに慢性甲状腺炎が合併する頻度は比較的高く，ここでは主に妊娠における慢性甲状腺炎の管理について，最近発表されたアメリカ甲状腺学会のガイドラインに沿って述べる．

妊娠中の甲状腺機能の生理的な変動 [4]（図 2-21）

　妊娠中は甲状腺ホルモン需要量が非妊娠時の約 1.3 〜 1.5 倍に増大する．妊娠成立後，卵巣や胎盤でのエストロゲン（E_2）産生増大によって妊娠 15 週くらいまでに血中サイロキシン結合蛋白（TBG）が非妊娠時の約 2 倍に増加し，血中総サイロキシン（total T_4 ; tT_4）も非妊娠時の約 1.5 倍に増加する．生理作用を発揮する遊離 T_4（free T_4 ; fT_4）は TBG の増加の影響を受けないので，妊娠中の甲状腺系の評価には tT_4 ではなくて fT_4 を用いることが多い．妊娠 10 週をピークに胎盤から分泌されるヒト絨毛性ゴナドトロピン（human chorionic gonadotropin ; hCG）はわずかな甲状腺刺激作用を有するため，同時期を中心に fT_4 の軽度上昇と甲状腺刺激ホルモン（thyroid stimulating hormone ; TSH）の軽度低下をしばしば認める．妊娠中期・後期には，fT_4 値は非妊娠時に比べて

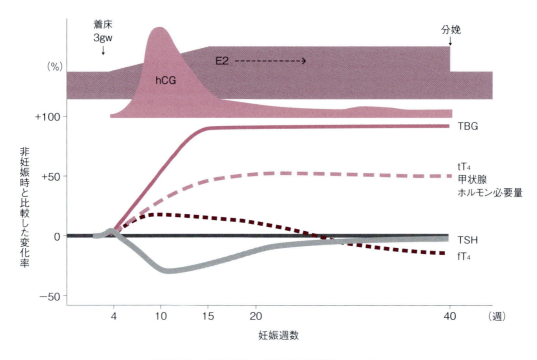

図 2-21　正常妊娠に伴う母体甲状腺系の変化
（Mandel SJ, et al: Thyroid, 15(1): 44-53, 2005 より一部改変）

低値（キットによりその程度はさまざまである）を示すため，甲状腺機能低下の指標としてはより敏感に甲状腺機能低下を反映する TSH を用いる．胎児甲状腺は妊娠 10 〜 12 週にヨウ素摂取が始まり，妊娠 18 〜 20 週に T_4 分泌を開始するが，胎内では低 T_3 状態を保つ．また，母体の T_4 は一部胎児に移行することがわかっている．

妊娠初期の甲状腺機能亢進症の鑑別

妊娠初期にみられる甲状腺機能亢進症では，バセドウ病と，一般妊婦の 2 〜 3% にみられる hCG の TSH 受容体刺激作用に由来する妊娠性一過性甲状腺機能亢進症 (gestational transient thyrotoxicosis) との鑑別が重要である．TSH 受容体抗体の測定法は TSH 受容体結合阻害活性（TBII，いわゆる TRAb）と甲状腺刺激抗体（TSAb）の 2 法があるが，TRAb の測定が有用である．TRAb が陰性の場合は，ほぼ妊娠性一過性甲状腺機能亢進症であり，妊娠悪阻などへの対症療法が中心となり，4 〜 6 週後に fT_4 の正常化を確認する．

慢性甲状腺炎

❶ 妊娠前管理

近年，明らかな甲状腺機能低下症（顕性甲状腺機能低下症）だけでなく潜在性甲状腺機能低下症（subclinical hypothyroidism；SCH）と流早産などの妊娠転帰，および甲状腺自己免疫と流早産との関連性が明らかになり，不妊や反復流産既往の産婦人科受診時，

表 2-33　妊娠を考えている慢性甲状腺炎女性におけるレボチロキシン (LT4) 治療

	TSH（μU/mL）	自然妊娠／一般不妊治療	高度生殖補助医療
機能正常	～非妊娠時基準値上限	LT4治療を推奨しない*（エビデンスは不十分で推奨しない）	LT4治療の潜在的利益を考慮（低い質のエビデンスに基づく弱い推奨）
潜在性甲状腺機能低下	非妊娠時基準値上限～10	LT4治療を考慮（低い質のエビデンスに基づく弱い推奨）	TSH<2.5μU/mLを目標としたLT4治療を推奨（中等度の質のエビデンスに基づく強い推奨）
顕性甲状腺機能低下		LT4治療を推奨（中等度の質のエビデンスに基づく強い推奨）	

＊流産の既往のある場合は，LT4治療の潜在的利益を考慮（低い質のエビデンスに基づく弱い推奨）．

（Alexander EK, et al: Thyroid, 27(3): 315-389, 2017 より改変）

あるいは妊娠初期の時点で甲状腺ホルモンのスクリーニングが行われている．2011年に発表されたアメリカ甲状腺学会（American Thyroid Association；ATA）のガイドラインを始まりに，甲状腺自己抗体陽性のSCHの場合は，妊娠前からTSH値2.5μU/mL以下を目標に積極的に治療すべきであることが多くのガイドラインで推奨された[5-7]．その後，2017年に妊娠中と産後の甲状腺疾患の診断と管理に関するATAのガイドラインが新たに発表された[8]．このガイドラインでは，不妊症女性および生殖補助医療を受けている女性の甲状腺疾患の治療が新たなトピックとして取り扱われている．

体外受精などの高度生殖補助医療においては，甲状腺自己抗体の有無によらずTSH値が非妊娠時基準値上限以上のSCHの場合はTSH値2.5μU/mL未満を目標としたレボチロキシン治療を推奨し，基準値上限以下でもTPO抗体陽性の場合はレボチロキシン治療の潜在的利益を考慮するとしている．自然妊娠やタイミング指導や人工授精などの一般不妊治療においては，TSH値が非妊娠時基準値上限以上のSCHのうち，術後や放射線治療後，甲状腺自己抗体陽性などの妊娠後に甲状腺機能低下が予想される場合にはレボチロキシン治療を考慮するとしている．一方，レボチロキシン治療を推奨する十分なデータがないため，それ以外のSCHやTSH値が基準値以内である場合は，抗体の有無によらず，またTSH値2.5μU/mLを境界とした区別なくレボチロキシン治療を推奨していない．また，甲状腺自己抗体陽性だが甲状腺機能正常な流産既往女性においては，レボチロキシン治療の潜在的利益を考慮するとしている．ATAのガイドラインに沿った妊娠を考えている慢性甲状腺炎女性におけるレボチロキシン治療を表2-33に示した．レボチロキシン治療を行う場合は，TSH値を下限値～2.5μU/mLを目標に補充量を調節する[8]．

妊娠5～15週にかけて甲状腺ホルモンの需要が約1.3～1.5倍に増大することから，妊娠成立後は甲状腺ホルモン薬の増量が必要となることが多い．妊娠4～6週で甲状腺ホルモンの需要量は増加し始めるため，妊娠が疑われるか確認された場合（妊娠検査薬が陽性など）は，すぐに医療者に連絡するか，レボチロキシン量を20～30％に増量後（例えばレボチロキシン1日量の2日分を1週間に追加後）に，すぐに医療者に連絡するようあらかじめ説明しておく[8]．

表 2-34　妊娠中の慢性甲状腺炎におけるレボチロキシン(LT₄)治療

	TSH(μU/mL)	
潜在性甲状腺機能低下	2.5〜妊娠中の基準値上限*	LT₄治療を考慮 (中等度の質のエビデンスに基づく弱い推奨)
	妊娠中の基準値上限*〜	LT₄治療を推奨 (中等度の質のエビデンスに基づく強い推奨)
顕性甲状腺機能低下		

＊妊娠中の基準値がないときは，4.0μU/mL を使用してもよい．この値は非妊娠者の(TSH 上限値−0.5μU/mL)とほぼ近似値となる．

(Alexander EK, et al: Thyroid, 27(3): 315-389, 2017 より改変)

❷ 妊娠中の管理
● 妊娠中の甲状腺機能低下症の定義
　先に述べたように，妊娠中は TSH を指標に甲状腺機能の評価を行う．妊婦の妊娠各期の特異的な TSH の基準値をそれぞれの施設が作成し，TSH 値がその上限を超えて上昇した場合に，甲状腺機能低下症と診断する．妊娠中の基準値がないときは，4.0μU/mL を使用してもよく，この値は非妊娠者の（TSH 上限値−0.5μU/mL）とほぼ近似値となる[8]．

● 甲状腺ホルモン治療
　ATA ガイドラインに沿った妊娠中の慢性甲状腺炎におけるレボチロキシン治療を表 2-34 に示した．治療の有無にかかわらず，妊娠中期までは約 4 週ごとに，その後は妊娠 28〜30 週に一度 fT₄，TSH の測定を行う．血中 TSH 値を妊娠各期に特有な TSH 基準値の下半分か，2.5μU/mL 以下を目標にレボチロキシン補充量の調整を行う[8]．

❸ 産後の管理
● 甲状腺ホルモン治療
　産後は甲状腺ホルモンの需要量は減るため，レボチロキシンは妊娠前の量に減量する．また，妊娠中にレボチロキシン治療を開始し，補充量が 50μg/日以下の場合は，産後は中止できる可能性がある．産後に減量あるいは中止した場合は，産後 6 週間ほどで甲状腺機能をチェックする[8]．

● 産後の甲状腺機能異常
　産後の甲状腺機能異常は出産後一般の妊産婦の約 5〜10％に出現し，特に甲状腺自己抗体陽性の妊産婦では高率に機能異常が発生する．出産後 2〜4ヵ月に発症する甲状腺中毒症のほとんどは破壊性甲状腺中毒症であり，引き続き 5〜8ヵ月に甲状腺機能低下症となることが多い(産後甲状腺炎)．甲状腺自己抗体を有する女性は，産後 6〜12 週，および 6ヵ月時に甲状腺機能をチェックすることが望ましい[6]．

〈佐藤志織〉

文献

1) Pearce EN: Thyroid disorders during pregnancy and postpartum. Best Pract Res Clin Obstet Gynaecol, 29(5): 700-706, 2015.
2) Koszarny A, Majdan M, Dryglewska M, et al: Prevalence of selected organ-specific autoantibodies in rheumatoid arthritis and primary Sjögren's syndrome patients. Reumatologia, 53(2): 61-68, 2015.
3) Kumar K, Kole AK, Karmakar PS, et al: The spectrum of thyroid disorders in systemic lupus erythematosus. Rheumatol Int, 32(1): 73-78, 2012.
4) Mandel SJ, Spencer CA, Hollowell JG: Are detection and treatment of thyroid insufficiency in pregnancy feasible? Thyroid, 15(1): 44-53, 2005.
5) Stagnaro-Green A, Abalovich M, Alexander E, et al: Guidelines of the American Thyroid Association for the diagnosis and management of thyroid disease during pregnancy and postpartum. Thyroid, 21(10): 1081-1125, 2011.
6) De Groot L, Abalovich M, Alexander EK, et al: Management of thyroid dysfunction during pregnancy and postpartum: an Endocrine Society clinical practice guideline. J Clin Endocrinol Metab, 97(8): 2543-2565, 2012.
7) Garber JR, Cobin RH, Gharib H, et al: Clinical practice guidelines for hypothyroidism in adults: cosponsored by the American Association of Clinical Endocrinologists and the American Thyroid Association. Endocrine practice, 18(6): 988-1028, 2012.
8) Alexander EK, Pearce EN, Brent GA, et al: 2017 Guidelines of the American Thyroid Association for the Diagnosis and Management of Thyroid Disease During Pregnancy and the Postpartum. Thyroid, 27(3): 315-389, 2017.

付 録

この付録は南山堂ホームページの本書紹介サイト
〈http://www.nanzando.com/books/23461.php〉より
無償でダウンロードできます．

妊娠を考えている膠原病患者さんに知っておいてほしいこと

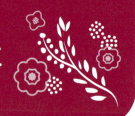

妊娠を考えているあなたへ

「膠原病をもっているけど，子どもがほしい．でも，どうしたらいいんだろう…」このように悩んだり，不安になったりしていませんか？　ここでは，膠原病をおもちの患者さんで，妊娠を考えている方への情報提供を行うために，知っておいてほしいことをまとめました．記載されている情報は，医学的知識の提供を主な目的としているため，個々の患者さんについて記載内容が必ずしもあてはまらない場合があります．妊娠しても良い状態かどうか，妊娠中の治療はどうするかなどについては，主担当医と直接ご相談ください．

まず，主担当医と妊娠のことについて話をしましょう

もしあなたが妊娠することを希望しているなら，早い段階で主担当医にそれを伝えることをお勧めします．以前は，膠原病疾患をもっている患者さんの妊娠は困難だとされてきましたが，治療や管理が進歩したことで状況は変わりつつあります．

それでも，膠原病の治療薬の中にはおなかの赤ちゃんに影響する薬が含まれていて，病気の状態を安定（寛解）させるために，それらの薬を使わないといけない状況もあります．また，病気の状態が安定していない状況での妊娠は，おなかの赤ちゃんだけでなく母体にとっても病状の悪化を招く可能性が高くなり，非常に危険なものです．適切な避妊の方法についても，主担当医とご相談されることをお勧めします．

年齢が妊娠に与える影響について知りましょう

女性には妊娠しやすい時期があり，35歳を過ぎると妊娠率は下がり始め，仮に妊娠に成功したとしても流産率が上がることが示されています（図）[1]．年齢とともに妊娠が難しくなることを理解しておく必要があります．現在，膠原病疾患に対する治療を行っていて，妊娠を希望しているのであれば，早めにそれを主担当医に伝えることをお勧めします．

膠原病疾患と妊娠の関連について知りましょう[2]

❶ 関節リウマチと妊娠

関節リウマチでは，疾患活動性が高い状態は妊娠経過に影響する可能性があるので，病状が安定した状態を維持することは非常に重要です．約半数程度の方は妊娠に伴い関節症状は軽減し，飲んでいる薬についても減量が可能な場合が多くあるといわれています．ただ，出産後は病状が悪化する可能性があります．

❷ 全身性エリテマトーデスと妊娠

全身性エリテマトーデスでは，早産，胎児発育不全，妊娠高血圧症候群，子癇，緊急

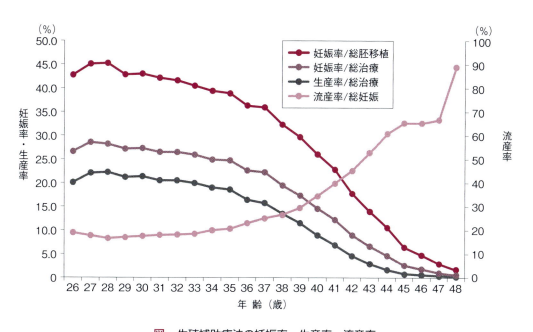

図　生殖補助療法の妊娠率・生産率・流産率
（日本産科婦人科学会 登録・調査小委員会：ART データブック 2016）

帝王切開などのリスクが上昇する可能性があり，特に妊娠の後半と分娩後に病状が悪化する可能性があります．以前は妊娠そのものが困難と考えられていましたが，重篤な腎臓の合併症がない患者さんが，病状が安定した状態で妊娠され，その後の適切な出産管理が行われた場合には，母児ともに良好な経過をたどる可能性が高いという報告も出てきました．しかし，全身性エリテマトーデスの 40 ～ 50％程度の患者さんの妊娠経過では軽度～中等度の病状の再燃が認められるともいわれていて，経過が良いということは，何も起こらないということと同じ意味ではないことを理解しておく必要があります．

❸ 抗リン脂質抗体症候群と妊娠

抗リン脂質抗体症候群では，妊娠中の流産，早産，妊娠高血圧腎症などの産科的合併症以外に血栓が静脈・動脈に詰まる血栓症のリスクが高くなり，非常に高リスクと判断されます．全身性エリテマトーデスや血管炎などでも同じですが，腎疾患がある場合には加重型妊娠高血圧腎症を発症するリスクがあり，母体の臓器障害，早産や胎児死亡のリスクを高めます．特に妊娠全般，その中でも分娩に近い時期は病状悪化のリスクが高いため，注意が必要です．

❹ 抗 SS-A/Ro 抗体と妊娠

抗 SS-A/Ro 抗体は，全身性エリテマトーデス，シェーグレン症候群の患者さんにみられることが多く，この抗体をもつ患者さんから生まれた子どもの約 1％に先天性心ブロックという重篤な徐脈（脈が遅くなること）が起こる可能性があり，恒久的なペースメーカーの挿入が必要になる場合があるため，注意深い監視と定期的な胎児の心臓超音波検査が必要となります．

❺ 肺高血圧症と妊娠

肺高血圧症は肺や心臓の動脈に影響する疾患で，全身性エリテマトーデス，抗リン脂質抗体症候群，強皮症などの疾患に合併することが多くあります．妊娠中，特に分娩後に悪化するリスクが高いため，重度な肺高血圧症を合併した女性には妊娠を勧めることは困難です．

◆ 患者さん向けの関節リウマチ，全身性エリテマトーデスに関する質問回答集 ◆

妊娠と関節リウマチについて：
https://www.ncchd.go.jp/hospital/about/section/perinatal/bosei/bosei-riumachi.html

妊娠と全身性エリテマトーデスについて：
https://www.ncchd.go.jp/hospital/about/section/perinatal/bosei/bosei-sle.html

(国立成育医療研究センター 母性内科 作成)

膠原病疾患に用いられる薬の妊娠時・授乳時の使用について知りましょう

膠原病疾患に使用される可能性のある薬について，妊娠時・授乳時に使用できるかどうかの一般的な推奨は**表**3)のようになります．

これらの推奨内容はあくまで一般的なもので，実際に治療中の患者さんが妊娠されるときには，主担当医とよく相談してもらう必要があります．自己判断での急な薬の減量や中断は病状悪化のリスクにつながりますので，行わないようにしてください．妊娠中や妊娠希望がある方が現在使われている薬の安全性について相談を希望する場合には，「国立成育医療研究センター 妊娠と薬情報センター」に問い合わせすることができます．

妊娠と薬情報センター：相談内容・方法
https://www.ncchd.go.jp/kusuri/process/index.html

妊娠が可能な状況の目安について知りましょう

妊娠が可能な状況の目安として，①病状が安定していると判断される状況が半年程度続いているということ，②赤ちゃんに影響のある薬が中止されて数回の月経を経ていること，③ステロイドの投与量がプレドニゾロン換算で 15 mg/日以下になっていること，が最低限必要になります．

この条件についてはあくまで目安であり，主治医とよく相談されることをお勧めします．

表　膠原病疾患に使用される可能性のある薬の妊娠時・授乳時の使用について

一般名	妊　娠	授　乳
バイアスピリン	○	○
副腎皮質ステロイド	○	○
非ステロイド性消炎鎮痛薬	○（ただし胎児毒性を考慮し，妊娠後期は避けることが望ましい）	○
スルファサラゾピリジン	○	○
アザチオプリン	○	○
メトトレキサート	×	×
ミコフェノール酸モフェチル	×	×
シクロフォスファミド	△（妊娠中期以降に母体の重篤な病勢に必要な場合に限る）	×
シクロスポリン水和物	○	○
タクロリムス水和物	○	○
TNF-α阻害薬	○（一般的には妊娠判明時に中止するが，病状により使用する可能性がある．ただし，妊娠後期の胎盤移行性を考慮し，セルトリズマブペゴル，エタネルセプトなどを使用することが多い）	○
リツキシマブ	△	△
ワルファリン	×（胎芽形成期は禁忌，それ以降も胎児の頭蓋内出血に注意する）	○
ヘパリン	○	○
ヒドロキシクロロキン	○	○

○：疫学的な情報が豊富または多くの使用経験が報告されており安全に使用可能と考えられる薬
△：疫学情報が少なく安全性・危険性を推定する必要のある薬
×：使用を避けるべき薬

（伊藤真也，村島温子 編：薬物治療コンサルテーション 妊娠と授乳 改訂2版，南山堂，2014 より改変）

ご家族にサポートしてもらいましょう

　妊娠から出産までの過程で母体には大きな負担がかかります．病気を抱えた母親が一人で向き合うのは非常に困難なことです．また，授乳期，その後の育児の中でも身体には大きな負担がかかります．家族の形はさまざまですが，パートナーやご家族に，妊娠中・授乳期・育児期に可能な限り協力してもらうことがとても重要です．

文献
1) 日本産婦人科学会 登録・調査小委員会：ART データブック 2016. Available at: ⟨https://plaza.umin.ac.jp/~jsog-art/2016data_20180930.pdf⟩
2) アメリカリウマチ学会：妊娠と膠原病 患者情報ページ．Available at: ⟨https://www.rheumatology.org/I-Am-A/Patient-Caregiver/Diseases-Conditions/Living-Well-with-Rheumatic-Disease/Pregnancy-Rheumatic-Disease⟩
3) 伊藤真也，村島温子 編：薬物治療コンサルテーション 妊娠と授乳 改訂2版，南山堂，2014.

索 引

●日本語索引●

あ

アザチオプリン ……………… 26, 142, 206
アスピリン ……………… 27
　——, 低用量 ……………… 171, 174
アダリムマブ ……………… 25
アバタセプト ……………… 26, 113

い

イグラチモド ……………… 25
一般不妊治療 ……………… 40
インスリン抵抗性増大 ……………… 238
インスリン分泌亢進 ……………… 238
陰部潰瘍 ……………… 209
インフリキシマブ ……………… 25

え

壊死性筋炎 ……………… 205
エジンバラ産後うつ病質問票 ……………… 70
エタネルセプト ……………… 25
炎症性筋炎 ……………… 204

か

加重型妊娠高血圧腎症 ……………… 140, 233
家族性地中海熱 ……………… 215
　——の確定診断 ……………… 215
カルシウム拮抗薬 ……………… 27
寛解状態 ……………… 107
　——, 関節リウマチの ……………… 107
　——, 成人スチル病の ……………… 192
　——, 全身性エリテマトーデスの ……………… 132
　——, 高安動脈炎の ……………… 198
　——, ループス腎炎の ……………… 132
間質性肺炎 ……………… 188, 206
肝生検検査 ……………… 57

関節リウマチ ……………… 8, 98, 224
　——の寛解状態 ……………… 107
　——の薬剤選択 ……………… 122
　——の妊孕性 ……………… 104

き

急速遂娩 ……………… 62
強皮症 ……………… 184
　——腎クリーゼ ……………… 187

け

経口避妊薬 ……………… 45, 102, 211
経腟超音波断層法 ……………… 34
血圧管理（分娩時） ……………… 59
血小板減少 ……………… 141, 176
結節性紅斑 ……………… 211
血糖自己測定 ……………… 239
原発性抗リン脂質抗体症候群 ……………… 226
原発性シェーグレン症候群 ……………… 156

こ

抗 $β_2$glycoprotein I 抗体 ……………… 182
抗CCP抗体 ……………… 124
抗RNA ポリメラーゼⅢ抗体 ……………… 186
抗SS-A 抗体 ……………… 135
　——陽性妊娠 ……………… 153
抗SS-B 抗体 ……………… 135
抗U1-RNP 抗体 ……………… 135
抗カルジオリピン抗体 ……………… 182
後期流産 ……………… 223
高血圧合併妊娠 ……………… 233
膠原病女性の妊孕性 ……………… 42
膠原病女性の不妊治療 ……………… 42
膠原病類縁疾患 ……………… 184
甲状腺機能亢進症 ……………… 243
甲状腺機能低下症 ……………… 243
甲状腺刺激ホルモン ……………… 243
甲状腺ホルモン ……………… 243
抗トポイソメラーゼⅠ抗体 ……………… 186
更年期障害 ……………… 89
　——の治療 ……………… 92

索引

更年期症状評価表 ... 91
抗リウマチ薬 ... 25
　――，授乳中の ... 117
　――，妊娠中の ... 112
抗リン脂質抗体 ... 132, 174
抗リン脂質抗体症候群 ... 10, 166, 226
　――，原発性 ... 226
　――，続発性 ... 226
　――の検査項目 ... 181
　――の診断 ... 168
　――の診断基準 ... 168
骨髄生検検査 ... 57
骨髄穿刺検査 ... 57
コルヒチン ... 211, 218

さ

催奇形性 ... 23
サイトメガロウイルス ... 230
サラゾスルファピリジン ... 25, 114
産科DICスコア ... 65
産科危機的出血 ... 63
産後圧迫骨折 ... 73
産後うつ ... 67
　――の原因 ... 69
　――のスクリーニング ... 70
　――の病態 ... 68
　――への介入 ... 70
産後甲状腺炎 ... 246

し

シェーグレン症候群 ... 153, 227
　――，原発性 ... 156
子癇 ... 232, 234
子癇予防 ... 61
子宮筋腫 ... 33
子宮頸癌 ... 35
糸球体濾過量 ... 50
子宮内胎児死亡 ... 225, 226
子宮内避妊器具 ... 44, 47, 102
子宮内膜症 ... 29
シクロスポリン ... 26, 142, 192, 206

シクロホスファミド ... 24
自己炎症疾患 ... 215
習慣流産 ... 226
周産期心筋症 ... 234
常位胎盤早期剝離 ... 232
消化管内視鏡検査 ... 57
静脈血栓症 ... 210
静脈血栓塞栓症 ... 149
腎アミロイドーシス ... 219
心機能 ... 188
神経ベーチェット病 ... 209
腎血漿流量 ... 50
腎生検検査 ... 57
新生児ループス ... 156, 158
心臓カテーテル検査 ... 58
腎病変 ... 187

す

ステロイド ... 142, 192, 206
　――カバー ... 149, 189, 203, 207
　――パルス療法 ... 142

せ

生殖補助医療 ... 40
成人スティル病 ... 191
精巣上体炎 ... 210
生物学的製剤 ... 25
セルトリズマブ ペゴル ... 25
潜在性甲状腺機能低下症 ... 244
全身性エリテマトーデス ... 9, 126, 155, 225
　――増悪 ... 139
　――増悪時の管理方法 ... 142
全身性硬化症 ... 227
全身麻酔 ... 57
先天異常 ... 23
　――の自然発生率 ... 23
先天性心ブロック ... 155
　――の対応 ... 160
　――のリスク ... 159

索引

そ
- 造影剤 — 55
- 臓器合併症 — 132
- 早期流産 — 223
- 早産 — 223
- 相対的乳児薬剤摂取量 — 80
- 続発性抗リン脂質抗体症候群 — 226

た
- 胎児機能不全 — 232
- 胎児診断 — 159
- 胎児毒性 — 24
- 胎児発育不全 — 174, 225, 229, 232
  - ——の原因 — 229
  - ——の診断 — 230
  - ——の定義 — 229
  - ——の評価 — 229
- 胎児モニタリング — 159
- 耐糖能異常 — 241
- 大動脈弁閉鎖不全 — 201
- 大量免疫グロブリン療法 — 142
- 高安動脈炎 — 196
- タクロリムス — 26, 142, 206
- 多発性筋炎 — 205
- 蛋白尿 — 233

ち
- 長期合併症 — 95
- チョコレート嚢胞 — 30

て
- 低用量アスピリン — 171, 174
- デキサメタゾン — 142, 161

と
- 糖尿病進展 — 241
- トシリズマブ — 26, 113, 193
- トファシチニブ — 25

な
- 生ワクチン — 85
- 軟性気管支鏡検査 — 57
- 難治性抗リン脂質抗体症候群合併妊娠 — 171

に
- ニカルジピン — 62, 237
- 日本母性内科学会 — 2
- 妊娠合併症 — 223
- 妊娠高血圧 — 233
- 妊娠高血圧症候群 — 140, 174, 225, 232
  - ——の管理 — 235
  - ——の診断基準 — 233
  - ——の新定義 — 233
  - ——の病型分類 — 233
- 妊娠高血圧腎症 — 140, 232, 233
  - ——, 加重型 — 140, 233
- 妊娠後骨粗鬆症 — 73
- 妊娠性一過性甲状腺機能亢進症 — 244
- 妊娠中絶 — 223
- 妊娠糖尿病 — 238
  - ——の診断基準 — 239
  - ——のスクリーニング — 239
  - ——の定義 — 239
- 妊娠と薬情報センター — 6
- 妊娠と膠原病を考える会 — 2
- 妊娠前チェックリスト — 14
- 妊孕性 — 23
  - ——, 膠原病女性の — 42
  - ——, 関節リウマチの — 104

の
- 脳出血 — 232

は
- 肺高血圧症 — 188
- 肺水腫 — 234
- 橋本病 — 243

ひ
- ビスホスホネート — 27
- ヒト絨毛性ゴナドトロピン — 243
- ヒドララジン — 62

索引

ヒドロキシクロロキン ……… 11, 26, 142, 144, 159
　──網膜症 …………………………………… 146
避妊法 ………………………………………………… 44
皮膚筋炎 …………………………………………… 205

ふ

不活化ワクチン …………………………………… 85
副腎皮質ステロイド ……………………………… 26
ブシラミン ………………………………………… 25
不妊（不妊症） …………………………………… 39
不妊原因 …………………………………………… 39
不妊治療 …………………………………………… 40
　──, 一般 ……………………………………… 40
　──, 膠原病女性の ………………………… 42
プレコンセプションケア ……………………… 17
　──チェック項目 …………………………… 19
プレドニゾロン ……………………… 113, 142, 193
プロタミン硫酸塩 ……………………………… 177
分娩 ………………………………………………… 59

へ

ベースラインリスク …………………………… 23
ベタメタゾン …………………………………… 142
ベーチェット病 ………………………………… 208
ヘパリン ………………………………………… 171
　──起因性血小板減少症 ………………… 175

ほ

放射線被曝 ………………………………………… 54
ホスファチジルセリン依存性抗プロトロンビン
　抗体 …………………………………………… 182
母体の生理的変化 ……………………………… 49
母体の変化（分娩時） …………………………… 59
母乳育児 …………………………………………… 79

ま

麻酔分娩 …………………………………………… 62
マタニティーブルーズ ………………………… 68
慢性甲状腺炎 …………………………………… 243

み

ミコフェノール酸モフェチル ………………… 24
未分画ヘパリン ………………………………… 171
　──療法 …………………………………… 174

む

無痛分娩　→麻酔分娩

め

メトトレキサート ………………… 23, 113, 192
免疫グロブリン大量静注療法 …… 142, 194, 206
免疫抑制薬 ………………………………………… 26

よ

葉酸 ………………………………………………… 19

ら

卵巣子宮内膜症性嚢胞 ………………………… 30

り

リウマトイド因子 ……………………………… 124
流産 ………………………………………………… 223
硫酸マグネシウム ……………………………… 62

る

ループスアンチコアグラント ……………… 182
ループス腎炎 …………………………………… 140
　──の寛解状態 …………………………… 132

れ

レイノー現象 …………………………………… 189
レフルノミド …………………………………… 113
レボチロキシン治療 …………………………… 245

わ

ワクチン …………………………………………… 84
ワクチン接種 ……………………………………… 84
　──の対応 …………………………………… 86
ワルファリン ……………………………………… 27

●外国語索引●

75g OGTT 239
aβ2GP I 182
ACE阻害薬 27
aCL 182
APS (antiphospholipid antibody syndrome)
　　　　　......... 10, 166, 226
　──, primary 226
　──, secondary 226
aPS/PT 182
aPTT 延長 176
ARB 27
ART (assisted reproductive technology) 40
CH (chronic hypertension) 233
CHB (congenital heart block) 155
CyA 26, 142, 192, 206
dry vagina 156
eclampsia 234
EPDS (Edinburgh Postnatal Depression Scale)
　　　　　......... 70
FGR (fetal growth restriction) 174, 225, 229
　──の原因 229
　──の診断 230
　──の評価 229
　──の定義 229
FMF (familial Mediterranean fever) 215
GDM (gestational diabetes mellitus) 238
gestational transient thyrotoxicosis 244
GH (gestational hypertension) 233
hCG (human chorionic gonadotropin) 243
HCQ (hydroxychloroquine) 11, 26, 144, 159
HDP (hypertensive disorders of pregnancy)
　　　　　......... 174, 225, 232
HELLP症候群 232, 234
HIT (heparin-induced thrombocytopenia) 175
IGT (impaired glucose tolerance) 241
IL-6 阻害薬 192, 193
IUD (intrauterine contraceptive device) 44
IUFD (intrauterine fetal death) 225, 226
IVIg (intravenous immunoglobulin)
　　　　　......... 142, 194, 206
LA (lupus anticoagulant) 182
LDA (low dose aspirin) 174
M/P比 80
MTX 23, 113, 192, 193
neonatal lupus 156
NSAIDs 113
OC (oral contraceptives) 45, 102, 211
PE (preeclampsia) 140, 232, 233
preconception care 17
primary APS 226
PSL 113, 142, 193
pSS (primary Sjögren's syndrome) 156
RA (rheumatoid arthritis) 8, 98, 224
RID (relative infant dose) 80
SCH (subclinical hypothyroidism) 244
secondary APS 226
SjS (Sjögren's syndrome) 153, 227
SLE (systemic lupus erythematosus)
　　　　　......... 9, 126, 155, 225
　──増悪 139
　──増悪時の管理方法 142
SMBG (self-monitoring of blood glucose) 239
SPE (superimposed preeclampsia) 140, 233
SRC 187
SS (systemic sclerosis) 227
TCZ 26, 113, 193
TNF阻害薬 114
TSH (thyroid stimulating hormone) 243
VTE (venous thromboembolism) 149

臨床医のための
膠原病・リウマチ疾患と妊娠・授乳ハンドブック

2019 年 4 月 13 日　1 版 1 刷　　　　　　　　　　　©2019

監修者　　編　者
むらしまあつこ　　かねこかよこ　　わたぬきさとし
村島温子　　金子佳代子　　綿貫　聡

発行者
株式会社　南山堂　代表者　鈴木幹太
〒113-0034　東京都文京区湯島 4-1-11
TEL 代表 03-5689-7850　　www.nanzando.com

ISBN 978-4-525-23461-4　　定価（本体 3,600 円 + 税）

JCOPY ＜出版者著作権管理機構 委託出版物＞
複製を行う場合はそのつど事前に(一社)出版者著作権管理機構(電話03-5244-5088,
FAX 03-5244-5089, e-mail: info@jcopy.or.jp)の許諾を得るようお願いいたします.

本書の内容を無断で複製することは，著作権法上での例外を除き禁じられています．
また，代行業者等の第三者に依頼してスキャニング，デジタルデータ化を行うことは
認められておりません．